看護倫理学

■ 看護実践における倫理的基盤 ■

大阪大学名誉教授
日本赤十字北海道看護大学名誉学長・名誉教授
松木光子　編集

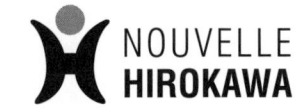

NOUVELLE HIROKAWA

執筆者一覧 (五十音順)

赤林	朗	東京大学大学院医学系研究科教授
浅野	遼二	大阪大学名誉教授
宇佐美 しおり		四天王寺大学看護学部・看護実践開発研究センター教授
		熊本大学名誉教授
小笠原	知枝	人間環境大学大学院看護学研究科教授
		大阪大学名誉教授
岡谷	恵子	日本看護系大学協議会常任理事
河崎	和子	日本赤十字北海道看護大学教授
北山	明子	北海道オホーツク総合振興局保健環境部北見地域保健室
久米	弥寿子	武庫川女子大学看護学部・大学院看護学研究科教授
近藤	明代	札幌保健医療大学保健医療学部看護学科教授
佐藤	蓉子	元慶應義塾大学看護医療学部教授
清水	奈緒美	神奈川県立がんセンター副看護局長・がん看護専門看護師
長尾	式子	北里大学看護学部准教授
中村	陽子	福井医療大学保健医療学部看護学科教授
西片	久美子	日本赤十字北海道看護大学教授
沼田	靖子	市立釧路総合病院　がん看護専門看護師
福家	修子	横浜市立みなと赤十字病院看護副部長
松木	光子	大阪大学名誉教授
		日本赤十字北海道看護大学名誉学長・名誉教授
良村	貞子	北海道大学名誉教授
渡邉	眞理	横浜市立大学医学部看護学科教授・がん看護専門看護師

序　文

　社会はますます複雑化と多様化，そして進化とグローバル化に向かって進んでいるようにみえます．看護実践の場も同様な動きを呈しています．そのためでしょうか？近年医療や看護，そして教育の場においては，倫理が特に重視されてきています．古は倫理的感受性があり倫理的配慮がなされていれば，あまり倫理的問題は表面化しなかったのでありましょう．しかし，看護実践には常に倫理的判断や配慮が伴っていますために，それらは看護職者には長年にわたる暗黙の大きな課題でありました．特に近年のように科学や技術が発展し，多様な価値観の存在する社会においては，正義や善の判断においても迷いやジレンマを伴う場面が多く見受けられてきています．

　この度　看護実践における倫理的基盤となることを願って，ヌーヴェルヒロカワから「看護倫理学」を上程できることになりました．編集者としては長期にわたる課題でありましたので，幾分の達成感を感じています．

　執筆者には，それぞれの分野で長年関わり体験を積み上げ，研究に励まれている方々にお願いしました．そしてそれぞれが，最新の資料をもとに熟慮と推敲を重ねた記述をしていただいています．

　内容は，大きく3部で構成しました．パート1が倫理学を中心とした倫理編で倫理学，生命倫理，そして医療倫理について専門的に深化し洗練された論述を展開していただきました．

　パート2は中心課題の看護倫理です．基本理論や倫理的概念，倫理的問題，意思決定モデルなどの基本的内容とともに，切り口として倫理的責任，ケアリング，研究における倫理，法的問題を加えています．記述は事例やインシデント例を豊富に使いながら説明されていますので，理解しやすく，参考になるものと思います．

　パート3は実践編です．看護実践の倫理的基盤と，事例とその考察の2つの章で構成しました．臨床の場で直面する道徳的ジレンマについて倫理理論，意思決定モデルを活用しての対応や考察を詳細に検討しています．参考例として活用できるものと考えます．

　最後に，国内外の主要な医療倫理や看護倫理に関する声明や倫理規定を資料編としてまとめて収録しました．

　総じて本書は，規程理論の原則やサラ・フライのケアリングなどの倫理的概念を含む看護倫理の立場にたつ構成になっています．したがって，ICN（国際看護連盟）や日本看護協会の倫理規定と同様な見地からの記述です．用語などの説明に幾分の重複がありますが，看護倫理はいまだ新しい学問領域としての認識から，あえて自由に記述しています．

　本書が看護を学習中の看護学生や大学院生はもとより，臨床現場で倫理上のジレンマに直面することが多い看護職者諸兄弟姉妹，看護管理者，そして学生指導に関わる看護教員の方々に倫理上の示唆や参考となることを願っています．

平成22年9月

松木　光子

目 次

パートⅠ　倫理編

第1章　倫理学 ……………………………………………（浅野遼二）　3
1　倫理学とは何か　4
2　倫理思想の分類　4

第2章　生命倫理学 ………………………………………（浅野遼二）　23
1　バイオエシックスとは何か　24
2　自律，恩恵の原理とインフォームドコンセント　25
3　生命の質と生命の尊厳　28
4　生命の尊厳とヒューマニスティックな生命論　31

第3章　医療倫理 ……………………………………（長尾式子・赤林　朗）　37
1　はじめに　38
2　医療倫理における重要概念　38
3　臨床医療における倫理的問題　45
4　医学研究をめぐる倫理的問題　61
5　終わりに　63

パートⅡ　看護倫理

第4章　看護倫理の基本理論，倫理的概念 ……………（松木光子）　69
1　基本理論　70
2　看護倫理とは何か　72
3　看護職者の主要な倫理的行動の基準　73
4　現代における看護の倫理的理論と原則　79

第5章　看護過程における倫理的問題 …………………（松木光子）　89
1　看護過程とは何か　90
2　看護過程における批判的思考と臨床判断，および倫理的判断の重要性　93
3　看護実践課程でみられる倫理的問題　96

第6章　倫理的意思決定モデル　……………（佐藤蓉子・渡邉眞理）*103*

1　倫理的意思決定モデル　*104*
2　具体的な意思決定のための方法：事例分析　*108*

第7章　倫理的責任　………………………………………（岡谷恵子）*121*

1　専門職と社会的倫理　*122*
2　責任とは何か　*123*
3　看護者の倫理的責任　*124*
4　看護者の法的責任　*125*

第8章　看護倫理に基づくケアリング…………（佐藤蓉子・清水奈緒美）*129*

1　ケア／ケアリング　*130*
2　近代看護の倫理的基盤　*131*
3　ケアの倫理　*133*
4　看護学におけるケアリング　*136*
5　ケアリングがもたらすもの　*138*

第9章　看護倫理と看護研究　……………………………（小笠原知枝）*145*

1　看護研究における倫理的配慮とは　*146*
2　調査，面接，実験などの研究法における倫理的配慮　*146*
3　看護研究における倫理指針　*148*
4　臨床研究に関する倫理指針　*152*
5　倫理審査委員会　*154*
6　研究プロセスに沿った具体的な倫理的配慮　*156*
7　研究者のミスコンダクトとモラル　*158*
8　研究と倫理的配慮における課題　*160*

第10章　看護倫理と法的問題　……………………………（良村貞子）*169*

1　倫理と法　*170*
2　倫理と医療法　*171*
3　医療法と保健師助産師看護師法　*172*
4　保健師助産師看護師法違反　*173*

目　次

　　5　医療行為　*173*
　　6　医療事故と医療過誤　*175*
　　7　法的責任　*176*
　　8　倫理的問題に関する裁判例　*180*
　　9　法的諸問題　*181*

パートⅢ　実践編

第11章　看護実践における倫理的基盤　*185*
　　1　倫理理論の応用　（佐藤蓉子）　*186*
　　2　臨床での倫理的実践を支える体制　（佐藤蓉子）　*188*
　　3　専門的，社会・文化的，政治的因子の影響　（佐藤蓉子）　*192*
　　4　倫理上のジレンマ　（宇佐美しおり）　*198*
　　5　倫理上の意思決定と看護過程　（久米弥寿子）　*205*

第12章　事例とその考察　*211*
　　1　がん高齢者の自律に関する看護倫理　（中村陽子）　*212*
　　2　妊娠継続の意思決定に関する看護倫理　（田中和子）　*221*
　　3　精神疾患患者の医療機関受診に関する看護倫理　（北山明子）　*233*
　　4　高齢者の身体拘束に関する看護倫理　（西片久美子・福家修子）　*244*
　　5　ネグレクトにある子どもと母親に関する倫理問題　（近藤明代）　*254*
　　6　終末期の意思決定に関する看護倫理　（沼田靖子）　*267*

用語解説　*277*

付録　看護倫理に関係のある倫理綱領　*287*

索引　*305*

パートI
倫理編

第1章
倫理学

1 倫理学とは何か

倫理学は，哲学の「知る」という人間本来の知的好奇心を満足させるだけではなくて，知ったことを現実に実現する働き，すなわち「行う」という行為の世界を対象とする．倫理学は行為を全体的なテーマにするわけであるから，人はよりよく生きるためには，いかなる行為をなすべきかという，行為の基準となる規範（norm：模範）を論ずることを学問領域にしてきた．この伝統的倫理学を規範倫理学とよぶ．規範倫理学は，大別すると，行為する者に備わる品性（徳）から規範を論ずる傾向（徳倫理学）と，行為の原因となる意志から規範を論ずる傾向（義務倫理学）と，行為がもたらす結果の成否から規範を論ずる傾向（功利主義倫理学）などに分かれて発展してきた．行為は，善い行為，正しい行為，つまり道徳的行為が倫理学の考察対象となり，古代ギリシア以来，現実の行為がいかに善いか，またいかに正しいかを判断することが倫理学者の仕事であった．しかし，20世紀になって道徳（倫理）用語や用法（道徳判断，道徳推論）自体を問題とし，これを分析するメタ倫理学（metaethics）が勢いを得るようになった．これら以外にもキリスト教倫理や実存倫理，科学倫理のように，その時代の哲学思想と歩みをともにした倫理思想など多彩である．さらに，20世紀中葉以降，社会のあらゆる分野で起こる道徳的ジレンマ（葛藤）を扱い解決することを目的とした生命倫理学や環境倫理学，メディア倫理やビジネス倫理などの応用倫理学が盛んになり，女性の視点から道徳を捉えてみせたケア倫理や長い伝統をもつ看護倫理学など活況を呈している．応用倫理学とは規範倫理学やメタ倫理学などの基礎（理論）倫理学に対応する用語である．ここでは看護倫理学と密接な関係を維持している規範倫理学に分類される徳倫理学，義務倫理学，功利主義倫理学などの主要な倫理思想とケア倫理を紹介する．

2 倫理思想の分類

2.1 徳倫理学

徳倫理学を代表する思想家として，古代ギリシアのソクラテス（Sokrates），プラトン（Platon），アリストテレス（Aristoteles）の名があげられる．彼らに共通するのは，人間の本性の中で最も卓越したもの（優秀なもの）を意味する「徳（アレテー）」とは何かという問いを通して幸福になる道を探っていることである．

1) プラトンの四徳論～正義，知恵，勇気，節制～

「汝自身を知れ」の標語で知られるソクラテスは「知は徳である」ことを生涯かけて探求した．ソクラテス晩年の愛弟子，プラトンは師の教えとして記憶したことを対話の形式で再現し発展させている．プラトンはイデアの最高位にある「善のイデア」を理想国家において実現しようとした哲学者として知られている．彼は正義を主題とした『国家』の中で「知ることの最高目標が善の本質的本性〔善のイデア〕にある」[1]ことを示している．この「善のイデア」を知ることが正義を明らかにする道である．その際にプラトンは，「われわれの国家が正しい方向にそって礎が築かれ，建国されたならば，それこそ言葉の完全な意味において善いものである」[2]と語り，国家を建設し直すのに絶対に必要な要素として知恵と勇気と節制と正義の四徳を示している．

特に正義は，3つの徳，知恵があること，勇気をふるうこと，節制をわきまえることの3つの機能が働くときに「正しい行為」として実現する．正義は知恵と勇気と節制の行為機能を生かした総合として理解されている．しかも，「あの善のイデアにこそ，よいものや正しいもの一般がわれわれに与える有用性の起源をたどれるものがある」[3]と語る．したがって，プラトンの徳倫理学は正義を構成している知恵，勇気，節制を解明して「善のイデア」を知ることにある．プラトンの徳倫理学の構想は，第一に正義を構成する知恵，勇気，節制を説明し，第二に正義自体を定義することにより理想国家を示し，第三に理想国家の「善のイデア」が知恵，勇気，節制，正義の四徳を有用なものにする，というように三段階の方法をとっている．この三段階の順序に従って理想国家の中で幸福な生活ができる道が人々に示される．

　プラトンは正義自体について，「正義とは個人が国家の中で生来の素質に合った仕事をして余計な世話をやかないことである」と語り，国民が専業一筋に生きてこそ正しい者になる道を示している．正義とは身分に合った「自分自身の仕事に打ち込むこと」[4]であり，自分の仕事に精励する者が正しい者であり，彼の行いが正しい行為である．正しい者は，知恵ある者が知識を生かし（哲学者），勇者が名誉を獲得し（軍人），節制をわきまえた者が克己を示す（商工者），というように自分を導くことのできる者である．それだからこそ，正しい者の正義が国家の徳，3つの徳に匹敵するといわれる．国家を理想国家として再編成できる徳は正義にほかならず，「正義を唯一絶対必要なものとして」[5]確立しなければならない．知恵あるものとしての哲学者には，この正義に基づいた国家を実現する使命がある．

2）アリストテレスの幸福論と正義論
（1）アリストテレスの幸福論
　アリストテレスは著書『ニコマコス倫理学』の冒頭で「いかなる技術もいかなる調査も，同じようにいかなる実践も理性的な選択も何らかの善を目指している」[6]と語り，われわれの目的が「善」であり，その「善」の中でも究極的な「最高善」が真の目的であるとしている．アリストテレスは，この「最高善が幸福である」[7]ことと，そして「幸福であることはよく生きることやよく行うこと」[8]であることを，上層や下層の人の意見が一致する事実から説明している．例えば，医療が健康を，軍隊の統率が勝利を，建築が家屋を，家政が富を得ることを目的とし，それらを実際に獲得してみせることが「善」であるとして，目的としての「善」が成果としてつねに確保されることを念頭に入れている．彼は現実的成果としての「善」の事実や，人々が一致して「幸福」を追い求めている現実をよく観察して「エートス的な事柄」を倫理的に体系化している．アリストテレスはプラトンの「善のイデア」が実際に成果として示されていないことと，人々がそれを現に追い求めていない事実から，「善のイデア」の考え方を否定している．

　アリストテレスは，「最高善」と一致した「幸福は最も善く最も高貴で最も快適なものである」[9]と語り，この「よく生きかつよく行う」幸福状態を人間の魂の機能から説明する．この魂の活動を達成するのが人間の卓越性（徳）であり，徳は，魂の活動ではあるが，魂から生まれる情念でも能力でもなく，状態であるとしている．徳を状態として捉えるのは，徳が過超と不足で表現される両極端から離れて，この両極端に主体的にかかわることのできる中庸にあると考えているからである．中庸は両極端の平均値ではない．アリストテレスは，この中庸としての徳を知性的徳と倫理的徳の2つに区分し，知性的徳は教育に負うところが多く，その取得には経験と歳月を要する．これに対して倫理的徳は習慣に基づいて習慣づけられた中庸の状態である．アリストテレスは徳を，知性的徳としては技術，学識，知慮，智恵，直知，そして倫理的徳としては勇敢，節制，正義などを通して具体化している．

(2) アリストテレスの正義論～分配的正義と報復的正義～

アリストテレスは正義が完全な徳を意味する広義の正義論と，徳の1つとしての正義を意味する狭義の（特殊的）正義論とに分けている．アリストテレスが扱うのは特殊的正義論であり，これをさらに分配（配分）的正義と報復（矯正）的正義の2つに分けて展開している．

分配的正義とは財貨や名誉などが市民の間で分配されるときに幾何学的比例（$a:b=c:d$）をもって行う等しい分け前（均等性：比例）に関する理論である．分配的正義における中庸とは，過多と過少の中，過多にも過少にも傾かない均等性を意味する．この比例としての均等性が正しく分配されるためには，事物と事物との比が当事者である人と人との間でも比として通用し，事物と事物の間での均等性が人と人の間の均等性としても当てはまる必要がある．

報復的正義とは販売や購買などを営なみ営まれたときに，あるいは窃盗や姦淫などを犯し犯されたときに，人間交渉において報復（調整）して算術的比例（$a-b=c-d$）をもって均等性を回復する理論である．報復的正義における中庸とは利得と損失の中（均等化）にある．裁判官は犯罪者を罰して犯罪者の利得を奪い，そして被害者の損失を償う．このように，それぞれ，利得と損失から減じて報復をして正しくするというのは，例えば一方が殺し他方が殺される，あるいは一方が殴り他方が殴られるというように「する」と「される」との間で差別された不均等をなくすことを意味する．

このように，アリストテレスの正義論は平等に関する議論であり，「等しいものには等しいように，等しくないものには等しくないように」という命題で示される形式的正義であり，実質的正義の特質が欠けているので正義の実質を補充する必要があるといわれている．

2.2 義務倫理学

カント倫理学の根本思想は「自由は道徳法則の存在根拠であり，道徳法則は自由の認識根拠である」[10]（『実践理性批判』）にある．カント（Kant, I.）は『人倫の形而上学の基礎づけ』の中で義務倫理学を比較的わかりやすく語っているので，これを中心にその輪郭を明らかにする．

1) カントの善意志

道徳的行為の出発点は「無制限に善と認められる善意志」[11]にあり，「善意志」はいささかの感性的な傾向性ももたないとされる．プラトンやアリストテレスが徳として高い評価を与えた精神の能力や勇敢な気質や欲望の節制などは，時として悪党に使われて極めて悪いものや有害なものとなるし，また権力，富，名誉，健康，自己の境遇に満足した幸福なども時として人を高慢にするとして「善意志」から排除される．「善意志」は動機や目的や結果に左右されず，それ自体において善であり，それ自体の中に全ての価値をもち，それ自身で光り輝く宝石に例えられている．この「善意志」に基づいた行為が道徳的行為に値する．このカントの「善意志」論は荒唐無稽な幻想であり，理性的存在者としての人間の生存と快適な生活，幸福こそ目指されるべきではないか，という疑問が出される．幸福を取得する行為とその規則は理性に従うより本能に従う方が正確に指示され，幸福という目的がよく達成されることがある．われわれは理性を開発していけばいくほど幸福な生活を享受することから遠ざかることをよく実感する．それにもかかわらず，われわれは幸福を求める本能的な行動をとらず理性の方針に従う茨の道をとる．「その理性の判断の基礎には自分らの生存がもっと別の価値ある目的をもち，理性は幸福ではなくてその価値ある目的に向けられている」[12]からであると，カントはその真相を解き明かしている．この導きの糸がわれわれの実践理性であり，実践理性の真の任務は「それ自体において善意志」[13]である「最高善」を道徳的自由を通して知ることにある．実践理性はわれわれ

の目的が幸福だけではなくて別の価値ある目的,「最高善」を実現する義務にあると教えている.

2) カントの義務論～義務に合致した行為と義務に基づいた行為～

　この世には道徳的行為に似た行為は数多く存在する．そこでカントは行為が道徳的か否かを識別する基準として「義務に合致した」と「義務に基づいた」という2つの義務概念を提出する．カントは，子どもにも定価で売る商人，生命の維持に細心の注意を払う多くの人，他人に親切を尽くす博愛家，名誉を求めて絶賛を博する人などの例を示し，これらは「義務に合致した」行為であるが「義務に基づいた」行為ではないとして道徳的行為から締め出している．なぜならば，商人の行為には多く売るための利害打算があり，多くの人には生命への愛着があり，博愛家には心の傾向があり，名誉を求める人には名誉欲があり，どの人の行為にも傾向性がみられるからである．カントは，彼らの意欲（Wollen）にある「格率*1には傾向に基づかずに義務に基づいて行為をするという道徳的内容が欠けている」[14]と厳しい批判をする．それではいったいどのような行為が，少しの傾向性もない「義務に基づいた」道徳的行為なのであろうか．

　博愛家が自分の悲しみと困窮のあまり他人への同情心は凍りついている．もはや，いかなる傾向性も彼を動かさない．それにもかかわらず，博愛家が生来の親切な行為をした場合に彼の行為は「義務に基づいた」道徳的行為であり，道徳的価値をもつ．剛毅な人の性格が道徳的価値をもつ場合や，イエスの「敵さえも愛せよ」という隣人愛の場合も「義務に基づいた」行為である．カントは，これらの行為はただ義務の実践的法則（道徳法則）にのみ従おうとする格率の実現であるから，道徳的に命令され得ると語る．このような道徳法則を体現した崇高な実例に接すれば，われわれの心の中に一様の感動，純粋な尊敬の念が生まれる．「この〔道徳〕法則に対する尊敬に基づいた行為のもつ必然性が義務なのである」[15].

3) 仮言的命法と定言的命法

　この「善意志」の実現を命令する言語形式は命法とよばれ，命法は「べき」（sollen）をもって形式化される．カントは命法を仮言的命法と定言的命法の2つで示し，仮言的命法は「もし～であるならば，～べき」というある条件のもとに命令の形式で，定言的命法は「～べき」の端的な命令の形式で表現する．さらにカントは仮言的命法を技術的（熟練の）命法と実際的（幸福の）命法の2つに分け，定言的命法を道徳的命法と名づけている．

(1) 幸福の命法

　幸福の命法は「もし富を得たければ，勤勉に働きなさい」，「多くの知識を欲するのであれば，真面目に勉強しなさい」，「長生きを望むならば，日頃から食養生しなさい」などのように，条件文と命令文を合せた複合文で表現される．しかし，富を得るために働いて，どれほどの心労や嫉妬や迫害を受けたことか．知識を得るために，どれだけ隠されていた悪がみえるようになったことか．長生きがどれほど長い不幸をもたらしたことか．このようなわけで，幸福の原則を確実に突きとめる方法はないし，幸福になるために明確な原理に従って行為することもできない．人は節約，控えめ，礼儀，食養生に関する経験的な「勧告」（Ratschlag）に従って行為することはできる．経験は快適な生活の平均値（幸福）を増加させることはよく教えてくれる．幸福の命法は利口という実際的な命法であるが，決して「行為が実践的-必然的であるとして客観的に示すことはできない」[16]．幸福の命法は理性の命令は下せず，ただ理性の「勧告」にとど

---

*1　格率（Maxime）：行為者（主体）が，主観的根拠に基づいて自らの原理とする規則を，行為者の格率という．巻末「用語解説」参照．

まるに過ぎず，われわれを幸福にする命令はできない．幸福とは理性の理想ではなくて想像力の理想であり経験的な根拠に基づくに過ぎない．

(2) 道徳の命法

　定言的命法のみが実践的法則とよばれ，定言的命法は行為の格率が普遍性と合致することのみを必然的なものとして示す．定言的命法が可能であるかどうかは，経験的にではなくてアプリオリ（a priori）になされねばならない．その定言的命法を『実践理性批判』で示された命題形式で表現すると「君の意志の格率がつねに同時に普遍的立法の原理として妥当し得るように行為せよ」[17]（道徳法則）となる．この道徳法則には，3つの契機，普遍性と人間性と自律の諸概念が含まれている．だからこそ，「行為せよ」と道徳命令が下されたときに，自然科学の法則と同じように，何の違和感もなく必然的に受け入れられるだけではなく，人々に道徳的行為を迫る道徳法則としても妥当する．カントには，この思いがあって，道徳法則を実現するにあたり，普遍性と人間性と自律の概念を，以下のように定式化して具体化の方策を立てている．

　その普遍性を体現している命令は『人倫の形而上学の基礎づけ』において義務の普遍的命法といわれ，道徳法則を具体化する第一定式として「君の意志の格率が，君の意志によって，あたかも普遍的自然法則となるかのように行為せよ」[18]として表現されている．この定式は普遍的自然法則の言葉で示されているように強く普遍性を要請している．第二の定式は「君は人間性を，君自身の人格にある場合もあらゆる他人の人格にある場合も，つねに同時に目的として使用し，決して単に手段として使用しないように行為せよ」[19]として表現される．この定式は，他人を利用の手段ではなくて人間的な扱いをする平等を目的として，自他の人格の一致という人間性を強く要請している．第三の定式は理性的存在者の「意志が自らの格率によって自己自身を同時に普遍的に立法的であるとみなし得るように行為せよ」[20]として表現され，立法的（gesetzgebend）の用語で示されているように，自己自身の意志の自律（Autonomie）を強く要請している．道徳法則は，普遍性，人間性，自律の3つの原理のいずれをも欠いてはならない．カントは特に第三番目の自律の原理を道徳法則の鍵を握る概念として最も高く評価している．「自己自身が同時に普遍的に立法的である」とは，行為の動機とか将来の利害とかには関係なく，自分が自発的に与える法則にのみ従う人間の意志の自律を意味する．あの博愛家や剛毅な人やイエスの行為が深い感動を呼び起こし，尊敬の対象となるのは，彼らの意志が一切に左右されず，ただ道徳法則に一致することだけを考えて自らの行為を決定するという自律の原理があるからである．人間の尊厳はこの自律の原理にある．

2.3 功利主義倫理学

　ドイツではカントの倫理学書がだされた時期，フランスでは大革命が起こった1789年に，イギリスではベンサム（Bentham, J.）が『道徳および立法の諸原理序説』を出版している．この書に示された快楽主義的功利論は，ジョン・スチュワート・ミル（Mill, J. S.）の『自由論』や『功利主義論』などに引き継がれて発展し，イギリス功利主義の伝統をつくることになった．功利主義はベンサムとミル以降から現代に至るまで改良を加えて目覚ましい展開を見せている．ベンサムやミルの功利主義は古典的功利主義とよばれ，これを改良した功利主義に，功利原理を個々の行為に適用する行為功利主義と，功利原理を行為が基づいている規則に適用する規則功利主義がある．また善の概念の命題記述の仕方に「自然主義的誤謬」（naturalistic fallacy）を見いだしたムーアによって切り開かれたメタ倫理学は，ヘア（Hare, R. M.）が道徳言語の分析研究を通じて得た「普遍化可能性」（universalizability）を原理とする選好功利主義（preference utilitarianism) へと発展している．

1) ベンサムの量的功利主義〜最大多数の最大幸福〜
(1) だれでも一人として数え，だれでも一人以上に数えてはならない
　ミルは『功利主義論』を結ぶにあたり，ベンサムの金言として「だれでも一人として数え，だれでも一人以上に数えてはならない」[21]を功利の原理「最大多数の最大幸福」(the greatest happiness of the greatest number)の基礎においている．ベンサムの功利主義思想体系の原理「最大多数の最大幸福」は，「ただ苦痛と快楽だけがわれわれが何をなすべきかということを指示し，またわれわれが何をするであろうかということを決定する」[22]ことを明確にし，幸福を促進するために快楽と苦痛の回避を測った方法（快楽計算方法）によって示される．功利の原理は快楽の価値と苦痛の価値の計算方法にある．しかし，快楽（幸福）の計算方法が可能となるには，その計算基準が同じであっても幸福を求める人によって計算基準の基礎単位が違っていては意味がない．幸福を求める人，一人ひとりが，基礎単位として平等な扱いを受けていないことには不合理である．だから，ベンサムが人間を物件と同じように数量的に一単位として数えて計算したことが非難されるべきではない．この功利の原理は，選挙法改正や救貧法改正や刑務所の改善などに積極的にかかわり，どの階層の人間でも，たとえ囚人であろうと同じ一個の人間として扱った哲学的急進主義者の有益な道徳的成果として評価されるべきである．

(2) 快楽（幸福）計算方法
　ベンサムは快楽や苦痛を生む行為の価値を判断する基準として，快楽や苦痛の①強度　②持続性　③確実性ないし不確実性　④近接性ないし遠隔性　⑤多産性　⑥純粋性　⑦範囲を示している．快楽や苦痛回避の価値，つまり幸福の価値は，この7つの要素をもって行為の一般的傾向を正しく測定できるというのがベンサムの快楽（幸福）計算方法である．個人の場合，一方に快楽のすべての価値を総計し，他方に苦痛のすべての価値を総計して，その双方のバランスが快楽に傾けば，その行為は善い傾向をもち，苦痛に傾けばその行為は悪い傾向をもつことになる．多数の人の場合，その人数分だけこれを繰り返してそれぞれ総計して比較すれば，その行為が善い傾向をもつのか，悪い傾向をもつのかがわかる．快楽には，善，利益，便利，有利，恩恵，報酬，幸福などが，また苦痛には，悪，不利益，不便，不利，損失，不幸などが入れられ，このほかにも，身体や精神の快楽や苦痛に属する26項目の種類を例証し，快楽計算を可能な限り細部にわたって正確なものにしようとしている．しかし，幸福は，このような量的な計算方法では正確に理解されるものではないという批判がベンサムにはつねについて回っている．

2) ジョン・スチュワート・ミルの質的功利主義〜望ましい幸福〜
　ベンサムの功利主義が量的功利主義といわれているのに対して，ミルの功利主義は質的功利主義といわれている．ミルは「幸福が人間の行為の唯一の目的であり，幸福の増進がすべての人間の行動を判断することのできる基準であり，幸福が道徳の判断基準でなければならない」[23]ことを宣言し，功利の幸福原理に快楽と苦痛のほかに「望ましい」(desirable)という概念を重要なキーワードとして加え，ベンサムの幸福功利主義を質的に発展させている．

(1) 質の問題〜満足した愚か者より不満足なソクラテス〜
　「望ましい」ことは量ばかりではなくて質においてもいわれる．ミルは功利主義者たちが永続性，安全性，低費用性を考慮して精神的快楽を肉体的快楽より上位においた事実を認める．この精神的に高級な能力をもった人が幸福になるには，精神的に劣った本能的な人より苦悩を受

けやすく苦悩に敏感で容易ではない．しかし，親切で良心的な人，教育のある人など高貴な感情をもつ人は，エゴイストや無知な人間に堕ちる気など微塵もない．彼の誇りの感情がそれを許さない．ミルの気概を表現した過激な言葉「満足した豚であるより，不満足な人間であるほうがずっとよく，満足した愚か者であるより不満足なソクラテスであるほうがもっとよい」[24]が，その間の事情をよく物語っている．ミルにおいて高貴な感情を受け入れる能力と高級な快楽を受け入れる能力とは同じなのである．

(2) 良心の問題～外的強制力と内的強制力～

「望ましい」ことを真に判定するのは良心（conscience）である．ミルは功利の原理が外的強制力と内的強制力の2つの強制力（sanction：制裁）をもつことを示している．外的強制力とは同胞への共感や愛情（同胞感情）と神への愛や畏敬（神的感情）である．この同胞感情と神的感情がわれわれに道徳法則を守るように外から強制する．内的強制力はわれわれ自身の心の中のある感情が作用するときに生ずる．義務に違反した行為をしたときには心の中に苦痛が生じ，その苦痛からある主観的感情が生まれ，義務違反の行為を止めさせるようにと働く．ミルはこの義務違反を止めさせる主観的感情が良心である，と考える．したがって，良心は，共感，愛，恐怖，宗教感情，自尊心，尊敬されたいと思う気持などの根底にある．良心はこのような多くの主観的感情から生まれる．良心の本質は，心の中で反作用的に利害関係から離れて純粋な義務の観念と結びついたときに形成される．義務の観念が拘束する力をもつのは，違反行為を止めさせる良心という主観的感情が存在するからである．「人間が本当に駆り立てられる力はその人自身の主観的感情であり，その力は正確に主観的感情の強さによって測られる」[25]のである．

(3) 社会的感情と社会的連帯

この良心が個人の「望ましい」主観的感情の質を形成している．良心のような道徳感情は先天的本性ではなく獲得された後天的な道徳能力である．それゆえ，教育や制度や世論などの外的強制力を使えば，人間の本性は自然に開発され強力に発展する．他方，良心の権威は内的強制力として人間の本性（自然的心情）に大いに働きかける．この自然的心情のベースは人類の社会的感情の根底にありわが同胞と一体であろうとする欲求となる．この一体化への欲求は人間本性の強力な原理である．人類の自然的心情のベースには人類の社会的感情がある．この社会的感情は，人類全体の幸福が倫理の基準であると認められるならば，個人の利益ではなく集団の利益を行為の目的とし，他人の利益は自分の利益となり，自分の目的は他人の目的と一致するという社会的連帯を生みだすのである．人類は自分の感情と他人の善とを同一視するようになる．これがミルの個人と社会との関係に関する道徳的見解である．さらにミルは，政治を改革して特権による不平等を排除し，人類の幸福を目指していけば，どの個人の中にも他人との一体感が生まれ，「自分の感情や目的と，同胞の感情や目的との間には調和があるべきだとする」[26]自然的欲求はさらに発展する，と考える．ミルは，「この一体感の確信が最大幸福道徳の究極的強制力である」[27]というのである．

(4) 幸福と正義の功利理論

ミルは，ここから功利理論は幸福が望ましく，かつ目的として望ましい唯一のものであると述べて，目的の観点からみて，幸福と「望ましい」ことが同一であるとする．ミルは何が望ましいかを示すのは，人が現実にそれを望んでいることであるとして，「望ましい」ものは，理論的にも実際的にも幸福以外にはないことを明言する．人々は快楽を望み，苦痛の不在という功利を望む．これが幸福目的論の唯一の証明方法であり，唯一の証拠である．

ミルは，この功利や幸福が正邪の判断基準として認められなかった大きな理由として，既存の正義の観念が災いしたことをあげる．ミルは，正義の感情を正と不正の相反する2つの観点から経験的に調べ直して，5つの正義論の基準として，①個人的自由や財産の尊重，②道徳的権利，③分相応，④信頼，⑤公平を示し，これらが守られずに破られた場合の不正を例示し，正義の観念が一般的功利の一部門であることを論証している．

　正義の意味と用法は多様であるが，5つの基準を不正と対応させて共通していえることは，正義の観念が個人の権利をつねに含意していることである．個人の権利の擁護には「行われた悪と不当に扱われたことを明示できる特定の被害者」[28]に寄せる正義の心情がある．正義の心情は，加害者を罰したいという欲求と，被害者がいるという知識と確信の2つから成り立っている．加害者を罰したいという欲求は，自己防衛の衝動と共感の感情の2つの心情から自然に生まれる．危害に対して仕返しをするのは，本能や知識の如何を問わず，全てに共通している．卓越した知性は，社会の安全や自分自身の安全を脅かすどんな行動に対しても自己防衛の本能を呼び覚まし，種族，祖国，人類を愛するように導いて，これらを傷つけることがあれば共感の本能が目覚めて抵抗に出る．

　このように正義の心情には処罰の欲求という復讐感情がある．復讐感情は決して道徳的ではない．「道徳的であるのは，正義の心情が知性と共感の欲求に応えて守り抜こうとして，社会的共感に全面的に従う場合〔だけ〕である」[29]．明らかに，ミルの正義の観念には2つのことが前提とされている．行動の規則と，行動の規則を認める心情である．行動の規則は人類に共通し人類の善を意図している．行動の心情は規則を犯す者を処罰したいという欲求である．この二要素は対応して人間の権利を侵害する者に対して自己や社会の安全，すなわち安全の利益を保護し実現しようとする．安全のおかげで，われわれは害悪から免れ，あらゆる善の価値を享受できる．この功利を基礎とする正義は安全の利益に集約される．個人も社会も，安全の利益にあずかってはじめて幸福な生活を得ることができるのである．以上が，ミルの幸福と正義に関する功利理論の概略である．

2.4 メタ倫理学

1）ムーア～自然主義的誤謬論～

　これまで，目前の現実の行為が善いのか正しいのかといった第一次倫理（道徳）判断を俎上に乗せて論議してきた．20世紀初頭に，善いとか正しいとかの道徳言語の第二次倫理判断を分析するメタ倫理学の隆盛をもたらしたムーア（Moore, G. E.）は，著書『倫理学原理』において，倫理学の「善」（good：善い）の定義の仕方が根本的に誤っていることを指摘している．ムーアはこの根本的誤謬を「自然主義的誤謬」と名づけ，この概念をもって従来の倫理学をすべて切り捨てている．「快いものは善い」，「望ましいものは善い」という命題（判断）は行為に移されるべき倫理判断である．その際，ムーアが分析するのは，快い，望ましい，善いとは何か，という道徳言語の意味と用法である．快いは感覚的事実を，望ましいは心理学的事実を意味しているのに対して，善いは価値を意味している．上述の命題では，2つの異質の用語，事実と価値，すなわち，記述的事実と倫理的価値とが結びつけられて行為に移されるべきであるという用法が成り立っている．ムーアは，この事実と価値の異なった意味を混同した用法が間違っていると主張する．ムーアは「快い」や「望ましい」を自然的対象，「善い」を非自然的対象とよび，この質の違った対象を1つに結びつけて判断をする誤謬を「自然主義的誤謬」というのである．こういう理由でムーアは「善いとは何か」と問われたならば，「善いは善いである」[30]，と答え，「善いはどのように定義されるべきか」と問われたならば，「善いは定義できない」[31]，と答える．ムー

アが「善」は定義できないと言ってセンセーションを起こした事情である．それではムーアが善いは善いと答えることができたのは，どういう理由からであろうか．ムーアは，直観主義の立場から，善はただ直観によってのみ知られるとする．ムーアはわれわれが知りたいのは「善いとは何か」だけであると語り，メタ倫理学の視点から，「倫理学の直接の目的は知識であって実践ではない」[32] ことを主張している．

2）ヘアの選好功利主義

ヘアは20世紀イギリスを代表する道徳哲学者であり，道徳哲学史的にはイギリスの伝統的功利主義とカントの義務倫理学とを批判的に取り入れて修正した学説を立て，独創的な研究成果として道徳言語の分析研究を通じて選好功利主義（道徳哲学）を確立したことにある．彼は功利主義の伝統である「幸福」について『自由と理性』の中で「幸福概念は経験的概念であることから極めて遊離したものである」[33] と述べて，非常に冷淡な態度をとっている．

(1) 指令言語としての道徳言語の分析
a. 道徳言語と指令言語

ヘアは『道徳の言語』において「倫理学は道徳言語の論理的研究であり」[34]，「道徳言語は一種の指令言語である」[35] と述べて，倫理学が指令（prescription：指図）をもつ道徳言語の分析的研究であるとしている．指令とは道徳言語の中に含まれていて，道徳判断や道徳的推論を導く道徳原理として機能し，道徳的行為を選択するように指導する論理的性質を意味する．

b. 指令性と普遍化可能性と優先性

ヘアは，まず，『道徳の言語』では主要な道徳言語として「よい」（good），「べき」（ought），「正しい」（right）を用例で示し，これらが含む指令を通じて道徳的行為の選択や指導を勧告する評価的意味が普遍化可能になる道筋を検討している．ついで，『自由と理性』では道徳判断と道徳的推論における指令性と普遍化可能性の問題を具体的に提示している．さらに『道徳的思考』では指令性と普遍化可能性と優先性（overridingness）の論理を用いて現実の道徳的葛藤の解決をはかっている．

(2) よいの分析〜記述的意味と評価的意味，指令性と普遍化可能性〜
a.「よい」の記述的意味と評価的意味

ヘアは道徳的指令言語「よい」の構造と意味がわかれば，他の道徳言語も同じ帰結になると考えている．ヘアによると，最も重要な価値を示す語「よい」は記述的意味と評価的意味をもつ．「よい」の記述的意味とは「よさ」にある情報伝達を指しており，「よい」の評価的意味は「よさ」を積極的に「勧める」（commend）ことにある．ヘアは「何かを勧めたり，非難したりすることは……現在もしくは未来においてわれわれ自身の選択や他の人々の選択を導くためにある」[36] とし，「よい」の第一次機能が「勧める」働きをする評価的意味にあるとしている．この「勧める」ことが指令言語の最も重要な機能である．

b. 非道徳的価値判断から道徳的価値判断へ

ヘアは指令言語の用法には命令法と価値判断の2つがあり，指令に関しては命令法も類似しているが，命令法の命令（command）が限定されているのに対して，価値判断の「勧める」は普遍化可能性をもっているという．さらに，ヘアは価値判断を非道徳的価値判断と道徳的価値判断の2つに分け，非道徳的価値判断として使用されている「よい」の用例が指令と普遍化可能の

論理的性質を示し，この指令性と普遍化可能性の論理が道徳的価値判断における事実を通して十分に機能し，卓越した道徳性を発揮することを分析している．

c.「よい」の記述的意味
　ヘアは「よい」の記述的意味と評価的意味の非道徳的用例として「よい車」と「よいイチゴ」の意味を分析している．車とイチゴの「よい」ことの記述的意味は，例えば車のエンジン機能・燃費・車内の広さ・値段の手ごろさ，イチゴの新鮮さ・甘さ・果汁の豊かさ・赤い色合いなどであり，このようなユーザーや消費者への情報伝達は第二次的機能であるとする．

d.「よい」の評価的意味と評価力
　これに対して，ヘアが「よい」の評価的意味を第一次的機能とする第一の理由は，評価的意味がその対象すべてにわたって一定であること，つまり，車やイチゴに限らず，「時計・野球バット・絵画がよい」という場合に，それらすべてを明白に「勧める」ことにある．記述的意味は「よい」の特性の1つを伝えるだけであるが，評価的意味は対象すべてを「よい」として「勧める」．「この車がよい」として「勧める」ことは，この車1台に限定されず，同種の車に広くいきわたる価値判断である．ある人にとって車の大きさ，快適さが大切な評価になるかも知れない．ほかの人は環境問題を考慮して燃費を重視するかも知れない．車の記述的意味が普遍的になり，また評価的意味に対して判断の材料を提供することは十分にあり得る．その上時代の変化にともなって，車のよさの記述的意味はステータスと豪華さから実用と燃費へと変わってきている．これは「よい」に付加（付随）している特性（記述的性質）の意味内容を「よい」の評価力が変更したために起ったことである．ヘアが評価的意味を第一次的機能とよぶ第二の理由は，対象の記述的意味を変えるために価値語「よい」の評価力を使うことができることにある．記述と評価の本質的違いを，ヘアは「記述〔的意味〕と指令〔評価的意味〕が同じ判断の中で結び合わされることがあっても，記述は指令ではないし，決して指令にはなりえない」[37] という関係で示している．

(3) 道徳的勧告〜選好の本質〜
a. 同一状況内における同一の行動
　「この車はよい」という価値判断が示される場合，「よい」と評価した指令性は自分と同一の状況の中でならば，自分と同一の行動をとることを他人に対して「勧める」ことになる．「よい」として「勧める」ことには自他を普遍化可能にする指令性がある．ヘアは，車やイチゴがよい，といった非道徳的価値判断の中で「よい」の分析を通して，「よい」の「指令性」と「普遍化可能性」の論理を検証した．ヘアは，この2つの概念が「もの」のみならず「人」において，しかも道徳的価値判断において「善い」の論理として通用することを主張する．この論理機構は「これこれの人の行為がある種の状況ではよいという判断を認めることは，私たち自身が同様の状況に置かれたならば同じように行うことがよいであろうという判断を認めることを含む」[38] からである，とヘアはいう．

b. よい製品やよい作品からの感銘〜「勧める」〜
　技術者や芸術家は自分たちが製作したよいもの（よい製品やよい作品）という非道徳的善に対して深い感銘を受ける．鑑賞した普通の人も同じような感銘を受ける．この感銘のあり方は，普通の人が道徳的善に対して深い感銘を受ける仕方と同じである．非道徳的善も道徳的善も同じ論理機構の上に成り立っている．道徳判断に特別の資格があることは認めても特別の論理は

必要としていない．なぜならば，わたしたちは「よい」という価値言語の普通の論理機構を使って，道徳的善を語っているからである．大切なことは，「道徳的に勧めるために〈よい〉という語を使う場合，わたしたちはつねに直接的にも間接的にも〈人々に〉勧めているのである」[39]．道徳的脈絡の中で「よい」の語法は非道徳的脈絡の「よい」の語法と変わるところはない．

c. 指令の本質～情報伝達でも強制でも命令でもなく選択の論理的帰結～

しかし，道徳判断が「もの」をではなくて「人」を「勧める」点に記述的意味にはない評価的意味の本領がある．評価の目的は完全に指令的である点に存する．この指令が「勧める」ことであり，道徳的勧告は，記述的意味の情報伝達でもなく，また命令法の強制や強要の命令でもなく，自らが選択することを論理的に帰結することを教える．ヘアはハイウェイでの車の運転に関する興味ある例を示している．ヘアは指令の本質を「〈ハイウェイ規則〉では多数のシグナルをだすのがよい運転であるとなっているが，本当は，……君のしようとしている動きがシグナルをださなくとも明白であるような仕方で，いつも運転するのがずっといい」[40]と語っている．これによりハイウェイで君は情報を流しているのではなくて指令していることになる．教本に記述されたシグナル情報を流すのではなくて，君自身の選択したハンドルさばきによって指令し，「勧める」のが道徳的価値判断である．

(4) 二段階の思考法～直観的道徳思考と批判的道徳思考～

ここで，道徳的思考法の直観的道徳思考と批判的道徳思考の二段階の思考法に基づく選好功利主義適用による選好充足の実例を検討する．ヘアは『道徳的思考』において「べき」や「ねばならない」の用法に言及して，道徳的要因を「優先的，指令的，普遍化可能的」の3つで示し，『自由と理性』において道徳的推論（論証）には「事実，論理，好みや利益，想像力」の4つが不可欠の構成要素であるとしている．これらは，批判的道徳思考において使用される3つの道徳的要因と4つの構成要素であり，これらにより道徳判断や道徳的推論の正当性や精度を高めようとしている．これに対して直観的道徳思考が最も有効に働くのは子供の躾や日常の事柄や緊急事態に対応する場合である．それらの場合には直観的道徳思考の一見自明の原則（一般的原則）を適用する方が効用が高いからであるという．

a. 医師の教条主義的な道徳信条と患者の苦痛緩和の道徳原則

ヘアは批判的道徳思考に最も厳しく対立する論理をもった事実として，純粋な狂信者の事例を批判的思考レベルで検討している．検討対象となった事例の医師は「私の仕事は命を救うことである．したがって，人々がどんなに苦しむことになろうと，可能な限り最期の瞬間まで彼らを生かし続けなければならない」[41]という道徳信条を苦痛の緩和を要求する原則よりも優先させる点でのみ狂信者といわれる．患者の事実は次の通りである．患者は集中治療を実施しなければ直ちに死ぬ．集中治療を実施すれば患者は非常に苦しみ，1カ月ほどで死ぬ．

b. 批判的道徳思考の展開

医師は延命手段を少しでも省くことに対して非常に強い道徳的嫌悪感をもっている．医師は，職業柄，批判的道徳思考に必要な十分な情報（上述の道徳的であるための要因と要素），特に治療継続による無益な激痛の情報は得ている．以下，医師が患者の立場にあったとして，医師自身の選好（preference）の問題として道徳的推論を展開する．

① 患者としての医師が選ぶのは，自分の医療情報を検討して自分の身に降りかかる絶望的激痛の継続を余儀なくさせる道徳信条ではなくて，安らかな死を迎えさせる苦痛緩和の道徳原

則となるだろう．なぜならば，医師が相手の患者の立場に身をおけば，助かる見込みのない絶望的激痛の継続は患者の〈好みや利益〉にならず，患者の悲惨な〈事実〉に目をつぶり，患者の〈論理〉にもならないことは，容易に〈想像できる〉からである．
② それでも医師は個人的な道徳信条に固執する．医師の道徳信条と患者の苦痛緩和の道徳原則とでは，どちらが優先することになるのであろうか．直観的道徳思考において検討すると，2つの相反する道徳的対立（二律背反）の二項が，いずれも正しい場合には解決することはできない．それでは，批判的道徳思考において最終的に選ばれるのはどちらか．
③ 批判的道徳思考は最終的に普遍的か，普遍化可能かのいずれかでなければならない．苦痛の不在と望ましいことを功利性の原理とする質的功利主義倫理からいえば，望ましくない絶望的な苦痛が死ぬまで継続することを選択することは，その原理に反するから，あり得ない．絶望的激痛の継続という同一の状況内において，苦痛を緩和する同一の行動を選好する方が，選好功利主義の論理機構に一致し，何よりも優先し，指令となる．苦痛緩和が論理的に優先する指令となり，普遍化の方向が決まる．そのときに，優先性，指令，普遍化可能性の3つの道徳的要因に基づく選好功利主義が正常に機能したことになり，選好充足の期待値は最大になる．この症例では患者の延命をすべきではなくて患者の死を容認すべきであろう．

2.5 ケアの倫理

アメリカの哲学者ミルトン・メイヤロフ（Mayeroff, M.）の『ケアの本質』（On caring）と，話題をよんだ女性の発達心理学者キャロル・ギリガン（Gilligan, C.）の『もうひとつの声』（In a different voice）を中心にして「ケア」の倫理を展開する．

1）メイヤロフのケア論

メイヤロフはケア（caring）に2つの働きを見ている．1つは，「他人をケアすることは，その人が成長し自己実現するように助ける」[42]というケア本来の働きである．もう1つは，その人格的ケアを通じてケアする人自身が「〈場の中に〉いること」[43]（being *in place*：居場所）が可能になるという働きである．一方では他者をケアし他者の生の自己実現を援助し，他方では他者のケアを通じて自分の生の基本的安定性（居場所）をケアすることである．この他者のケアと自分のケアの二重の働きが同時に現在進行することがケア本来のあり方である．このケアの包括的意味をもって，人間は何のために生きるのかという問いに答えることができると考えている．メイヤロフの場合，ケアの概念は生の哲学を構築する生の包括的な主体的原理となっている．

メイヤロフは，ケアをする人に必要な条件としてケアにかかわる知識，専心，技術，忍耐，正直，信頼，謙遜，希望，勇気といった古典的な個人の諸徳を示し，ケア概念自体の内在的特性として，成果ではなく過程，特別の資質と訓練，連続性，自責感（良心），相互性などを不可欠の構成要素として示している．ケアの対象に関して音楽家や画家のケアする芸術作品と，親や教師や精神療法家がケアする子ども，学生，患者などの人とに分けて，特に人をケアすることに力を注いでいる．人をケアするとは，その人が何を必要としているのか，何になろうとしているのか，その人にとって人生とは何なのかといったことを，ケアする人の外側から見るのではなくてケアされる人の内側から見ることにある．これが「ケアにおいて他の人とともに私がいるということ」[44]（自他の居場所）を可能にする．ケアする人とともにいることは，ケアされる人を孤独や無理解から解放し，信頼や勇気といった諸徳により彼の生の成長を促し，同時にケアする人もまた自分に最大の関心を向けて自己実現をすることになる．

メイヤロフは，このケアの自他の視野に立って「私たちは包括的なケアによって秩序づけら

れている私たちのさまざまな生をもつことを通じて，この世界内で〈場の中に〉いること」[45]を可能にするという彼の哲学命題をつくり上げている．ケアの生み出した自他の居場所が「私たちの生活の中に，根本的にある新しいことが起きるようにした」[46]のである．メイヤロフが生の根本的変化として捉えた居場所という概念は，「現在における力動的な成長の場を自他が共有する」ということになる．私がつねにケアの対象とともに生きてこそ，「場の中にいること」が可能になり，「私が私の生の意味を生きる」[47]ことになる．これがケア概念によって規定される生の哲学の特徴である．それは，ケアする人とケアされる人との間柄（相互関係）を示す包括的概念となっている．メイヤロフは，明らかにケア概念を正義や自律などと同格の形式と内容をもつ新しい生の概念として，生の哲学の復権を意図している．

2) ギリガンのケアの倫理

ギリガンは道徳問題を扱った3つの実地研究調査をもとに道徳性について「女性の声が全く異なって響いていた」[48]ことに着目し，道徳問題を捉える男性中心の既存の道徳概念とは全く異なった方法に基づく独自の道徳概念の構成を試みている．

(1) 男性的権威の批判

ギリガンは道徳性の発達理論の権威，フロイト（Freud, S.），ピアジェ（Piaget, J.），コールバーク（Kohlberg, L.）の理論を批判的に検討して「道徳問題は競合する諸権利よりも，むしろ葛藤する諸責任から起こること，道徳問題の解決に必要となる思考様式は形式的抽象的ではなくて文脈的物語的であること」[49]を導き出している．ギリガンは，責任（responsibility）と文脈的物語的（contextual and narrative）という発想が人間関係（relationship）と相互依存（interdependence）を何よりも第一に考えて行動してきた女性固有のものであり，責任，文脈的物語的，人間関係，相互依存，非暴力（nonviolence）といった概念がケア（care：思いやり，心配り，世話，福祉，介護）の倫理と結びついて，女性の道徳的発達を促進してきたという．男性の道徳的発達の中心となった権利，形式的抽象的，規則，自律といった概念が公正や正義という道徳概念と結びついて，暴力の気配がつねにつきまとうのとは対比的にとらえられている．

(2) 女性固有の視点～責任，文脈的物語的，人間関係，相互依存，非暴力～の論証

a. 貧乏人ハインツの事例

ギリガンは，ハインツのジレンマの事例「夫ハインツはがん疾患の妻の命を救うための高価な薬を買うお金が足りない．特効薬を開発し販売している薬屋は値下げを拒否している」という問題状況に対して，ハインツはその薬を盗むべきか否かについて，利発で活発な11歳の女児（エイミー）と男児（ジェイク）との面接からはじめて，上記の道徳理論の諸概念の原型を実践的に論証している．

b. 男児ジェイクと女児エイミーの道徳的評価

ジェイクが薬を盗むべきとし生命権と自己の権利を明確に打ち出すのに対して，エイミーは何ら解決の糸口がつかめず，曖昧な態度に終始し，盗みをすることにより夫と妻との関係に悪影響の出る責任問題を恐れている．エイミーは，夫，妻，薬屋という人間関係の文脈の中で妻の生命をケアすることを物語的に考えている．しかし，エイミーの態度には無力感が漂い，道徳や法律の概念を体系的に理解できず，権力への挑戦も生命を救う直接行動もないようにみえる．コールバークの道徳性形成の六段階論（表1-1）ではエイミーは，ジェイクより一段階低い道徳的評価を受けることになる．

表1-1　道徳判断の，発達水準と発達段階への分類（Kohlberg, 1967）

水　準	道徳判断の基礎	発　達　段　階
1 〔プレ慣習的 レベル〕	道徳的価値は人や規範にあるのでなく，外的，準物理的な出来事や悪い行為，準物理的な欲求にある．	段階1 〈服従と罰への志向〉優越した権力や威信への自己中心的な服従，または面倒なことをさける傾向．客観的責任．
		段階2 〈素朴な自己中心的志向〉自分の欲求，時には他者の欲求を道具的に満たすことが正しい行為である．行為者の欲求や視点によって価値は相対的であることに気づいている．素朴な人類平等主義および交換と相互性への志向．
2 〔慣習的 レベル〕	道徳的価値はよいあるいは正しい役割を遂行すること，慣習的な秩序や他者からの期待を維持することにある．	段階3 〈よい子志向〉他者から是認されることや，他者を喜ばせたり，助けることへの志向．大多数がもつステレオタイプのイメージあるいは当然な役割行動への同調．意図による判断．
		段階4 〈権威と社会秩序の維持への志向〉「義務を果たし」，権威への尊敬を示し，既存の社会秩序をそのもの自体のために維持することへの志向．当然な報酬としてもたれる他者の期待の尊重．
3 〔ポスト慣習的 レベル〕	道徳的価値は，共有された，あるいは共有され得る規範，権利，義務に自己が従うことにある．	段階5 〈契約的遵法的志向〉一致のために作られた規則や期待がもつ恣意的要素やその出発点を認識している．義務は契約，あるいは他者の意志や権利の冒涜を全般的に避ける事，大多数の意志と幸福に関して定義される．
		段階6 〈良心または原理への志向〉現実的に定められた社会的な規則だけでなく，倫理的な普遍性と一貫性に訴える選択の原理に志向する．方向づけをなすものとしての良心，および相互的な尊敬と信頼への志向．

（L.コールバーグ，永野重史監訳（1987）道徳性の形成，p. 44, 新曜社より転載．筆者が「水準」項目に，〔プレ慣習的レベル〕，〔慣習的レベル〕，〔ポスト慣習的レベル〕の言葉を加筆）

※表1-1の発達段階では，エイミーは「第2, 3段階の混在状態」，ジェイクは「第3, 4段階の混在状態」となるといわれる．

c. ケア倫理の発生―人間関係のネットワーク―

しかし，ギリガンは，エイミーの態度を素朴で幼稚な道徳判断として切り捨てず，そこではケア倫理が中核をなしているとみている．エイミーのケア倫理はジェイクの道徳判断が正義の論理に近いものであったのと何ら遜色はないとする．薬屋や夫や妻が権利争いをしている敵対者としてではなくて，互いにつながり合い依存し合っている人間関係の一員であるとしてみている点に高い評価を与えている．

ジェイクが，公平性の論理の中に論争に勝利する人を決定する客観的方法を見いだし，個人相互の状況から道徳問題を引きだすのに対して，エイミーにおいては，論争の勝ち負けが含意する暴力の可能性とともに，コミュニケーションのプロセスに支えられる結合のネットワークや人間関係のネットワーク（web）が道徳的ジレンマの説明の中で第一に考えられている．これが道徳問題について「全く異なって響いていた」女性固有の声の解釈である．

（3）ケア倫理の三段階

ギリガンは，特に女性の道徳観が特有の仕方で顕著に成長する実例を，女性たちが人工妊娠中絶の問題に直面して生活上のジレンマに陥ったときの道徳的証言をもとに解析している．

ギリガンは女性が中絶の道徳的ジレンマを捉える際に道徳言語が存在し，その道徳言語の進化が女性の発達を跡付けているとみている．それが自分本位（selfishness）と責任という道徳言語であり，この道徳言語がケアを実践することや人を傷つけることを回避する義務の柱として道徳問題を規定している．この他に中絶を経験した女性たちがよく使った「しなければならない，すべきである，もっと善い，正しい，善い，悪い」という道徳言語をヘア風に分析して，ケア倫理の三段階論を示している．

a. 第一段階：生存確保の自己ケア

第一段階では，女性たちは生存を確保するために自己に対するケアリングに集中する．人は自由な市民であるより隷属する臣下として扱われているので，ここでの道徳は社会から課された制裁の問題となる。

a'. 第二段階への移行段階：自分本位から責任へ

第二段階への移行段階では，この自己集中的なケアが自分本位として批判され，この批判を通じて責任の概念がはっきりと述べられる．

b. 第二段階：献身の他人ケア

第二段階では，自分本位から責任へのシフトが始まり，それにつれて社会参加の動きが見られる．善の概念は他人に対するケアリングと等しく，従来の保守的な女性の声が明瞭にあらわれる．他人をケアし保護する能力の基盤に立って自分の存在意義や自分の価値を明確にする，母性的道徳があらわれる．繊細な感覚，優しさ，感情のソフトな表現，安全に対する非常に強い欲求など，他人に対するケアの倫理的能力が存分に示される．ケアは従順と同一となっている．

しかし，他人のみが女性のケアを受け入れる者として正当化されてしまい，その結果，女性自身は除外されることになり，人間関係に不安定な状態がつくりだされ，第三段階への移行段階が生ずる．

b'. 第三段階への移行段階：善から真実へ～２つの声～

女性の関心は善から真実へと移行し，ケア倫理を実践するときに自分本位の論理を他人の立

場と自分の立場から試みる女性の2つの声が聞こえてくる．それは妊娠中絶について責任の概念を再検討する女性の2つの声である．1つの声は中絶をしたのは人間関係が破壊されることを気遣って自己犠牲（self-sacrifice）という女性の伝統的美徳に従った他人の声であり，もう1つの声は，他人をケアするときに自分の要求を含めることが自分本位なのか，責任がとれることなのかと問う自分の声である．他人の声と自分の声を聞き分けながら，女性は他人に対して責任を負い，また自分自身にも責任を負うことが可能かどうか，人を傷つけることとケアすることの亀裂を調停することが可能かどうか，問い始めている．この責任を果たすことや亀裂の調停には新しい種類の道徳判断が必要となる．

　その道徳判断の第一の命令は正直なこと（honesty）である．ギリガンは，正直の命令により，判断基準が善から真実へとシフトされたと考える．夫や親などの言い分ではなくて自分の言い分に耳を傾ける卒直さと正直さが真実であり，その選択は彼女自身がとるべき責任なのである．女性は，第一段階の自分本位とは異なる自己主張，すなわち主体的に選択する責任に基礎づけられた新しい自分本位を知るに至る．

c. 第三段階：他人と自己との人間関係のケア～社会的相互作用の力学～

　第三段階では，他人と自己との相互関係を新しく理解することを通じて，自分本位と責任との間の緊張を緩和する人間関係の力学が構築される．ここでケアは自らが選択した道徳判断の原理となっている．前の移行段階の最後に自覚されたケア原理は人間関係の理解にあたり，自己と他人とを識別する要素を増やしている．ケア原理に基づいてケア倫理が発展するというのは，人間関係の累積した知識を反映することであり，自己と他人が相互依存的であるという中心的洞察力を導き出すことである．相互依存的で相互結合的であるという社会的相互作用の力学がケアの活動性であり，他人も自己も両方とも高める．それゆえ，ケアは普遍的命令（universal injunction），すなわちケアの因習的伝統的解釈から自由になった自己が選択した倫理となり，自らが選択した責任を認める仕方で道徳的ジレンマの姿を変える方向に導いていくのである．

c′. 男女統合のケア倫理～暴力的解決から相互の尊敬とケアへ～

　女性の道徳的発達は明らかに権利と責任の統合を含意する新局面を迎えている．女性はその権利と責任の統合を人間関係の心理的論理を理解することによって行い，すべての人のケアに対する必要性を主張して，男性的権威の自己批判的道徳の自己破壊的可能性を緩和する．これは第三段階の道徳判断において女性が不平等の中に固有の暴力を見ていることを意味する．ギリガンは女性がここでポスト慣習的なメタ倫理的立場を明確に表明しているにもかかわらず，コールバークから低い評価を受けてしまう誤解を解くために，もう一度，あの薬屋とハインツの件に対する女性の解決方法を解読する．

　女性は，薬を盗むという決心を考える場合，生命が財産より論理的に優先するという命題においてではなくて，盗むことが貧乏人や社会的弱者に対して実際に及ぼす重大な影響力，妻の悲しい死や夫の投獄という現実の暴力によって傷つけられることを何よりも恐れている．女性は正義の解決の論理にも暴力的解決の疑念を抱いている．正しいとか間違っているという道徳言語の使用すら疑い，人に傷を負わせないことが社会貢献として考えられている．あの伝統的で慣習的レベルの女性の見方に敬意を払うことがポスト慣習的レベルにつながることになり，道徳的理解は再構成される．女性の道徳的関心が人間の苦痛や苦悩の現実を認める中で再主張される．ガンジーの非暴力運動もギリガンの厳しい批判の俎上に乗せられる．ガンジーとその妻や家族との関係から，非暴力の哲学がいかに心理的暴力となっていたかを分析し，他人の誠実さに暴力をふるい，他人に自分の真実を愛として偽装して押しつけていた状況を告発する．

コールバークやエリクソンのガンジーに対する高い評価は退けられて,「解決策は背後にある敵対心が相互の尊敬とケアとに置き換えられることにある」[50]ことが主張される．ケアを犠牲にして倫理の原理と体系を構成した成人男性の道徳哲学（倫理学）が厳しい批判の対象となっている．

結び

　すべての看護従事者の模範となるICN看護師の倫理綱領の前文（付録参照）には,健康の増進,疾病の予防,健康の回復,苦痛の緩和が看護師の責任として示されている．これは簡潔にいえば,幸福な生活を得ることを目標としており,快楽と苦痛の回避を原理とした功利主義倫理の幸福論と一致する．さらに看護師としての実践綱領には正義や自律や協調性の大切さが示されており,徳倫理学や義務倫理学やケア倫理の原理が生かされている．ギリガンのケア倫理は身体的にも心理的にも暴力をともなわない人間関係の形成を重視した平和哲学であり,ヘアの選好功利主義は理性的で穏健な選択の論理と倫理である．看護倫理学は,その原理としてきた既存の徳倫理学や義務倫理学,功利主義倫理などのクラシックな倫理に加えて前世紀の半ばより目覚しい発展を遂げてきているケアや選好のモダンな実践的理論を組み込むことにより,高度な専門分野を開拓し,その裾野が広がることが期待される．

引 用 文 献

1) Platon, trans. by Cornford, F. M.（1948）The republic of Plato, p. 210, Oxford: Clarendon Press, 藤沢令夫訳（2009）国家　下巻，p. 80，岩波文庫．
2) The republic, p. 118.（国家　上巻，p. 315）
3) The republic, p. 210.（国家　下巻，p. 80）
4) The republic, p. 124.（国家　上巻，p. 333）
5) The republic, p. 256.（国家　下巻，p. 183）
6) Aristoteles, trans. by Crisp, R.（2000）Nicomachean ethics, p.3, Cambridge：Cambridge Univ. Press, 高田三郎訳（1971）ニコマコス倫理学　上巻，p. 15，岩波文庫．
7) Nicomachean ethics, p.11.（ニコマコス倫理学，p.32）
8) Nicomachean ethics, p.5.（ニコマコス倫理学，p.20）
9) Nicomachean ethics, p.14.（ニコマコス倫理学，p.38）
10) Kant, I.（1963）Kritik der praktischen Vernunft, S. 4, Hamburg: Felix Meiner Verlag, 波多野精一，宮本和吉，篠田英雄訳（2007）実践理性批判，p. 18，岩波文庫．
11) Kant, I.（1957）Grundlegung zur Metaphysik der Sitten, S. 10, Hamburg: Felix Meiner Verlag, 野田又夫訳（1972）人倫の形而上学の基礎づけ，世界の名著 32，p. 234，中央公論社．
12) Grundlegung, S. 13.（人倫の形而上学の基礎づけ，p. 237）
13) Grundlegung, S. 14.（人倫の形而上学の基礎づけ，p. 237）
14) Grundlegung, S. 16.（人倫の形而上学の基礎づけ，p. 239）
15) Grundlegung, S. 18.（人倫の形而上学の基礎づけ，p. 242）
16) Grundlegung, S. 39.（人倫の形而上学の基礎づけ，p. 263）
17) Kritik der praktischen Vernunft, S. 36.（実践理性批判，p. 72）
18) Grundlegung, S. 43.（人倫の形而上学の基礎づけ，p. 266）
19) Grundlegung, S. 52.（人倫の形而上学の基礎づけ，p. 274）
20) Grundlegung, S. 57.（人倫の形而上学の基礎づけ，p. 280）

21) Mill, J. S., reprinted by Plamenatz, J. (1949) Mill's Utilitarianism, p. 225, Oxford：Basil Blackwell, 伊原吉之助訳（1979）功利主義論，世界の名著 49, p. 526, 中央公論社.
22) Bentham, J., ed. by Burns, J. H., Hart, H. L. A. (1970) An introduction to the principles of morals and legislation, p. 11, London: The Athlone Press, Univ. of London, 山下重一訳（1979）道徳および立法の諸原理序説，世界の名著 49, p. 81, 中央公論社.
23) Utilitarianism, p. 202.（功利主義論，p. 501）
24) Utilitarianism, p. 172.（功利主義論，p. 470）
25) Utilitarianism, p. 192.（功利主義論，p. 491）
26) Utilitarianism, p. 196.（功利主義論，p. 495）
27) Utilitarianism, p. 196.（功利主義論，p. 496）
28) Utilitarianism, p. 213.（功利主義論，p. 512）
29) Utilitarianism, p. 219.（功利主義論，p. 515）
30) Moore, G. E. (1971) Principia ethica, p. 6, Cambridge：Cambridge Univ. Press, 深谷昭三訳（1977）倫理学原理，p. 8, 三和書房.
31) Principia ethica, p. 6.（倫理学原理，p. 8）
32) Principia ethica, p. 20.（倫理学原理，p. 26）
33) Hare, R. M. (1987) Freedom and reason, p. 129, Oxford: Clarendon Press, 山内友三郎訳（1982）自由と理性，p. 188, 理想社.
34) Hare, R. M. (1964) The language of morals, p. iii, Oxford Univ. Press, 小泉仰，大久保正健訳（1982）道徳の言語，p. i, 勁草書房.
35) The language of morals, p. 1.（道徳の言語，p. 3）
36) The language of morals, p. 127.（道徳の言語，p. 168）
37) The language of morals, p. 46.（道徳の言語，p. 64）
38) The language of morals, p. 141.（道徳の言語，p. 186）
39) The language of morals, p. 144.（道徳の言語，p. 191）
40) The language of morals, p. 136.（道徳の言語，p. 180）
41) Hare, R. M. (1981) Moral thinking, p. 175, Oxford：Clarendon Press, 内井惣七，山内友三郎監訳（1994）道徳的に考えること，p. 261, 勁草書房.
42) Mayeroff, M. (1990) On caring, p. 1, New York：Harper Perennial, 田村真，向野宣之訳（2004）ケアの本質，p.13, ゆみる出版.
43) On caring, p. 3.（ケアの本質，p. 16）
44) On caring, p. 54.（ケアの本質，p. 95）
45) On caring, p. 68.（ケアの本質，p. 115）
46) On caring, pp. 68-69.（ケアの本質，p. 116）
47) On caring, p. 76.（ケアの本質，p. 132）
48) Gilligan, C. (1983) In a different voice, p. 1, Massachusetts：Harvard Univ. Press, 岩垂寿美子監訳（1986）もうひとつの声，p. xi, 川島書店.
49) In a different voice, p. 19.（もうひとつの声，p. 25）
50) In a different voice, p. 104.（もうひとつの声，p. 184）

参 考 文 献

1. 大島康正編（1977）倫理学，有信堂高文社.
2. 池長澄編（1979）現代倫理学，杉山書店.

3. 宇都宮芳明，熊野純彦編（1994）倫理学を学ぶ人のために，世界思想社．
4. 加藤尚武（1997）現代倫理学入門，講談社学術文庫．
5. 竹田青嗣（1999）プラトン入門，筑摩書房．
6. 岩崎武雄（1996）カント　新装版，勁草書房．
7. 石川文康（1995）カント入門，筑摩書房．
8. G. E. ペンス著，宮坂道夫，長岡成夫訳（2000）医療倫理1，みすず書房．
9. O. ヘッフェ著，青木隆嘉訳（1991）倫理・政治的ディスクール，法政大学出版局．
10. R. M. ヘア著，小泉仰監訳（1981）倫理と現代社会，御茶ノ水書房．
11. 山内友三郎（1991）相手の立場に立つ，勁草書房．
12. 川本隆史（1995）現代倫理学の冒険，創文社．
13. 森村修（2000）ケアの倫理，大修館書店．
14. 関西倫理学会編（1990）現代倫理の課題，晃洋書房．
15. D. D. ラファエル著，野田又夫，伊藤邦武訳（1984）道徳哲学，紀伊国屋書店．
16. L．コールバーク著，永野重史監訳（1992）道徳性の形成，新曜社．
17. J．ハーバーマス著，清水多吉，朝倉輝一訳（2005）討議倫理，法政大学出版局．

第2章
生命倫理学

1 バイオエシックスとは何か

1.1 バイオエシックスと近接する状況倫理学

　20世紀後半に誕生したばかりの生命倫理学（バイオエシックス：bioethics）に関連のある事柄に言及して、その成立状況を簡単に触れることから始めたいと思う．

　プロテスタントの神学者で、状況倫理学を提唱したフレッチャー（Fletcher, J.）は、生命の原理から倫理学を2通りに分類している．彼は、一方には「生命の尊厳に基礎をおく西洋の伝統的倫理学」[1]をおいて、他方にはこの古典的な伝統的倫理学を片隅に追いやる「生命の質を重視する倫理学」[2]に、自らの状況倫理学をおいている．

　状況倫理学は、その思想的系譜からいえば実存主義の倫理と縁戚関係にあり、またテーマからみれば生命倫理学と近い関係にある．フレッチャーは、『Morals and medicine』（1954）の中で哲学者たちが見逃し、あまりにも長い間無視してきた倫理学研究の1つの領域、医師と医療技術の問題、①真実を知るわれわれの権利（医学的診断）②親となることをコントロールするわれわれの権利（避妊）③不妊を克服するわれわれの権利（人工授精）④子どもを産むことを断念するわれわれの権利（不妊処置）⑤われわれの死ぬ権利（安楽死）等に大胆にふみ込み、これらの権利を人格的存在としての人間の立場から容認する．現在からみれば驚くほどのテーマではないが、半世紀前のアメリカ人の保守的な権利意識を考慮すれば、極めてセンセーショナルなできごとであった．彼は『Situation ethics–The new morality』（1966）において人格的存在としての人間の中核に「愛の決断」[3]をおいている．この実存哲学的な用語をもって、フレッチャーは既存の価値観念に制約されない文脈を見いだし、前述の諸問題に含まれる矛盾や苦悩から自由な人間として生きる扉を開く決断へ導いている．指令的ではなく状況的に「愛の決断」という自由な決断を説く状況倫理学の哲学的原理は、生命倫理学が最も重要な原理としている自律（自己決定権）と近接関係にある．

1.2 生き残りの科学としてのバイオエシックス

　バイオエシックスを語源から考察すると、生命を意味するギリシア語のbiosと、英語のethicsとを組み合わせた造語である．このバイオエシックスの言葉を最初に使用したのは、アメリカのウィスコンシン大学医学部のポッター（Potter, V. R.）である．彼は『Bioethics–Bridge to the future』（1971）の中で、世界において爆発的な人口増加の問題が引き起こす食糧危機を解決するために、バイオエシックスを「生き残りの科学」（the science of survival）として提唱した．ポッターは、人類の未来の生存と発展のために、人類がこれまで培ってきた生物学の知識と人間の価値とを結合して、この人口増加による食糧危機を突破しようと考えた．そこで、生物学と倫理学の境界領域（学際的領域）に新しい学問としてのバイオエシックスを定めた．しかし、「生き残りの科学」としてのバイオエシックスは受け継がれることなく、これ以上の展開は見せずに終わっている．

1.3 医療倫理としてのバイオエシックス

　現在、人々が理解している医療倫理を中心としたバイオエシックスは、その成立の思想的背景の1つに、アメリカにおいて1950年代から始まり激しさを増していった人権回復闘争という

名の社会運動（黒人の公民権運動，女性の権利運動，消費者運動，囚人・病者の権利運動等）における権利志向がある．他の1つとして，1970年代以降のアメリカにおいて，国家予算の大規模な投入により飛躍的な進歩をみせた先端医療技術分野の中で生じた，人間の生と死の意味および価値について新しく問い直す厳しい論争がある．

　そのような状況において，バイオエシックスが学問的に成立したのは，ジョージタウン大学のライク（Reich, W. T.）を編集主任として『バイオエシックス百科事典』（1978）が出版された時期であるとされている．ライクは『百科事典』でバイオエシックスを「人間の行為の道徳的価値および原理を考慮し検討する視点から捉えた生命科学と医療の領域における人間の行為に関する体系的研究」であると定義している．彼はバイオエシックスの具体的範囲として，全ての医療関係者，医学生物学研究，行動科学，公衆衛生，人口・動植物・環境問題の広い分野を示し，バイオエシックスは，それらにかかわる倫理的問題を扱う学際的分野としている．第二版（1995）では，この学際的分野の急速な世界的成長を適切に反映するために，他国と他国の文化の学識を摂取して医療倫理の歴史や現代の生命倫理運動等の充実を企てている．第三版（2004）になると，編集主任はケース・ウェスタン・リザーブ大学教授のポスト（Post, S. G.）になり，この定義や範囲の理念を維持強化して一新をはかっている．ポストは，中国の人口倫理やオランダの自殺幇助や日本の脳死の法制化などの問題から，バイオテロリズムやホロコーストや移民の問題にまで手を広げて，生命科学と医療の全域を網羅するグローバル・スタンダードとしての生命倫理学の構築を試みている．また第三版は『生命倫理百科事典』（2007）として邦訳も出版されている．

　日本における現今のバイオエシックスが取り扱う主要な医療問題として，人間の生命の尊厳や生命の質の原理を中心に日常の医療問題をはじめとし，先端医療と臨床実験，人工授精と体外受精，人工妊娠中絶，安楽死と尊厳死，脳死と臓器移植，医師と患者の関係，医療資源の配分等が論議されることが多い．これらの領域は現代医療が直面している操作可能となった人間の生と死の問題を含み，さまざまな学問が重なり合う学際領域となっている．

　生命倫理学者たちは，これらの医療上の問題が引き起こす倫理的難問を解決する原理として，これまで自律（autonomy），恩恵（beneficence：善行，仁恵），正義（justice），無危害（nonmaleficence）等の倫理的な概念を提示し，この難問解決に立ち向かう有効な方法としてインフォームドコンセント（informed consent：情報を得た上での同意）を適用している．

2 自律，恩恵の原理とインフォームドコンセント

　自律，恩恵，正義，無危害の原理は古くからある考え方であり，特に目新しいものではない．正義の原理の中核はすでにプラトン，アリストテレス，ミルにおいて，自律の原理はカントにおいて述べた．また無危害の原理「害を及ぼすなかれ」は古代ギリシアの「ヒポクラテスの誓い」に示され，恩恵の原理は長い間，医師−患者関係の信頼の絆とされてきた．ここでは生命倫理学が最も多用する2つの原理，自律と恩恵，そしてインフォームドコンセントとの関係を，ビーチャム（Beauchamp, T. L.）とチルドレス（Childress, J. F.）の『Principles of biomedical ethics, 3rd edition』（1989）とビーチャムとフェイドン（Faden, R. R.）の『A history and theory of informed consent』（1986）を手引きとして分析し，医療症例における治療や看護のあり方を倫理的合理的に判定する基礎としたい．

2.1 自律の原理

　自律とは，自らの自由意志にしたがって自ら行動を起こす自己決定権を意味する．この自律の概念を展開できる個人は，自らの身体と精神を自由に支配できる自律的人間である．それゆえ，自律的人間とは，医療上の問題にかかわるときに，症例に関する諸情報を得た上で，いくつかの選択肢の中から自ら選択し，自らの人生計画に基づいて，その行動を決定できる独立の人間を意味する．したがって，この場合，自律的行為とは，「独立の人間が自らの人生計画を自己決定権から導く方法，すなわちインフォームドコンセントのプロセスとその決定を意味する」[4]．生命倫理学の原理としての自律の概念と，その方法としてのインフォームドコンセントの思想とは不可分の関係にあり，この原理と方法がバイオエシックスの成否を握る鍵となっている．

2.2 インフォームドコンセント

　インフォームドコンセントの思想は，患者に対して強制的にあるいは誘導的に同意を迫り，猶予を与えずに手早く同意させることだけを念頭においているのではない．それは，患者が「情報を得た上での選択」（informed choice）という主体的行為を意味している．選択するとは，当然，取捨選択することである．したがって，「情報を得た上での同意」は，「情報を得た上での拒否」（informed refusal）を含む文脈から成り立っている．同意とは，選択の含む採用と拒否という2つの相反する要素を軸としている矛盾概念を統合した概念である．それゆえ，患者の同意には，同意に先立って開示された医療情報をよく理解した上で採用し，時には拒否することのできるプロセスが必須条件となる．この開示，理解，選択（採用と拒否）のプロセスが最初にあって患者主体の自律の思想が初めて認められるわけである．同意とは，権威に従って承諾（assent）することではない．インフォームドコンセントとは，上下関係に端を発する恩恵の原理ではなく，対等関係を構築する自律の原理にその思想的基盤をおいている．

　インフォームドコンセントの内容を具体的にいうと，情報の要素と同意の要素に大別される．インフォームドコンセントは，患者に対して，医療情報がわかりやすい言葉で適切に開示されて，その開示されたことを理解する能力のある人が自発的に決定すること，あるいは同意することである．その要素だけを取り出して簡潔に言えば，インフォームドコンセントの思想は，開示（disclosure），理解（understanding），自発性（voluntariness），有能性（competence），同意（consent）の5つの要素が総合的に捉えられるときに治療の決定に至るまでの方法として定義される[5]．

2.3 恩恵の原理

　恩恵は，医療行為の倫理的規範として高い評価を与えられ，医療従事者にとって必須の心的条件とされてきた．恩恵は，慈悲や親切や慈善といった個人の徳性だけではなく，「個人の重要で正当な利益を超えてまで他者に尽くす義務〔積極的援助〕」[6]を意味する．このように恩恵の原理は個人の徳や義務の概念から成立している．恩恵は，疑う余地のない高潔な道徳的心情を前提とし，医療行為の現場で示されるときには仁術としての最高の医療を示すものと考えられ，実行されることがつねに期待されてきた．特に医療が医者と患者の二者関係だけに限定されていた時代には，医療側から与えられる恩恵の意義は有効であった．しかし，現代において医療構造が大きく変化し，疾病が慢性化し，人々の権利意識の高揚とともに患者の医療への自覚的参加が必須となり，さらに経済的負担が天文学的に増大し，移植医療のように全く無関係の第

三者の意識的援助や相互扶助が不可欠となるに及んで，過去のパターナリスティック（父権主義的）な医療システムを支えた恩恵の思想は限界に達している．恩恵の原理を理想としたパターナリスティックな人間関係（パターナリズム）の崩壊は，医師・患者関係だけではなく夫婦・親子・師弟・労使・官民といった人間関係がつねに固定した上下関係から成り立っていた社会構造のあらゆる局面で始まっている．

2.4 インフォームドコンセントの本格化

このことは医療の主体が医師ではなく患者であり，医療の目標はパターナリスティックな医療が設定していた恩恵による患者の最大の利益ではなくて，インフォームドコンセントを軸とした医療がもたらす患者の自律的な参加にあることを意味する．日本社会の医療・教育・政治・司法・企業活動のどの領域であれ，モラル・ハザード（道徳の破壊）といわれる事件が起きる度ごとによく使われる説明責任という概念でいえば，インフォームドコンセントは当事者が十分に説明責任を果たし，相手が理解し納得する方法ということになる．

フェイドンとビーチャムは，このインフォームドコンセントの思想が本格化したのは，20世紀半ばになって「医学外の分野」である医学倫理（生命倫理学）と医療政策（法律学）に関する新しい有力な思想や論文が発表されてからであると分析している．彼らは，アメリカ病院協会が公表した「患者の権利章典」(1973)が「患者の意思決定のプロセスへの参加権」[7]を要求し，「患者にこそ最終的な正統の決定権のあることを，どんなに強い影響力のある医学倫理文献であれ初めて，医師に認めさせた」[7]のであり，伝統的なヒポクラテス的恩恵主義から革命的に別離の宣言をしたとして高い評価を与えている．彼らは特に医師の義務や徳性を強調し，医師と患者との信頼 (trust) に重きをおいた伝統的な医学倫理（徳倫理学と義務倫理学）が医学の中にパターナリズムや権威主義的倫理の温存を許す結果となったことを洞察し，患者の「権利の言語」(language of right)によって権威主義の流れが劇的に変わったとみている．彼らは患者の権利や患者の自律から，患者と医師の相互交流 (commerce) の理論を説いて生命倫理学の新しい方向をみつけだそうとしている．アメリカでは「患者の権利章典」の公表以降，自律と相互交流の自律モデルが医学倫理教育の花形的テーマとなり，「患者の権利章典」はインフォームドコンセントの思想を根づかせて医師‐患者関係の原理的変更をもたらしたといわれている．

2.5 インフォームドコンセントの現在と将来

しかし，「インフォームドコンセントは臨床医学の中ではお伽話や神話，あるいは蜃気楼」[8]（カッツの見解）だという指摘も現実である．なぜならば，医師‐患者関係が権威主義と管理主義によって支配されている事実は，アメリカでも日本でも，また昔も今も変わりがないからである．それでも日常の診療において形式的であるにせよ，アメリカだけではなく日本においても，患者が検査や手術や麻酔など治療方針を決めるときに，以前よりはるかに多くインフォームドコンセントにより自律的決定権を行使しており，これが本来の自律的意思決定につながっている．フェイドンとビーチャムは，アメリカにおいてインフォームドコンセントは最初は医療過誤から免れるという法律的意味から，次に医師に課せられた道徳意味へと変わり，さらに患者の自律の哲学的原理へと変わり，最後には社会的変革の原理へと変化してきているという．日本ではこのような段階的動きも変化もみられなかったが，停滞してきた日本社会を全体的にみると，インフォームドコンセントの思想には，不問に付されて長い歴史の中で閉ざされてきた人間不平等の医療世界を根本から変える動きが洞察される．

われわれは現在，日常の医療や数多くの医療過誤の報道や裁判の過程を通じて，パターナリズムのもつ「信頼のヒューマニズム」の虚構の実態をよく知るようになり，インフォームドコンセントによる「交流のヒューマニズム」に塗り替えられる将来の社会の目撃者となっている．

3 生命の質と生命の尊厳

生命倫理学者が展開している生命観は，生命に相対的価値をおく生命観と絶対的価値をおく生命観とに分類できる．ここでは，胎児診断や脳死からの臓器移植や人工妊娠中絶等が肯定されたり否定されたりする考え方を念頭において，生命の質（quality of life）に依拠する生命観と生命の尊厳（sanctity of life）に依拠する生命観とを考察する．

3.1 生命の質とエンゲルハートの人格的生命論

(1) 比較と区別の思想

エンゲルハート（Engelhardt, H. T.）は比較と区別の前提から常識的な進化論的人格的生命論を展開している．まず，有機物と無機物とを観察した場合，生命には価値があるという生命体優位の思想によって，無機物よりも有機物が上位にある価値序列を設定する．次に，バクテリアの生命と仲間の人間の生命とを比較した場合に「バクテリアの生命は仲間の人間の生命より価値の低いものとか尊くないもの」[9]とかいわれる．また「植物は下等動物より，下等動物は高等動物より低いとか尊くないもの」[10]とかいわれる．高等動物の中でも霊長類，さらに霊長類の中でも人間というように比較され区別されて道徳的優劣が決められる．この比較と区別に基づく進化論的思考が一般には生命の質の起源とみられているが，比較と区別を可能にした原理とは何であろうか．

エンゲルハートは生命の質の原理を既存の常識的な進化論的な考え方と，新しい医療技術がもたらした技術的な考え方（脳死判定）の2つからみている．1つは，人間と動物と植物と鉱物との区別が，有機体の間での生命の区別や非有機体の非生命性という生命の価値に関する上下の常識的な序列に基づいていることである．他の1つは，脳死状態（エンゲルハートの場合，死の新皮質的定義：大脳死）での生死の区別が人間における意識作用の有無（意識の可逆性と不可逆性）にあることをはっきりと示している．エンゲルハートの人格的生命論では脳幹の生命活動よりも大脳の意識活動が優先している．

(2) 人格とは何か

このような生命の質からみた人間は，どのように理解されるのであろうか．この場合，人間は人格（person）として理解されており，人格を形成している要素として，普通には自己意識（自己認識力），理性，道徳的感覚が示される．この3つの要素を兼ね備えた人間は意識的存在者として義務と権利の両方を背負った主体，道徳的存在（moral agent）とよばれている．

エンゲルハートは人間の生命を人間の生物的生命と人間の人格的生命とに大別している．さらに，彼は人格的生命を社会的な意味での人格と厳密な意味での人格とに区別する．生から死までの人間の生涯を図式化（図2-1）すると，人間の生物的生命，人間の人格的生命，社会的な意味での人格，厳密な意味での人格という区分は次のようになる．

人間の生物的生命は接合子，胚，出生までの胎児の期間と脳死状態以降を意味し，人間の人

図2-1 人間の生涯の図式と人間の生物的生命および人格的生命

人間の生物的生命	人間の人格的生命		人間の生物的生命
	社会的意味での人格	厳密な意味での人格	
卵子 接合子――胚――胎 児――出 生――新生児――乳幼児――――成 人――脳 死――――心臓死 精子			(死の新皮質的定義)
	person3	person2	person1
	person5	person4	

※エンゲルハートは『バイオエシックスの基礎づけ』では前述のようにperson4とperson5を加えて，社会的意味での人格の領域を拡大している．

格的生命は出生から脳死までの人間を意味する．彼は『バイオエシックスの基礎づけ』の中で人格（人格的生命）を詳細に区別し規定している[11]．それによると，厳密な意味での人格に分類されるperson 1は，人生の理性的な計画に従って自由に選択することのできる道徳的存在であり，非連続的な経験を結合する自己意識と，また賞罰の価値について判断できる理性を有し，自分の行為に責任を負い得る自律的存在者である．person 1のみが権利と義務の両方を担う道徳的主体なのである．person 2からperson 5までは社会的な意味での人格に分類される．person 2は，person 1と同じ権利を有するが，義務を負わない乳児や幼児をその例に入れている．person 3は，その扱われ方によって，person 2に移行する可能性のある新生児，person 4は以前にはperson 1であったが，今ではperson 1ではなくなっている存在である．しかし，person 4は「今でも何らかの最低限の社会的相互作用が可能な個人」[12]，例えば重度の認知症患者が想定されている．person 5は，過去においてperson 1であったことも将来においてもないとされ，深刻なほど発達が遅れて重篤な認知症である存在がその例に入れられている．エンゲルハートは「これらの区別を設定するのは権利が人に認められるには多様な仕方がある」[13]ことを明確にしたいためであると主張している．

(3) 区別された生命の質の適用は何をもたらすのか

これらの区別によって何がもたらされるのかをエンゲルハートは検討する．彼は，この区別によって，いわゆる社会的人格が本当の意味において世話をされ，保護されるようになると考える．彼は，これが生命の質の社会的適用の効用である，と考えている．なぜならば，人間の生命を区別することによって，その権利に応じた社会的配慮がなされるからである．また，研究者は胚の実験研究や胎児診断や人工妊娠中絶や新生児および乳児などを対象とした実験の実施が容易になり，有益な方法が考案されて，その成果が社会に還元できるようになるという．例えば脳死状態の人間を生物的生命として区別すれば，臓器移植のみならず，皮膚や器官や血液を医療資源として有効に活用できようになるし，また医学生の人体解剖に対して優れた材料を多く容易に提供できるようになると考える．

エンゲルハートの常識的な進化論的人格的生命論の根底に流れている思想は，個人の意識活動を識別原理において，人体を鉱物資源と同じようにとらえて徹底的に活用し利用し尽くそうとする通俗的な量的功利主義である．

3.2 生命の質とシンガーの人格的生命論

重度障害の新生児の生死の決定に関して過激な主張をして物議を醸したピーター・シンガー (Singer, P.) が来日した折の講演論文「ヒトの生涯はいつ始まるか，なぜそれが問題なのか」をもとに，彼の人格的生命論を展開する．

(1) 新しい個体としての人間の生命の始まり

シンガーは，「人間の生命はある意味において世代から世代へと受け継がれる継続性」[14] をもっていると語るだけで，人間の生命がいつの瞬間から始まったのかを論議する人間の生命の起源論争には関心は全くない．新しい個体（個性）としての人間の生命の始まりに対しては，どうなのか．シンガーは分裂を重ねる発生中の細胞が解剖学的・形態学的に個性をもつ時期について論議を集中する．発生中の細胞のかたまりは，これから分裂や分化を重ねて，一人以上の個体，例えば双子や三つ子となる可能性をもっているから，1つの新しい個体としての人間とはいえない，と主張する．彼は胚の段階では新しい個体としての人間の生命の始まりを認めてはいない．

それでは新しい個体としての人間の生命があらわれるのはいつなのか．シンガーは，細胞がこれ以上分裂しなくなり，「有機体が一定の構造を有する段階」[15] をもって新しい個体としての人間の生命が始まったと理解する．シンガーは個性をもった人間の生命が始まったからといって，それが人格をもつ人間であるとは決していわない．シンガーは人間の解剖学的・生態学的な個性が人格とは直接には結びつかないと考えている．

(2) 人格をもった人間（道徳的存在）の生命はいつ始まるのか

シンガーは，human being（意識を有していない生物的な人間の存在）と human person（意識を有する人間の人格）とが同じタームであるとは考えていない．生物的存在としての人間と人格的存在としての人間とは同じではないというのである．シンガーは「人格の概念が自己意識や理性の能力と緊密に強く結びついている」[16] ことを主張し，一般的に意識をもたない存在は人格的存在ではなく，人格が始まるのは機能をもつ脳があってはじめていえるとする．したがって，「人格が存在しはじめる時期は，人間がある程度の自己認識力をもって存在する時期である」[17]．これから道徳的存在としての時期が始まり，その時期は誕生以前には考えられず，おそらく誕生一年以内であろう，とシンガーは持論を展開する．それでは道徳的存在としての君は，いつ始まったのか．シンガーは10歳の末娘との会話を通じて自己意識が生まれたときと答え，精神的継続性 (mental continuity) をもって今の君になったことを主張し，道徳的存在における精神的継続性の重要性を明確にする．

(3) 道徳的意義と生存権

シンガーはある存在者の本質的（精神的）な道徳的重要性と非本質的（非精神的）な道徳的重要性とを区別する必要性を水と卵子や精子の事例から説明している．

a. 水の事例

「人がサラサラと流れる川岸に立っているときに1リットルの水は，何の価値ももたない」[18]．その水を捨ててしまう場合もある．しかし「砂漠でだれかが水をなくしたら，水は非常に大きな価値をもつことになる」[18]．水は命を救うものとなる．したがって，水は時と場所に応じて相対的価値をもつわけだから，一般的に非本質的な道徳的重要性をもつといえる．

b. 人間の卵子と精子の事例

「子どもの欲しい夫婦の卵子と精子は、非本質的な道徳的重要性をもつ」[19]．なぜならば、いくら精子や卵子があっても受精しなければ、役に立たないからである．しかし、体外受精を行うために、妻の卵子を取り出し夫の精子と体外受精させるようになると、非常に大きな価値をもつに至る．なぜならば、不妊症の夫婦にとって子どもを得る手段はこれしかないからである．水の場合と同じように、卵子、精子、胚はそれ自体では価値をもたない．シンガーは、それら自身は意識をもっていないし、どのように扱われてもわからないし、また子宮の中に戻しても着床するかどうかもわからないし、枯渇してしまうかもしれないからだという．しかし、将来子どもとなる受精卵を破壊してはならないが、これらの段階ではまだ本質的な道徳的重要性や価値はもつには至っていない、とシンガーは主張する．

シンガーはこの2つの事例から、2つの価値観（非精神的な道徳的重要性と精神的な道徳的重要性）を分かつ指標（意識の有無）がどこにあるかをはっきりさせている．精神的な道徳的意義は、生物的な人間の存在がもつ特性ではなくて、人間の人格的存在がもつ特性である．したがって、痛みや楽しみの能力といった意識現象を有する動物もまた、人格的存在と同じように、道徳的意義を有する．それゆえに、動物と人間という種の違い、すなわち「スペイシズム」（種主義）によって、その間に境界線を引いてしまうのは道徳的誤謬を犯すことになる．「レイシズム」（人種主義）の差別によって他の人種を殺してはならないように、種主義によって特定の種が他の種を殺すことは正当化できない．ある種に属することは何ら道徳的に重要なことではない．「特定の能力ないし資質」[20]、すなわち「感覚能力や思考能力のようにある精神的能力を所持していること」[20]に注目すべきである．この感覚や思考の普遍的能力に強く注目する限り、種や人種による差別は道徳的に正当化できなくなり、人間の種の優位は消失する．シンガーはこれらの一連の主張の道徳的根拠を選好功利主義者ヘアの「道徳的判断は普遍化可能なものでなければならない」[21]に求めている．このように、シンガーの人格的生命論は選好功利主義の普遍化可能性の原理に依拠している．

シンガーは個体としての人格の始まる時期、すなわち自己意識の発生する時期から人間を道徳的存在として認めて彼の人格的生命論を展開している．シンガーの人格的生命論は精神的能力を原理とするとともに精神的能力を発揮し適用できることを前提条件に、医療上のさまざまな利益を得ることだけではなく「スペイシズム」や「レイシズム」による人間の歴史上の甚大な被害を回避する普遍的倫理を確立する功利性に立脚している．

シンガーの人格的生命論は、功利主義倫理の伝統にそって装いも新たに選好充足の期待値を最大にすることをめざした、改良された功利理論ではあるが、指令性や優先性を有するものではない．

4 生命の尊厳とヒューマニスティックな生命論

4.1 生命の尊厳「原理」の聖書的起源とラディカル・ヒューマニストの哲学原理

人間の生命とすべての生命の尊厳を宗教的に、あるいは哲学的に基礎づけている記述は聖書とアルベルト・シュヴァイツァー（Schweitzer, A.）の著書にみられる．

人間の生命の尊厳原理は、旧約聖書創世記の第1章第26節から30節の「天地創造の後、神は

またいわれた．われわれの形にかたどって人を創り，これに海の魚と空の鳥と家畜と他の全ての獣と地の全ての這うものを治めさせよう」にある．神は人間を自らに似せて創造したので，神は人間に対して地上の一切のものの支配を許した．それが人間の生命の価値が神聖かつ絶対的であることの保証となっている．

　新精神分析学派のエーリッヒ・フロム（Fromm, E.）によってラディカル・ヒューマニストと名づけられたシュヴァイツァーは，生命の哲学原理「生に対する畏敬」（Ehrfurcht vor dem Leben）を，アフリカの奥地で病気に倒れた宣教師の妻を助けに行く途中，夕暮れのオゴーヴェ川の中で悠然と泳ぎ回るカバの群れを見て悟ったと自伝で述べている．また，彼はすべての生命の尊厳を『文化と倫理』の中で，つぎのように述べている．「人間が真に倫理的であるのは，人間が助けることのできる全ての生命を助けようという，やむにやまれぬ気持ちに従って，生命あるものを害することに嫌悪の情を示すときのみである．……生命そのものが人間にとっては神聖なのである．彼は木から一枚の葉もむしり取らず，一本の花も折らず，どんな昆虫も踏みつけることのないように注意する．彼は夏の夜，ランプの灯火のもとで勉強しているときに，昆虫が次々と羽を焦がして落ちるのを見ないように，進んで窓を締め切り，蒸し暑い空気を呼吸する．彼は水溜りに落ちた昆虫のそばを通り過ぎるときに，時間をかけて，昆虫を救うために一枚の葉か一本の茎を差し出してやる．彼はセンチメンタルだと言われて嘲笑されることを恐れはしない．その承認まで嘲笑の対象となることは，あらゆる真理の運命である．……かつては有色人種が本当に人間であり，人間的に扱わねばならないと考えることは，愚かなことだとみなされた．この愚かなことが真理となった．今日，全ての生けるものは，その最下等の現象に至るまで，つねに配慮することは理性的な倫理学の要求とみなすことを，誇張が過ぎるとしている．しかし生命の無思慮な殺生と倫理とが結びつき得ないことを洞察するのに，人類がこんなにも長くかかったことに驚きを示すときがくるだろう．倫理とは，生きているすべてのものに対して無際限にまで拡張された責任（Verantwortung）のことなのである」[22]．

　シュヴァイツァーが生命と倫理の関係に言及し，生きとし生けるものの神聖性を示した有名な一節である．

　生命倫理学者レイチェルズ（Rachels, J.）は「生に対する畏敬」という道徳的見解が高貴な理想であり，シュヴァイツァーの道徳的生活に基づいた生命観が魅力的であることは認めている．しかし，彼はシュヴァイツァーの「生に対する畏敬」の論拠の弱点が，この原理を支える「生への意志」にあるとして厳しく批判している．人間も動植物も「生への意志」を同じようにもっている．「生への意志」をもっている中で人間の生命を殺傷することが悪ければ，同じように他の生命体を殺傷することも悪い．この主張はすべての生命体を保存するためにはきわめて有効である．しかし，人間の生命だけを守ることがなぜ道徳的に必要であるのかという理由を説明することはできない[23]．動植物の生命と人間の生命とが同一次元になっているときに，人間が生きようと意志するためとはいえ動植物の生命の殺傷を許せば，直ちに人間の生命の殺傷を許すことにつながり，その間の歯止めはない．うつ病の人は「生への意志」をしばしば失う．他の人も多くの理由から「生への意志」を失う．そのときには彼らの生命を保護する価値はないのであろうか．生き抜こうとする「生への意志」を土台にした「生に対する畏敬」の原理は理念としては卓越している．しかし，この原理だけでは，現在，多くの人が悩み自殺の大きな原因になっている現代的うつ病に対処できず，その欠点を解消できないままでいる．

　このジレンマを解消するために，ここで，生命倫理の分野においてメアリー・ウォーノック（Warnok, M.）が「体外受精をめぐる倫理的問題」において人間の生命の尊厳原理を別の局面から展開している事例を考察し，生命の尊厳原理の人間性を新たに見直す試みをしたい．

4.2 生命の尊厳と道徳感情論的生命論

(1) 体外受精児の誕生とその波紋
　1978年イギリスにおいて，エドワーズとステプトウが体外受精に成功し，女児ルイーズ・ブラウンが生まれ世界的なセンセーションを巻き起こした．体外受精児は通称試験管ベビーとよばれ，これが生殖医学の幕開けとなった．妊娠および出産は神聖なできごとであり，神の手によるものと長い間考えられてきたが，エドワーズとステプトウの成功の影に，彼らがかなりの期間，受精卵を観察し実験していたのではないかという疑惑がもたれ，イギリスでは強い反対の声があがった．その疑惑と反対の声を受けて，ウォーノックを委員長とする生殖医学に関する問題を討議する委員会が設置された．ウォーノックの論文をもとに，まず，ウォーノックの基本的な倫理的立場を明確にし，ついで論敵たちとの問答形式で賛否の意見を紙上で戦わせることにする．

(2) ウォーノックの功利主義批判
　ウォーノックは，人間はpersonではなくてhuman beingであるとの立場に立ち，人間は法律用語のpersonよりも生物学用語であるhuman beingの方が人間の規定として単純明快だとし，イギリスの伝統的な功利主義に立って，特にサヴァイバル・ロッタリー（生き残りのくじ引き）[*1]を提唱するジョン・ハリス（Harris, J.）とは厳しい対決姿勢を示している．

(3) ウォーノックの道徳感情論的生命論
a. 胚の取り扱い方について
　① 立論（ウォーノック）
　　問題は，「胚（胎児）をいかに取り扱うべきかということである」[24]．この問いに答えるには，何よりも胚に対する「両親の感情」[25]を考慮しなければならない．
　② 反論（ハリス）
　　母親も父親も同様に，残った胚に対しては「所有関係」をもっていない．なぜならば，母親が体外受精させて胚となった全てのものの移植を欲していないのであれば，その胚の用途に関する権利をもっていないからである．それは人工妊娠中絶に同意し胎児の生存を欲していなかった母親の場合と同じである．
　③ 再反論（ウォーノック）
　　ハリスの反論は，「所有関係」という曖昧な概念を導入し，胚の「価値を直接に論じることの重要性」[25]，すなわち胚自体の価値を論じ忘れるという重大な過ちを犯している．「両親の感情」とは，生命を分かち合っている胚，それが仮にまだ細胞の塊に過ぎないにしても，他の動物の細胞の塊とは本質的に異なっている．この胚に対する人間としての感受性こそ重要なのである．もっと大切なのは母親の感情を表明できるチャンスが与えられることである．母親によって切なる感情が表明されたならば「功利主義の立場からは，不合理で正当性がないと思われても，その感情は尊敬されねばならない」[26]．なぜならば，母親の率直な感情の表明が「一つの道徳原理であり」[26]，「母親がおぞましいと感じる限り，いかに良い目的のためであれ胚利用は，母親を単に目的のための手段として扱うことになる」[26]からである．

[*1]　サヴァイバル・ロッタリー（survival lottery）：すべての人の中から公平な抽選で選ばれた一人の人を殺して，その人の臓器を，臓器移植によって助かる複数の患者に提供すれば，より多くの命を救うことができるという計画．巻末「用語解説」参照．

明らかに，ウォーノックはこの討論において，カントの義務倫理学の尊敬の理性感情と，手段と目的にかかわる人間性の第二定式を根底において，選好功利主義者，ヘアの道徳言語に含まれる指令性，普遍化可能性，優先性の道徳諸原理を母親たちの感情の中に見いだして適用している．

b. 道徳の本質について
　① 立論（ハンプシャー（Hampshire, S.）とウォーノックの立場）
　「道徳の本質には一連の禁止条項が存在する」[26]．その禁止条項の中に社会の道徳原理が存在する．
　② 反論（功利主義者）
　功利主義は，その禁止条項を絶対的とは考えない．なぜならば，原理から生ずる結果の善し悪しが大切で，有益な見込みや有益な結果が生じないときは，その原理を無用なものとして捨て去ることができるからである．人間の幸福は有益性をもたらす結果にある．
　③ 再反論（ハンプシャーとウォーノックの立場）
　道徳的に許されない行為を示すさまざまな言葉，例えば不名誉，野蛮，破壊，恐怖，卑劣，非道等の感覚がある．それらの言葉を排除すべきものとし否定的に自覚する感覚の中に道徳全体に対する人々の尊敬と崇拝の感情が発生する．道徳的禁止条項を声高に言い立てて「すべり坂理論[*2]に勢いを与える」[27]意図はないが，この道徳感覚や尊敬感情こそ，良心や節度を受け止める人間の感性であり，いつの時代においても社会を維持し社会を発展させる道徳的原動力となる．

　ここでは，ウォーノックは個人の感性から時代や社会へと視野を広げて，ミルの良心に基づく社会的感情と社会的連帯による正義の心情の実現への道を開いている．

c. 人間の現在と未来への問い
　ウォーノックは，胚の取り扱い方から道徳の本質に言い及び，人間の現在と未来のあり方を問いかけ，われわれの進むべき道，すなわち感性と知識と技術の問題を次のように問いかける．
① 「他人に加えられる非道を憎む人間らしい感性を保ちながら，いかにして知識の増大をはかるべきか」[27]．
② 「他人の処遇に対する感受性が科学技術の進歩によって損なわれずに，むしろ豊かになる」[27]には，技術はいかにあるべきか．

d. この問いに答える道徳法則（道徳原理）とは何か
　サルトルは『実存主義とは何か』の中でカント倫理学をもって，ヨーロッパ人が到達した最高の倫理学であると主張している．カントは道徳法則を実践するために，3つの定式を示している．その中でサルトルは人間性の第二定式「君は人間性を，君自身の人格にある場合もあらゆる他人の人格にある場合も，つねに同時に目的として使用し，決して単に手段として使用しないように行為せよ」を最高の道徳として認めている．ウォーノックもカントの第二定式に依拠しており，生命の尊厳を説く際に陥る道徳的難問に対する答えとして，倫理学の黄金律（自分が欲しないことを他人にするなかれ，と，自分が欲することを他人にしなさい）を指し示して

---

*2　すべり坂理論（slippery slope argument）：ある種の行為を反対するために，その行為を認めれば，すべりやすい坂を転げ落ちる（歯止めが効かなくなる）か，あるいは，すべりやすい坂の上や頂上にいることになる，という理由を持ち出す論法．巻末「用語解説」参照．

いる．しかし，カント自身がすでに『人倫の形而上学の基礎づけ』の中で裁判官と被告人の関係から実例を引いて，有罪判決を下す裁判官に向かって被告人に黄金律をいわせて人間性の第二定式と黄金律が窮地に陥る局面を示しているように，その解決は容易ではない．

引 用 文 献

1) H. T. エンゲルハートほか著，加藤尚武，飯田亘之編，J. フレッチャー著，菊池恵善訳（1988）倫理学と安楽死，バイオエシックスの基礎，p. 136, 東海大学出版会．
2) 倫理学と安楽死（バイオエシックスの基礎），p. 137
3) Fletcher, J. (1997) Situation ethics – The new morality, p. 134, Louisville : Westminster John Knox Press, 小原信訳（1985）状況倫理：新しい道徳，p. 211, 新教出版社．
4) 自律に関する記述は，下記の2書からの引用等による．
①Beauchamp, T. L., Childress, J. F. (1989) Principles of biomedical ethics, 3rd edition, pp. 67-74, New York : Oxford Univ. Press, 永安幸正，立木教夫訳（1997）生命医学倫理，pp. 79-86, 成文堂．
②Faden, R. R., Beachamp, T. L. (1986) A history and theory of informed consent, pp. 235f, New York : Oxford Univ. Press, 酒井忠昭，秦洋一訳（1994）インフォームド・コンセント，pp. 183f, みすず書房．
5) 5要素から構成されるインフォームドコンセントの定義は，下記の2書の箇所による．ただし，ビーチャムとチルドレスは『生命倫理百科事典』（第三版）において，7要素説も併記している．
Principles of biomedical ethics, pp. 78-79.（生命医学倫理，pp. 92-93）
6) Principles of biomedical ethics, p. 194.（生命医学倫理，p. 231）
7) Informed consent, p. 94.（インフォームド・コンセント，p. 85）
8) Informed consent, p. 100.（インフォームド・コンセント，p. 90）
9) H. T. エンゲルハートほか著，加藤尚武，飯田亘之編，久保田顕二訳（1988）医学における人格の概念，バイオエシックスの基礎，p. 19, 東海大学出版会．
10) 医学における人格の概念，p. 19.
11) Engelhart, H. T. (1986) The foundations of bioethics, pp. 119-121, New York : Oxford Univ. Press, 加藤尚武，飯田亘之監訳（1989）バイオエシックスの基礎づけ，pp. 151-154, 朝日出版社．
12) The foundations of bioethics, p. 119.（バイオエシックスの基礎づけ，p. 151）
13) The foundations of bioethics, p. 119.（バイオエシックスの基礎づけ，p. 152）
14) 星野一正，斉藤隆雄編，P. シンガー著（1991）When does a human life begin and why does it matter?（ヒトの生涯はいつ始まるか，なぜそれが問題なのか），p. 2, 胎児の生命と尊厳，国際バイオエシックス・シンポジウム，p. 13, 蒼穹社．
15) When does a human life bigin?, p. 3.（ヒトの生涯，p. 15）
16) When does a human life bigin?, p. 4.（ヒトの生涯，p. 17）
17) When does a human life bigin?, p. 5.（ヒトの生涯，p. 18）
18) When does a human life bigin?, p. 7.（ヒトの生涯，p. 20）
19) When does a human life bigin?, pp. 7-8.（ヒトの生涯，p. 21）
20) When does a human life bigin?, p. 9.（ヒトの生涯，p. 23）
21) When does a human life bigin?, p. 10.（ヒトの生涯，p. 23）
22) Albert Schweizer (1960) Kultur und Ethik, S. 252-253, München : C. H. Beck Verlag, 氷上英広訳（1962）文化と倫理，シュヴァイツァー選集第7, pp. 312-313, 白水社．
23) J. レイチェルズ著，加茂直樹監訳（1991）生命の終わり，pp. 38-45, 晃洋書房．

24) H. T. エンゲルハートほか著，加藤尚武，飯田亘之編，M. ワーノック著，鈴木登訳（1988）体外受精をめぐる倫理的問題，バイオエシックスの基礎，p. 77，東海大学出版会.
25) 体外受精をめぐる倫理的問題（バイオエシックスの基礎），p. 77.
26) 体外受精をめぐる倫理的問題（バイオエシックスの基礎），p. 79.
27) 体外受精をめぐる倫理的問題（バイオエシックスの基礎），p. 81.

参 考 文 献

1. Fletcher, J. (1979) Morals and medicine, Princeton：Princeton Univ. Press.
2. J. フレッチャー著，岩井祐彦訳（1985）医療と人間，誠信書房.
3. J. フレッチャーほか著，小原信訳（2005）状況倫理：新しい道徳，新教出版社.
4. Potter, V. R. (1971) Bioethics－Bridge to the future, Englewood Cliffs, N. J.：Prentice-Hall.
5. V. R. ポッター著，今堀裕ほか訳（1974）バイオエシックス：生存の科学，ダイヤモンド社.
6. Reich, W. T. (1978) Encyclopedia of bioethics, New York：Macmillan.
7. T. L. ビーチャム，J. F. チルドレス著，永安幸正，立木教夫訳（1997）生命医学倫理，成文堂.
8. Engelhardt, Jr. H. T. (1996) The foundation of bioethics, 2nd. New York：Oxford Univ. Press.
9. 中川米造（1977）医の倫理，玉川大学出版部.
10. 砂原茂一（1983）医者と患者と病院と，岩波新書，岩波書店.
11. 米本昌平（1985）バイオエシックス，講談社現代新書，講談社.
12. 水野肇（1990）インフォームド・コンセント，中公新書，中央公論社.
13. 森岡恭彦（1994）インフォームド・コンセント，NHKブックス，日本放送出版協会.
14. 今井道夫，香川知晶編（2001）バイオエシックス入門，第3版，東信堂.
15. 星野一正（1997）インフォームド・コンセント，丸善ライブラリー，丸善.
16. 浅野遼二（1996）パターナリズムの黄昏，大阪大学大学院文学研究科哲学講座メタフュシカ，27.
17. 浅野遼二（2001）インフォームド・コンセントをいかに考えるか―コミュニケーションの存在論，文科省科研研究報告書.
18. Post, S. G. (2004) Encyclopedia of bioethics, 3rd ed., New York：Macmillan.
19. S. G. ポスト著，生命倫理百科事典翻訳刊行委員会編（2007）生命倫理百科事典，丸善出版.

第3章
医療倫理

1 はじめに

今日の医療現場では，伝統的な「医学的介入は人々に幸福をもたらす正しい判断である」という定式が，必ずしも当てはまらなくなってきている．医療従事者による判断や行為の正しさ，医療技術を人に利用することの正しさが問われている．

具体的に医療現場において判断や行為への正しさが問題になる場面をあげてみよう．まず，自分の判断や行為が結果的に正しいということがいえるかどうか，医療従事者が困惑する場面があげられる．例えば，ある医療行為が結果的に人の死を早めてしまう場面や，医療従事者が患者にとって最善と考えた判断が，患者や家族にとって害悪と考えられてしまう場面があげられる．

ほかに，医療技術の利用によって，伝統的な理解とは異なる概念が生じたために困惑する場面がある．具体的には，「私と同じ遺伝子をもつクローンは，私か，それとも他の誰かか」といった問題や，「遺伝上のつながりはあるが，自ら出産していない子との関係」がある．限りある医療資源のため，判断や行為に限界がある場面においても困惑する．例えば，「移植を希望する多くの人たちのうち，誰に移植臓器を提供するのか」，「臓器を配分する基準をどのように決めるか」という問題が考えられる．また，複数人が救急治療を必要としているが，治療に必要な人的，物的資源に限界がある場合，誰を治療するべきかに困惑する場面もある．

臨床医療の場面のほかに，新しい知見をもたらす，ヒトを対象とした医学系研究を行う場面においても同様のことがいえる．具体的には，当該医学研究は，「社会的に意義があるのか」，「被験者へのリスクは最小限か」，「医学系研究において被験者を単に手段として扱っていないか」など，医学系研究の計画および実施の善悪が問われている．このような場合には，ある判断の正しさや個々人の価値判断が異なり，価値観同士が対立し，合意することが困難な倫理的問題が多元的かつ多様に存在している．

医療倫理の射程として，①医療従事者および医学系研究者がとるべき正しい判断と行為への問い（医の倫理，職業倫理，科学者倫理），②患者個人と患者にかかわる家族や多くの医療従事者の価値判断が混在する医療現場における倫理的な問い（臨床倫理），③新しい医学的知見の有益性と被験者の人権が比較される，医学系研究における倫理的な問い（研究倫理）が考えられる．本章は，医療倫理で重要な概念を解説し，臨床現場と医学系研究における倫理的な問題を議論したい．

2 医療倫理における重要概念

2.1 患者の権利を保障する典拠

日本の医療制度においては，国民は公平かつ平等に医療を受ける権利を保障されている．ここで述べる患者の権利とは，患者個人が医療を受ける権利，または，医学系研究に参加するにあたって有する権利についてのものである．患者の権利の背景には，過去に医療従事者や医学研究者が患者への配慮を怠り，恣意的な診療や実験を行ったことがあった．日本における患者の権利の発展は，国際的な影響を受けていることから，歴史的な背景をみていくこととする．

(1) 臨床における患者の権利

患者の権利を具体的な基準として明文化してきた米国では，医療の領域において患者個人の意思を尊重することが望ましいという権利意識が1960年代より高まっていった．そして，1973年，アメリカ病院協会（American Hospital Association：AHA）は，患者が医療に関して自らの権利を主張できることを保障した「患者の権利章典（A Patient's Bill of Rights）」（表3-1）を採択した．この中では，医療における意思決定の主体は患者であることが支持されている．以降，患者の権利に対する関心は国際的に普及し，1981年，世界医師会（World Medical Association：WMA）は，ポルトガルのリスボンで行われた第34回総会において，臨床医療およびヒトを対象とした生物医学研究における「患者の権利宣言（リスボン宣言）」を表明した．そこには，①

表3-1 アメリカ病院協会「患者の権利章典」（米国で宣言された患者の権利保障）　1973年

1. 患者は思いやりのある尊重された診療を受ける権利を有する．
2. 患者は，自分の診断，治療，予後に関するすべての新しい情報を，十分に理解できる言葉で伝えられる権利を有する．患者にこのような情報を与えることが医学的見地から適当でない場合には，情報は患者の代理として適切な人に伝えなければならない．彼は，自分の治療の責任を負うべき医師の名前を知る権利を有する．
3. 患者は，何らかの処置，および／あるいは治療を始める前に，インフォームドコンセントを与えるために必要な情報を医師から受け取る権利を有する．緊急時を除いて，このようなインフォームドコンセントのための情報は，必ずしも特定の処置，および／あるいは治療に限定されるものでなく，医学的に重大な危険や予想される障害の継続期間などを含むべきである．ケアや治療に有力な代替法がある場合，あるいは患者が代替法に関する情報を求めたときは，患者はこのような情報を得る権利を有する．患者は，自分の処置，および／あるいは治療の責任を負う医師の名前を知る権利を有する．
4. 患者は，法律によって許容される範囲内で治療を拒否する権利を有し，その場合の医学的な結果を伝えられる権利を有する．
5. 患者は，彼自身の医療計画に関して彼のプライバシーについてすべての配慮を求める権利を有する．症例検討，専門家との相談，治療の秘密は守られなければならず，慎重になされなければならない．彼の治療に関わらない者は，患者の許可なしにその場にいてはならない．
6. 患者は，彼の治療に関するすべてのコミュニケーションや記録の秘密が守られることを期待する権利を有する．
7. 患者は，病院が対応できる限り，患者の医療提供の要求に応えることを期待する権利を有する．病院は，症例の緊急度によって，評価，医療提供，および／あるいは専門医などへの紹介を行わなくてはならない．医学的に可能な場合には，患者は，転院の必要性と転院しない場合の代替案についてのすべての情報と転院に関する説明を受け取った後にのみほかの施設への転院が認められる．患者が転送される先の病院は，まずは患者の転送を受け入れていなければならない．
8. 患者は，彼の治療に関する限りにおいて，ほかの医療機関および教育機関と彼の病院との関係についての情報を得る権利を有する．患者は，彼を治療している人々の間の専門的なかかわりが存在するかについての氏名に関する情報を得る権利を有する．
9. 病院が，彼のケアまたは治療に影響を及ぼす人体実験に参加するあるいは実施することを提案している場合には，患者は助言を受ける権利を有する．患者はこのような研究計画に参加することを拒否する権利を有する．
10. 患者は，連続した適切な治療を期待する権利を有する．彼は，予約時間は何時で，医師にどこで会えるかを事前に知る権利を有する．患者は，退院後に必要な継続的治療について医師から情報を与えられる仕組みを病院が提供するであろうことを期待する権利を有する．
11. 患者は，支払源にかかわらず，請求書の説明を受け，点検する権利を有する．
12. 患者は，患者としての行動に適用される病院の規定および規則を知る権利を有する．

（ジョージ・J・アナス著，谷田憲俊監訳，NPO法人患者の権利オンブズマン翻訳・編集協力（2007）患者の権利―患者本位で安全な医療の実現のために，pp. 52-54，明石書店より転載）

良質の医療を受ける権利，②選択の自由，③自己決定権，④意識喪失患者の意思決定，⑤法的無能力者の意思決定，⑥患者の意思に反する処置，治療の保障，⑦情報に関する権利，⑧秘密保持に関する権利，⑨健康教育を受ける権利，⑩尊厳性への権利，⑪宗教的支援を受ける権利がうたわれている（本文は，巻末付録6参照）．欧州では，1994年に患者の権利に関するヨーロッパ会議において，「患者の権利に関する宣言」が表明され，今日，患者の権利は国際的に共通の基本原則として考えられるようになっている．

　日本においては，国際的な動向を受けて，各医療機関が患者の権利の尊重を理念として掲げている．患者の権利に関する文書として，平成13（2001）年に東京都立病院倫理委員会が報告した「都立病院の患者権利章典」（表3-2）の10項目がある．今日の日本の医療現場において，患者の権利（自ら受ける診療に関する権利）は基本的に保障されるべき原則として確立されているといえるであろう．

　患者の権利は国際的な共通基準として確立されている一方で，患者にとって最善の医療を自ら選択し，遂行するにあたっての責務も求められる．そのためには，医療従事者と患者間の情報の非対称性が緩和されるよう，医療従事者と患者や家族は，治療に関する情報を共有することが重要となる．今後，医療従事者とのよりよい関係性を構築するためのコミュニケーションのあり方などが課題となると考える．

(2) 医学研究における研究参加者の権利

　医学研究に関しては，医療現場における患者の権利意識とは異なる背景から，ヒトを対象とした医学研究における被験者を擁護する倫理基準が定められた．医学研究における被験者擁護に関する倫理基準の背景には，第二次世界大戦下に行われた，非人道的な人体実験があげられる．いかなる事態にあっても人の生命への尊重を軽視した非人道的な医学実験は行われてはならないという批判と反省から，1947年，研究目的の医学的行為を行うにあたって厳守すべき10項目

表3-2　都立病院の患者権利章典　2001年

1.	だれでも，どのような病気にかかった場合でも，良質な医療を公平に受ける権利があります．
2.	だれもが，一人の人間として，その人格，価値観などを尊重され，医療提供者との相互の協力関係のもとで医療を受ける権利があります．
3.	病気，検査，治療，見通しなどについて，理解しやすい言葉や方法で，納得できるまで十分な説明と情報を受ける権利があります．
4.	十分な説明と情報提供を受けたうえで，治療方法などを自らの意思で選択する権利があります．
5.	自分の診療記録の開示を求める権利があります．
6.	診療の過程で得られた個人情報の秘密が守られ，病院内での私的な生活を可能な限り他人にさらされず，乱されない権利があります．
7.	研究途上にある医療に関し，目的や危険性などについて十分な情報提供を受けたうえで，その医療を受けるかどうかを決める権利と，何らかの不利益をうけることなくいつでもその医療を拒否する権利があります．
8.	良質な医療を実現するためには，医師をはじめとする医療提供者に対し，患者さん自身の健康に関する情報をできるだけ正確に提供する責務があります．
9.	納得できる医療を受けるために，医療に関する説明を受けてもよく理解できなかったことについて，十分理解できるまで質問する責務があります．
10.	すべての患者さんが適切な医療を受けられるようにするため，患者さんには，他の患者さんの治療や病院職員による医療提供に支障を与えないよう配慮する責務があります．

（東京都病院経営本部ホームページより転載　http://www.byouin.metro.tokyo.jp/kenri/index.html）

が明示された．これが，ニュルンベルク綱領である．この綱領を契機に，ヒトを対象とした医学研究に関する倫理的配慮が表明されていくこととなった．

医学研究による新たな知見は，将来の人間社会の幸福，健康に貢献する一方で，ヒトを対象とした実験なくしてその発展は望めないという現実と対立する．1964年，世界医師会(WMA)は，「人間を対象とする医学研究の倫理的原則（ヘルシンキ宣言）」（巻末付録5参照）を採択した．この宣言は，研究参加者の自由な意思の保護を明文化し，それにより医学研究を行うすべての研究者に対して，自己規制基準として研究参加者の人権保護の遵守を定めたのである[1]．

ヘルシンキ宣言で研究参加者の人権保護の重要性は言及されたものの，国レベルでの規制には至らなかった．例えば，米国で医学研究における倫理性を問う事件が発覚した．それが，アフリカ系アメリカ人の梅毒患者を対象とした観察研究，タスキギー事件である．なぜこの事件の倫理性が問われたのか．米国国立保健局（National Institute of Health：NIH）が1932年からアフリカ系アメリカ人梅毒患者を対象に行ってきた観察研究は，研究期間中にペニシリンという治療が確立されたにもかかわらず，被験者には投与されず，自然経過観察のみが行われ続けていた．そして，患者が死亡すると解剖に回された．これらの事実が発覚したことにより，医学研究の非倫理性と人種差別が問われた．その他，精神疾患患者や孤児，囚人といった社会的に弱い立場の者が，倫理的な配慮なく研究対象として扱われてきた事実が明らかとなった．そこで，1974年，米国は，国家研究規制法（National Research Act）を制定し，国内の医学研究における研究参加者の保護と研究審査の体制を整えた[2]．

今日の日本における研究参加者の保護は，国際的な倫理指針を遵守するとともに，研究内容ごとに策定された行政指針の中で明言されている．

このような背景を経て，今日，治療を目的とした医療とヒトを対象とした医学系研究における研究参加者の権利が確立されるに至ったといえる．

2.2 自己決定の尊重

患者や研究参加者の権利が擁護されるとともに，彼らの自己決定を尊重することの重要性が高まった．しかし，一方で，医療現場における患者の自己決定の実現は，患者の身体的・社会的・精神的な背景に基づいていることから困難なことが多く，医療従事者が判断に困惑し得ることを考慮する必要があるといえる．そこで，以下，自己決定の概念を整理し，医療において自己決定を尊重することの重要性と限界について議論する．

(1) 自己決定の尊重とは

自己決定とは，患者本人が，自らのもつ価値観に基づいて下した決断，判断と考えられ，インフォームドコンセントの基礎となっている．インフォームドコンセントにおいては，患者が医師の提示する治療内容の選択肢から自らの価値観に基づいて合理的に一つの選択肢を選ぶことができるならば，患者の自己決定（自律）は尊重されなければならない[3]．

日々の診療では，患者が合理的な判断に基づいて決定できるか否かをつねに評価している．合理的な判断ができる主体の基準の1つとして，患者が成人か未成年かがある．例えば，日本の日常診療場における次の2つの症例において，患者の自己決定を尊重してよいということができるか考えてみたい．

例1）親元を離れた18歳：5cmほどの裂傷の縫合処置について医師から説明を受け，同意した決定は，自己決定というべきか．

例2）泥酔の20歳：頭部打撲で救急外来に運ばれた．救急外来に到着時には，本人は意識を

取り戻したが，アルコール臭が強い．頭部および全身の診察を行おうとしたが，「大丈夫なので，帰る」という．自己決定だからといって帰すべきか．

　社会的に，年齢は，自らの行動に責任をもつことができるか否か評価するための指標とされている．医療現場において，年齢は自己決定できるか否かの評価基準の1つになり得るが，絶対的ではないといえる．たとえ未成年者であっても，「十分な理解力と知能」を有する場合，治療に同意する権利をもつとする見方もある[4]．一方，たとえ成人であったとしても，患者のおかれている状況や病態によっては，自らが受けるすべての医療行為に対して自己決定することが困難である場合もあるといえる．患者の自己決定を尊重するためには，患者が自己決定できるか否か，その能力とは何かが問われるであろう．

(2) 判断能力

　治療を行うにあたって，患者に対しての説明に基づく患者からの同意（インフォームドコンセント）が求められる．インフォームドコンセントは，「自律的な患者の意思を尊重せよ」という自己決定を基礎にしている．その際，つねに問われることは，患者が同意する能力があるか否か，判断能力の有無である．この判断能力とは，関連する情報を理解し，自身の状態に関する医学的な状況と起こり得る結果を理解し，治療の選択についての医師の勧めに関して，自らの価値観について合理的に熟考する能力といわれている[5]．医療現場における自己決定には不可欠な要素である．しかし，この判断能力の評価は，①ある一定の基準により線引きできないこと，②日常生活に関して判断できることが，治療に関する判断の場面において同様に合理的な判断ができるとは，心理・社会的および神経学的に言い難いことから，一元的に評価できないと考える．

　判断能力を評価しようとするとき，1つの目安として成人／未成年という客観的な基準がある．しかし，成人が，必ずしも「判断能力あり」ということにはならない[6]．例えば，医療現場では，急激に病状が増悪し，意識が朦朧としている30歳の患者が成人しているからといって，判断能力があるということはないであろう．また，未成年者を一律に「判断能力なし」ということもできない．例えば，13歳の未成年者に対して，検査について目的や理由を説明せず，強制的に検査を行うことは望ましいということはできない．精神疾患や知的障害，認知症といった説明を理解する能力が乏しい患者についても一律に「判断能力なし」ということはできない．例えば，精神疾患があるからといって，本人に対して説明をせず，同意もとらず，疾患に対する強制的な治療を行うこと，あるいは行わないことが望ましい，ということはできないであろう．なぜなら，精神疾患の重症度や治療や検査の内容の説明の仕方などによって理解できることもあるからである．

　診療の場面で判断能力を検討する際，日常生活において適切な判断ができるということと，治療に関して合理的な判断ができることを等しいとみてよいのか．がんや非腫瘍性の難治性疾患の告知を受けた患者が，医師からの治療に関する効果や副作用，リスクなどの重大な説明をされたとき，精神的な動揺により，理解できていないことが指摘されている[7]．医療現場における患者の身体的，心理的，社会的状態は，通常の日常生活におけるそれらとは異なるため，自己決定に影響を及ぼし得ると考える．例えば，難治性疾患と診断されたときの患者は，予想していなかった病名告知や完治不可能であるという治療の限界を目の前にして，精神的，心理的に平常な状態で治療の選択をすることは難しいであろう．また，唯一で高額な治療しか治療の選択がない患者が，治療を受けることを拒否している場合，この判断の背景には，経済的な不安や家族への遠慮などの影響を受けた判断ということができる．

　以上のことから，判断能力とは，患者の年齢や，精神疾患や高次脳障害の有無といった明確

な線引きをする基準はなく，精神疾患や高次脳機能障害の程度，説明する側の説明の仕方，予定している医学的処置の侵襲性の程度やリスクの程度，治療の結果得られる利益の程度に応じて，患者の判断能力を評価することが重要であろう．そして，先述の点に関する医療従事者単独の評価を総評価としないことが重要である．このような内容は，診療場面という短時間しかかかわれない医師の判断のみに頼らず，家族や友人，看護師などのコメディカル，他の診療科，倫理支援者（倫理コンサルタント）などとの協働が求められる．特に看護師はその専門性を生かして，医師と共同作業することが望まれる．それなしに，望ましい患者の自己決定の尊重はありえないと考える．

2.3 守秘義務と個人情報保護

　患者が適切な治療を受けるためには，医療従事者と患者との間に信頼関係が不可欠である．信頼関係の下，医療従事者は，患者から病状に関する情報のみならず，日常生活の情報やあまり人に知られたくない情報まで，必要に応じて収集することで適切な医療の実現を目指す．この時，集められた情報は，医療従事者と患者間の信頼関係を保持するために機密にされることも求められている．これは，医療従事者に伝統的に課せられた守秘義務として知られている．また，最近では，患者に関する情報について，管理する主体は患者にあるという見方がなされている[8]．これは，患者の個人情報の保護として，医療現場において重要な概念となってきた．そこで，本節では守秘義務と個人情報保護の概念を解説し，そこで問題とされる論点を整理する．

(1) 守秘義務とは

　患者にとって最善の医療が行われるために，患者に関する情報は重要である．しかし，最善の医療のために診療上知り得た情報は，時に患者にとって他人に知られたくない，センシティブな情報を含む．業務上知り得た患者に関する情報が守られることは，患者と医療従事者との信頼関係の基本的な要素である[8]．この基本的要素である守秘義務は，古代ギリシャ時代の医師の宣誓である「ヒポクラテスの誓い」にも含まれていた．そして，今日，職業倫理を明文化した医師の倫理綱領（「医師の職業倫理指針　改訂版」）[9]をはじめ，「看護者の倫理綱領」（巻末付録7参照）にも明言されている．患者の権利をうたっているリスボン宣言にも記されており，それによれば，「患者の健康状態，症状，診断，予後および治療について個人を特定し得るあらゆる情報，ならびにその他個人のすべての情報は，患者の死後も秘密が守られなければならない」と記されている．

　なぜ医療従事者には患者から得た情報を機密に取り扱うことが求められているのか．守秘義務はさまざまな倫理学理論によって正当化される．患者以外の他者に患者に関する情報をもらさないという信頼を，患者が医療従事者に対してもつことができなければ，患者は，既往歴や家族歴，成育歴，生活習慣に関する情報など全面的に提供しなくなることが予測される．情報が得られなくなると，結果的に患者にとって最善の治療を検討し，勧めることができなくなる（功利主義的な基礎付け）．また，医療従事者には，あらゆる患者の人格のうちにある人間性を，いつも同時に（最善の医療の）目的として扱い，決して（最善の医療の）手段としてのみ扱わないように行動し，彼らの意志の規律に従って約束を守り，秘密を守ることが倫理的な観点から求められている（義務論的な基礎付け）．そして，優れた医療従事者にふさわしい特性の1つには，患者から信頼されており，患者にとって重要な情報を尊重して扱うことがあげられる（徳倫理的な基礎付け）．以上のことから，守秘義務とは，倫理理論に支持された，医療における信頼関係を構築するための基礎的要素といえる．

(2) 守秘義務の解除

　守秘義務は，医療従事者と患者のよりよい関係を構築し，適切な診療を実践するための重要な要素であるが，一方で，社会の利益を守るためや，患者の利益を守るために診療の枠を超えて第三者との協力を有することが望ましい場合，医療従事者は守秘義務を遵守すべきか否かで判断に困惑する．守秘義務を解除することが望ましい事態か，守秘義務をめぐる対立が生じる．

　守秘義務の解除について，英国医療監察委員会（General Medical Council：GMC）は，ガイドラインで次の場合をあげている[10]．①医療チーム内で共有する場合，②医療審査（clinical audit）に開示する場合，③法によって求められる場合，④訴訟との関連で裁判所から命じられた場合，⑤法廷の規制主体（監察官庁）に開示する場合，⑥公共の利益のもとで開示する場合，⑦患者や第三者を保護するために開示する場合，⑧子どもや同意を与えることができない者への治療に関連して開示する場合，⑨患者が放置や虐待されている際に開示する場合である．では，これらの場合における守秘義務の解除は誰の判断によるのであろうか．

　原則として，患者に判断能力があるのであれば，患者の自己決定（自律）を尊重することが望ましいといえるであろう．したがって，上記の①〜⑨の場合も，守秘義務を解除することへの本人からの同意を得ることが望ましい．しかし，同意が得られない場合でも，解除が必要な場合が存在する．その場合には，何らかの正当化が必要となる．

　同意なしでの守秘義務解除の要件としては，以下のものが考えられている．日本では，医療保健，公衆衛生に関する法律の中で，医療従事者に対して届出義務や報告，通報義務を課している（公共の利益の観点から求められる解除）．また，ある第三者が重大な危害のリスクにさらされている場合において，患者の情報を提供する義務が発生すると考えられている（第三者の保護を目的とした解除）．さらに，患者が重大な危害にさらされる可能性が高い場合において，患者の最善の利益を考え，患者の保護を目的に第三者へ通報する義務があるとされている（患者の保護を目的とした解除）．

(3) 個人情報の保護

　現代医療では，患者の診療に複数の診療科の医師，多職種がかかわっている．また，複数の医療機関が患者の診療に携わっていることも多い．患者の情報は医療機関に所有され，医療従事者によって共用されていることから，多くの医療従事者は患者の情報へのアクセスが容易である．一方で，患者にとって診療情報とは，私的な情報を含むこともあり，診療情報は患者の個人情報の一部として管理されるべきであり，結果，患者個人がアクセス管理できるようにすべきだという意識が高まっていった[11]．平成15（2003）年に成立した，個人情報の保護に関する法律（以下，個人情報保護法と記す．施行は平成17（2005）年）は，保護する個人情報とは，診療情報を含む個人の情報とし，それらの情報が保護の対象であり，情報を収集し，扱う側の義務を規定することで個人のプライバシーの保護と個人情報の利用についての法的な枠組みとを規定した．

　個人情報保護法の基礎的な考え方は，患者から得た医療に関する情報が，その人の診療等の健康に還元する範囲で，かつそれにかかわる医療従事者（チーム医療者間）で使われる限り，これまでと同じルールであることを認め，これを超える場合は，「原則として個人の同意」か「相応の理由」を要するというものである．つまり，個人情報保護の概念は，今日，診療で知り得た情報の管理の主体が原則として患者にあるということを医療従事者に対して意識付けたといえる．

　個人情報保護の観点から，患者の情報を提供する際には，提供しようとしている情報が，患者にとって知られたい情報か，知られたくない情報か，提供しようとする者が第三者にあたる

のか，診療目的外にあたるのかどうか，という点について考慮する必要があるといえる．

3 臨床医療における倫理的問題

3.1 生命の始まりにかかわる医療倫理

　生命の始まりにかかわる医療として，妊娠という胎内の新たな生命の成長を中断させ，死に至らしめる技術としての人工妊娠中絶，人工的な方法を用いて妊娠・出産を実現する生殖補助技術，生命に影響しうるヒト胚や細胞を用いる再生医療の分野がある．そこで注目されている倫理的な問題について述べる．

1）人工妊娠中絶

　人工妊娠中絶（以下，中絶と記す）とは，妊娠を故意に中断し，その結果，胎児を死に至らしめる行為をいう．中絶に対する規制は，各国さまざまであり，日本においては，原則禁止，例外容認という立場である．そして，中絶が容認される要件については，法律で明言されている．
　日本において，中絶は原則禁止されているが，実態は年間約30万件以上と報告されている[12]．そして，受胎数から推定すると妊娠女性の5人に1人に対して中絶が行われていることとなる．

(1) 人工妊娠中絶に関する法的な見解

　日本の刑法において，中絶は「堕胎の罪」（第212～216条）とされている．この解釈によれば，本人による自己堕胎の禁止および，中絶を行った医療従事者も処罰の対象とされている（第214条）．しかし，昭和23（1948）年に制定された優生保護法にともない，同法が定める要件に該当する者に対して行われた中絶は，刑法上処罰の対象としないこととなった．優生保護法は平成8（1996）年に母体保護法と改められた．母体保護法によれば，中絶実施者の限定を前提に中絶の要件について次のように明言している．医師会が指定する医師は，以下の適応事由に該当すると判断した者に対して「本人及び配偶者の同意を得て，人工妊娠中絶を行うことができる」．①妊娠の継続または分娩が身体的又は経済的な理由により母体の健康を著しく害する恐れのあるもの，②暴行若しくは脅迫によってまたは抵抗若しくは拒絶することができない間に姦淫され妊娠したもの（第14条）．加えて，母体保護法では，中絶を「胎児が，母体外において，生命を保持することのできない時期に，人工的に胎児及びその付属物を母体外に排出すること」（第2条）と定義している．その時期は，「通常妊娠満22週未満」（厚生事務次官通知）とされている．

(2) 人工妊娠中絶をめぐる倫理的問題

　なぜ，中絶が倫理的に問題であるのか．次の2つの問題があるとされている．1つは，胎児を殺すことは道徳的に許されるのか，という問題．もう1つは，妊娠の継続をするか否かに関する決定は誰が行うのか，という問題である．

a. 胎児を殺すことは道徳的に許されるのか

　1つ目の問題である胎児を殺すことは道徳的に許されるのか，については，次の2点について議論がなされてきた．1つは，胎児は道徳的地位を備えた人格であるのか，人格をもった人間であるのか，という点である．もう1つの焦点は，妊娠女性の権利と胎児の生命の尊重との対立に

関してであった.

・胎児は人かモノか

　ローマカトリック教会を代表する中絶に対する反対派は，人間の生命は，神から授かったものであり，受胎の瞬間から生命が始まるのであるから，中絶は許されないとする立場をとっている．そのような反対派は，次のような議論を展開する．①罪のない人間を殺すことは道徳的に不当である．②胎児は人間である．③したがって，胎児を殺すことは道徳的に不当である．

　しかし，中絶を容認する立場は，「②胎児は人間である」点に関して意見の相違を主張した．今日の日本の母体保護法や，米国で中絶が可能な時期と中絶の是非を争点としたロウ対ウェイド判決では，この生物学的な胎児の発達は，子宮外での生存可能性を基準とし，これをもって胎児の道徳的地位，胎児が人間と同じ道徳上の扱いを受けるべき存在となり得るとした．生物学的な胎児や胎胚の発達段階によれば，受精後8細胞期においては個体としての自己同一性が獲得されている．そして，受精後15日目には，中枢神経が形成され，その後，着床し，妊娠8〜9週頃には脳幹の形成がなされ，12週目頃には人間の形体を獲得し，主要臓器が完成するとされている．つまり，生物学的な胎児や胎胚の発達段階から「②胎児は人間である」ということは，恣意的な基準となりかねず，難しいことがあげられる．

　「胎児は人間であるか否か」についてもう一点の論争がある．パーソン論である．「人間」の意味としては，生物学的な種としての人間（homo sapiens）と，道徳的な主体としての人格（person）がある．トゥーリー（Tooley, M.）は，生物学的なヒトであるだけでは生存するための権利をもつとはいえないことを強調し，道徳的な地位を有する人であるためには「自己意識」や「自己利益の配慮」といった能力が要請されると指摘した[13]．パーソン論において，人格は生命権の主体と考えられており，胎児や嬰児も「自己意識」などがないために人格ではないことになる．したがって，中絶は道徳的に許されるというものである．

　しかし，自己意識があることが人格としての人であるとするならば，幼児や精神障害者，遷延性昏睡の患者，認知症患者の一部は，人ではないということになる．このことは，これらの患者は生命権の主体ではないから，治療の中止や差し控えが正当化される．これに対して，幼児のような自己意識が未確立な人を「社会的な意味での人格」とし，生命権の一部について権利を有する存在であり，保護の対象となるとしている立場もある．

・妊娠女性の権利と胎児の権利の対立

　胎児の道徳的な地位についての問題を避けて，胎児は人間であることを前提に，中絶を正当化しようとする立場もある．それは，「女性には自分の身体に起こることをコントロールする権利がある」という主張に基づく．この主張は，胎児が人格であったとしても，胎児の生命権は他人の身体を利用する権利までを含まないというものである．胎児が生きるために母親の身体を利用する権利をもつのは，母親が胎児に対してそのような権利を与えた場合に限る．女性が胎児にその権利を与えない場合には，胎児を殺すことは道徳的に不正ではなく，胎児の権利を侵害したということはできないことになる．この主張は，姦淫による妊娠や望まない妊娠，母体の生命が危険にさらされた状況での中絶を容認する際に用いられている．

b. 中絶の意思決定者は誰か

　上記の議論はフェミニズムという思想に基づいている．フェミニズムによれば，個々の女性が自分自身に起こったことに対して，その決定を女性に与えない社会の枠組みや制度は批判されるべきである．フェミニズムは，中絶を，妊娠を継続するか否かを「誰が決めるべきか」と

いう視点から議論した．この議論は，女性の自由や男性との平等性が乏しかったこれまでの社会における，女性の選択の自由に影響を及ぼしたとされている．

2) 生殖補助医療による妊娠と出産

　生殖補助医療（Assisted Reproductive Technology：ART）とは，人工授精や体外受精，代理出産など不妊治療として用いられる生殖を補助する技術の総称である．ARTは，これまでの親子の概念を大きく変化させた．また，ARTをめぐって，生まれてくる子の福祉，技術の不確実性，産むという生殖の自律など，さまざまな倫理的な問題が議論されるようになった．まず，今日，議論されている生殖補助技術について紹介する．

AID：人工授精（Artificial Insemination：AI）とは，子をもつことを目的に，人工的な方法を用いて精子を女性の子宮内に送り込む介入をさす．AIには，女性の夫の精子を送り込む配偶者間人工授精（AI by Husband：AIH）と第三者の精子を送り込む非配偶者間人工授精（AI by Donor：AID）がある．日本では，1949年にはじめてAIDによる子が出生以降，詳細な報告はないものの，約1万人以上が生まれているとされている．

IVF：体外受精（In Vitro Fertilization：IVF）とは，排卵誘発剤を使用し卵子の採取率を高め，複数の卵子を排卵直前に取り出し，卵子と精子を体外で受精させ培養し，受精卵が4から8細胞に分裂した後，その受精胚を母体（女性の子宮）に戻すことをいう．

　1978年にイギリスで世界初の体外受精児（ルイーズ・ブラウン）が出生した．日本では，昭和58（1983）年に国内初の体外受精による児が誕生した．今日，体外受精児の誕生は，年間1万5,000人以上といわれ，これまでに国内で誕生した体外受精児は10万人を超えているとされている．

代理出産：代理出産には，①代理母（surrogate mother）と②借り腹（host mother）がある．前者は，夫の精子を妻以外の女性に移植し人工授精を試み，妊娠，出産させる方法である．この場合，出産する女性は，産みの親であり，遺伝上のつながりもある．一方，後者は，夫婦間の体外受精による受精卵を妻以外の女性へ移植し，妊娠，出産させる方法である．夫婦間からの受精卵のため，妊娠，出産した女性は，産みの親になるが，遺伝上のつながりはない．

　今日の日本においては，代理出産は日本産科婦人科学会の会告により禁止されている．厚生労働省の部会報告によっても禁止の方針が出されている．しかし，一部の産婦人科医は，2001年以降，複数の代理出産を実施していることがわかっている．また，海外で代理出産を試みる夫婦もいる．インドにおける代理出産の例を表3-3にあげる．

(1) 生殖補助医療をめぐる倫理的問題

　第三者が生殖過程にかかわることにより，親の概念が多様となった．遺伝上の親と生物学的な産みの親，さらに社会的な育ての親が別々になる可能性が生じたのである．以前より，養子縁組によって親概念の多様化は存在していたといえる．しかし，ARTは，この状況をさらに多様かつ複雑にした．この複雑な親の概念が，親と子どもの関係に影響を及ぼす問題がある．第1に，特に非配偶者間の人工授精による出産においては，遺伝上の親と育ての親が異なるために生じる子どもの福祉に関する問題と，出生の事実をもって母とする日本の法的根拠より生じる子の福祉の問題がある．もう1つは，女性が子をもつことを自由に選択できる意思が尊重されているのかといった問題として，生殖をめぐる自律が問題としてあげられる．

a. 子の福祉

　生殖補助医療により生まれた子どもの福祉の問題の1つとして出自を知る権利，親は誰かを知

表3-3　インドにおける代理出産

　2008年8月にインドの代理母による日本の夫婦の子どもの出産に関する報道がされた．その報道によれば，インドでは2002年に代理母契約が合法化されている．日本の夫婦が，第三者からの卵子提供を受けて，インド人の女性と代理出産契約を結び，女児がインドで7月25日に出生した．ところが，インドで代理出産により出生した女児の国籍，出入国ができないという問題が生じた．そこで，その件について事実と論点を整理する．

【事実確認】
・卵子提供者は匿名．女児のインドでの出生届の母親の欄は空欄となっている．
・女児が生まれる前に，日本人夫婦は離婚した．

【制度上の事実】
〈インドの法制度〉
・代理出産で生まれた子どもは，生物学上の父母に引き取られることが認められている．
・インドの出生届には，遺伝上の両親の名前を記載することになっている（代理母を母とした出生届になっていない）．
・独身男性が女児を養子にすることはできない．
〈日本の法制度〉
・出生届の母親は，出産した女性をいう（女児の場合，母親は代理母となる）．
・女児を認知するためには，裁判手続きが必要である．

【マスコミで論じた問題】
・卵子の提供者は匿名であった．
・代理母は出生届の母の欄への記載を拒否した．
・両親がインド人ではないため，インドの市民権を取得することは不可能．したがって，インドのパスポートを取得できず，日本へ出国できない．
・両親（日本人夫婦）はすでに離婚しており，日本人女性は引き取りを拒否している．
・日本の国籍も取得できず，日本のパスポートを取得できない．

【当該案件で検討するべき制度的，倫理的問題】
〈制度的問題〉
・日本とインドの二国間の親子関係と国籍に関する法制度の空白地帯があった．
〈子の福祉に関する問題〉
・出自を知る権利：先進国の共通の理解として，子の出自を知る権利は認められている．しかし，途上国においても，子の権利は同様の解釈でよいか．そして，提供者が匿名を希望している場合においても，子の権利が優先されて尊重されるべきか．
・子どもにとって安定した環境：出生前の両親の離婚，母親不明の出生届の事実などは，子どもに話すべきか．話す/話さない状態のままの養育環境は，子にとって安定した環境ということができるのか．
〈代理母に関する問題〉
・代理母へは高額な報酬が支払われている．インド国内の経済的に貧しい女性が代理母になることが多い（貧困女性の出産の手段化）．
〈妻に関する問題〉
・代理出産の選択をする際，何らかの圧力なく自己決定できたということができるのか．
〈夫に関する問題〉
・妻や代理母を自らの希望（挙児希望）を果たすための手段と考えていなかったか．

【その後】
　インドの最高裁判所は，女児の旅券発行などを要求した訴えに対して，「判断責任はインド政府にある」とし，旅券の発行について一カ月以内にインド政府が判断することを命じる方針を出した．インド政府はこれを受けて，親権者不在のままであるものの，人道的観点から渡航許可証を，日本大使館は日本の滞在ビザを発給した．結果，女児は無国籍，親権者不在のままインドを出国，来日がかなった．しかし，女児に残された問題として，二国間の制度の違いと法の空白地帯があることによる国籍取得，親権，子の出自を知る権利など，子の福祉に関する問題があり，代理母をめぐる倫理的な問題は，国内のみならず，国際的な問題として議論していく必要がある．

る権利の保障がある．反対の立場からは，それを認めることが，人工授精のドナーを減少させること，子どもが事実を知ることで現在の親子間に悪影響を及ぼしかねないことが指摘されている．対して，賛成の立場は，それを認めないことにより，ルーツを知ることができず，アイデンティティーの形成に支障をきたすといった悪影響の可能性を指摘している．

自分のルーツ探しとして親探しが世界的に問題化したことで，1987年，スウェーデンは人工授精法により，子どもの出自を知る権利を18歳以上のAID出生児に認めた[14]．日本では2003年に，子どもが15歳になったとき，非配偶者間の人工授精により出生した子ども，あるいは自分の出生について遺伝的に疑問を抱く子どもに対して，自分の出生の事実について問い合わせることを可能とするシステムを決定した．また，非配偶者間の受精卵によって出生している場合，提供者の情報を開示請求するシステムを決定した．

子の福祉に関するもう1つの議論は，子どもにとって安定した環境は，婚姻カップルに限定されるのか否かである．これまで日本では，婚姻（異性）カップルのみが生殖補助医療のアクセスを認められていた．つまり，子にとって安定した環境とは，婚姻カップルに養育されることと考えられてきた．しかし，安定な環境は，婚姻カップルでなければ与えることはできないのか，婚姻カップルがずっと婚姻関係を継続できるかどうかの保証がないとするならば，婚姻カップルに限定する合理的な理由がないと考えることができる．さらに，依頼男性の子どもを代理母として出産した女性が，子どもの引き渡しを拒否したベビーM事件*（1985年）のような事態において，体外受精により妊娠を試み，出産した女性が，報酬を受け，親権を放棄するという契約の下に生まれた子どもにとって安定した環境とは，何を指すのかという問いが生じる．

b. 生殖に対する自律

ARTをめぐる倫理的な問題として，女性の生殖に対する自律がある．その中の1つに，不妊治療における女性の自己決定の可否がある．特に体外受精を行うにあたって，女性は排卵誘発剤の投与を要する．排卵誘発剤によるリスクとして卵巣過剰刺激症候群があり，それを起因とする死亡例や後遺症例も確認されている．また，脳血栓のリスクも確認されている．ARTにより子をもうけようとする女性は，このようなリスクとともに，家族等からの期待など，社会的な女性に対する子をもつことへの期待，ARTを受ける際の経済的負担とそれに基づく心理的な負担を押し付けられているといえる．このような状況を鑑みれば，女性は真の意味で自己決定（自律）しているということができるのか，については疑問が生じる．

また，代理母に関しては，代理母を選択するという判断は，自律的ということができるか，という倫理的な問いが生じる．代理母は，①他の女性を，いわば子をもつ手段として扱う，②代理出産という契約の下に生まれてくる子が引き渡されることから子どもの手段化，モノ化と解釈することができる．このような他者の手段化，道具化を含む代理母選択の自己決定（自律）は，尊重されるべきということができるのか，という問いが生じる．

3) クローン技術と再生医療

クローン技術とは，遺伝的に同一な個体（クローン）を作る技術を指す．クローン技術を大別すると，治療的クローニング（therapeutic cloning）と生殖クローニング（reproductive cloning）がある．前者は，自分の体細胞からDNA情報の入った核を取り出し，核を取り除いた卵子に移植し，電気刺激を与えて融合させ，卵割を開始させ胚を作成する．その胚から胚性幹（Embryonic Stem：ES）細胞を樹立させ，治療に利用することで，拒絶反応のきわめて少ない再生医療の実現が理論上可能となる．後者は，前述の過程を経て胚を作成し，それを子宮に移植する．すると，妊娠・出産を経て，結果，自分と同一のDNA情報をもったクローン個体（クローン人間）が誕生する．

---

*用語解説参照．

現在，日本におけるクローン技術に関する規制は，「ヒトに関するクローン技術等の規制に関する法律」（平成12（2000）年法律第149号）によって，クローン胚を作成することは認められているが，子宮に戻すことは禁止されている．したがって，後者の生殖クローニングは，実質不可能となっている．ここで生じる問題は，クローン胚は他の胚と異なるのか，同様なのか，といった疑問である．

(1) ES細胞をめぐる倫理的問題
　ES細胞を樹立させるためには，大別すると次の3つの調達方法があると考えられる．①余剰胚由来のES細胞，②研究目的に精子と卵子の提供を求め作成した受精卵由来のES細胞，③クローン胚由来のES細胞，である．日本においては，生殖医療をめぐっては，生殖補助医療により生まれた子の福祉や女性の生殖の自律について慎重な立場をとってきた．一方で，人工妊娠中絶の実態をみると，歴史的に寛容であったといえる．つまり，これまで日本では，受精卵や胎胚の法的，倫理的な地位について多角的に議論してきたとは言い難い．クローニングとES細胞をめぐっては，胚の倫理的地位の包括的な議論と胚の社会的資源に関する議論がある．

a. ES細胞の由来によって倫理的地位は異なるのか
　生殖医療に使われない生殖細胞や受精卵由来のヒト胚性幹細胞（Human Embryonic Stem Cell：ヒトES細胞）は，子どもをつくるための受精卵および胎胚に由来しており，たとえ余剰胚であっても，人の生命の萌芽とされてきた．そこで，ヒト胚が人かモノかに関する倫理的な問いに対して，前述の人工妊娠中絶や生殖医療の是非の議論同様，キリスト教の思想や所有権重視の立場から欧米では賛否両論である．

　では，研究目的の受精卵由来およびクローン胚由来の胚も同様に人かモノかの議論があてはまるのか．これらは子どもになることを想定していない胚である．つまり，医学研究や治療の単なる手段として胚を作製し，利用するということになる．胚を手段として利用することが許されるのか．胚の研究利用に対して賛成する側は，原始線条が形成される以前のもの（受精後14日以前）は，単なる細胞の集まりであり，研究利用が許される存在であるという立場である．一方，反対する立場は，胚である以上，もし，子宮に移植した場合，人になる可能性が回避できないとする．クローン胚については，その前提条件が禁止されている以上，可能性はないということができる．

b. 社会的資源としてのES細胞
　ES細胞研究をめぐる医療資源としての利用の許容範囲についても包括的な議論の必要性がある．今日，この細胞の未知の可能性について日本を含めた世界レベルで，製薬会社など企業間での激しい競争が始まっている．つまり，産業，経済という面でも期待されているのである．では，この細胞は医療資源としてどこまで利用が許されるのか，ここで改めて社会的な議論が必要である．医療資源としての臓器との一貫性を検討する必要もある．今日，臓器は商品として扱われることを禁止している．では，ES細胞は商品化されてよいのか．細胞や組織の商品化の議論は，ES細胞に限定して議論することと同時に，さまざまな人体の組織や細胞の利用をも含めた包括的な議論がなされるべきである．

(2) iPS細胞をめぐる倫理的問題
　iPS細胞とは，induced pluripotent stem cells（人工多能性幹細胞，もしくは誘導多能性幹細胞）の略で，自分の体細胞（線維芽細胞）に数種類の転写因子を有する遺伝子を導入することで樹

立可能となった，ES細胞（胚性幹細胞）に似た分化万能性の高い細胞をいう．

a. iPS細胞の道徳的地位に関する問題

　iPS細胞は受精卵やヒト胚由来の細胞ではないため，受精卵由来あるいは卵子を利用して作成するES細胞が抱えている倫理的な問題は回避されるといえる．しかし，クローン技術の規制の枠から考えると，iPS細胞由来のクローン胚の作成が理論的に可能となる．このことから，iPS細胞由来のクローン胚の道徳的地位をめぐる議論がなされる必要があるとする者もいる．

b. 社会的資源としてのiPS細胞

　ES細胞がヒト胚由来であるため，提供された臓器や組織と同様に無償となっている．一方で，iPS細胞については，今後の課題となりうる．iPS細胞の社会的資源の多様性に対する期待は大きく，今後，基礎研究および臨床応用を目指した研究を経ることが重要と考える．

　日本は，医療技術先進国として医学・医療の発展を担う責任と義務があり，新たな医学的な知見にともない，これまでの医療における通念を再考することが求められている．そこで，改めて，生命の概念や生命の始まりが，日本の文化的，社会的背景からどのように考えられてきたのか，また，これらの概念が今日の日本社会の実情において，どのような影響を及ぼすのか考慮することは重要である．この影響を及ぼす医療技術を応用することが，社会的に望ましいのか，ある条件の下，許容されるのか，全く許容されないのか，個々人の価値観と社会の価値観から問われる必要があるといえる．そして，医学・医療の発展が及ぼす生をめぐる倫理的な問題のみならず，死をめぐる倫理的な問題についても議論されることが求められる．

3.2 生命の終わりに関する倫理的問題

1) 脳死と臓器移植

　脳死と臓器移植は表裏一体の問題と考えられる傾向にあるが，それぞれ異なる背景からその医療技術は発展してきたといえる．そこで，臓器移植と脳死のそれぞれの問題を紹介し，次いで，脳死と臓器移植の関係から生じる問題を取り上げる．

(1) 臓器移植をめぐる倫理的問題

　ヒトを対象に臓器移植を可能としたのは，1940年代の免疫学の発展による．当初行われていた臓器移植は，一卵性双生児間の移植であったとされている．1960年代に入ると，免疫抑制剤の開発がされ，腎臓移植が本格化していった．1967年には，南アフリカ共和国で世界初の死者から人への心臓移植が行われた．1980年代には，シクロスポリン（免疫抑制剤）の開発とその効果により，臓器移植は，臓器不全患者への有効な治療法として確立されていった．しかし，このことにより，次の問題が生じた．1つ目は，臓器移植は死者から提供されるべきかという問い（Dead Donor Rule），2つ目は臓器の需要が供給を大幅に上回ることにより，その配分のあり方について（正義），3つ目が臓器売買の動き（臓器売買の禁止）である．

a. Dead Donor Rule

　世界初の心臓移植と同じ頃，米国では死者から人への肝臓移植が初めて成功した．臓器移植に関して，ドナーによる自己決定があり，レシピエントにとって臓器移植が最善と思われる場合であっても，心臓，肝臓といった臓器全部を摘出することが，ドナーの死を導くような移植は正当化されないとして，「Dead Donor Rule」があった．これは，ドナーに対する無危害を優

先した考えとされている．このDead Donor Ruleを前提とした臓器移植の実現には，時を同じくして存在した新たな病態である「脳死」が必須であったことから，医学界として脳死を死とするか否か，再考が迫られた．

b．正義

臓器移植を必要とする患者数に対して，提供する臓器や組織は慢性的に不足していることである．平成22年3月1日現在の日本臓器移植ネットワークの移植に関するデータによれば，心臓は162人が登録されているが，これまでに死体移植を受けた者は70人とされている．最も多い腎臓については，現在1万2,003人が登録しているが，これまで死体腎移植数は2,466人，生体腎移植数は1,846人であり[15]，いまだ慢性的な臓器不足が問題となっている．

c．臓器売買の禁止

臓器売買（の禁止）の是非である．欧米日をはじめとする先進国では，臓器売買や商業的斡旋を禁止している．一方で，途上国での金銭の授受を含む生体間臓器移植の現状が明るみになっている．中国やフィリピンといった国は，先進国からの外国人に対して生体間臓器移植を行っているという事実を受けて，外国人への臓器提供は禁止を打ち出すなどしている．また，今日，国際移植学会は，移植を目的とした移植ツーリズムや臓器の取引は公平性，人間性の尊厳を尊重していないとして国際的に禁止の方針を打ち立てている[16]．

(2) 脳死をめぐる倫理的問題

人の死は，次の3つの症状を判定基準としてきた．①呼吸停止，②瞳孔散大，③心拍動の停止，これらを「死の三徴候」という．この三徴候によって判定された死は，一般に「心臓死」とよばれ，伝統的に死の定義として用いられていた．

しかし，人工呼吸器などの生命維持装置の進歩により，脳の機能が不可逆的に消失した「脳死」という状態が生じたのである．脳死は，脳挫傷や脳出血といった一次性脳障害や心停止や窒息といった二次性脳障害などで著しい損傷を受けることにより，通常，自発呼吸が停止し，心臓死に至っていたものを，呼吸を人工的に管理することで，循環動態を維持することができる状態をいう．循環動態が維持されるため，外見上血色もあり，脈も打ち，暖かい．しかし，意識が戻ることはなく，人工呼吸器なしに生命維持することはできない．近年，この脳死という新たな死に関する定義をめぐる議論と，それにともない脳死が人の死か否かについての議論がされてきた．

a．脳死の定義

脳死の定義をめぐっては，脳の機能が失われた部位によっていくつか見解がある．

全脳死：全脳死とは，知覚や記憶，感情といった精神活動をつかさどる大脳と，呼吸や循環機能の調節，意識の伝達をつかさどる脳幹が不可逆的に機能を失った状態をいい，国際的に最も広く採用されている．日本が採用している現行の脳死判定基準はこの定義に基づいている．

この全脳死における全脳機能の不可逆的停止を確認する方法をめぐって，2つの立場が対立している．1つは「機能死」をとる立場で，脳の機能停止を一定期間観察することで蘇生が不可能となる時点を通過したと推定してもよいという立場である．もう1つは，「器質死」をとる立場で，脳の機能の不可逆的な停止の原因となる脳細胞の壊死を確認するべきであるという立場である．

脳幹死：呼吸や循環機能など生命維持の中枢である脳幹の機能が消失したことを証明することで，脳全体の機能停止を確認することをせず脳死とみなすという定義である．イギリスはこの

基準を採用しており，脳機能を測定する平坦脳波検査を不要としている．

脳幹死の場合，大脳死より先に脳幹死が生じた場合，大脳の血液循環が残るため，脳波が認められる．知覚や記憶，感情といった精神活動が残存していることや，脳幹反射が回復する可能性を無視することになるとの批判がある．一方で，大脳の活動も脳幹が機能していることにより維持されるものであるため，脳幹機能の停止は，結果的に大脳の活動も停止することになるという立場もある．

大脳死：大脳死とは，知覚や記憶，感情などの精神活動を支配する大脳の機能が消失した状態をいう．この大脳機能を失うということは，人格を失ったことと同等であると考え，脳死とみなしている．現在，この基準を採用している国はない．この場合，理性や認識力こそが人間の本質であり（パーソン論），その本質をつかさどる大脳機能は消失しており，生命を維持する中枢（脳幹）が機能している「遷延性植物状態」の患者が脳死者とみなされてしまう．この見解によれば，遷延性植物状態患者だけでなく，重症知能障害者や，無脳児，重度認知症患者までも脳死者となり得るとして，解釈のすべりやすさ（すべり坂理論：slippery slope argument）からの批判がある．

b. 脳死は人の死か

脳死が人の死か否かを決定するのが難しいのは，上記にある多様な定義により，概念が難解であることと，ここでの「人」とは，何をいうのかについても多様な見解を有するからである．

「人」を生物学的な種としての「ヒト」とすると，生物学的に生命活動が停止した時点が死と考えられ，脳死にある人は，明らかにヒトとして生きている，ということができる．一方，「人」を，人格をもって「人」とするならば，権利を有する主体としてその権利は尊重されるべきである．そこで，脳死状態によって生命権の侵害は本人の意思に反して行われるべきではないとなる．しかし脳死者が「人格」でないならば，権利の主体とはならなくなる．

(3) 脳死と臓器移植法
a. 日本の臓器移植法

日本の臓器移植に関する医療は，諸外国と同時期に始められている．昭和54（1979）年には，角膜及び腎臓の移植に関する法律（昭和54年法律第63号）が制定された．この法律では，死亡（心臓死）後に角膜と腎臓は摘出および移植できることを許容した．その後，脳死という概念が登場した．「脳死は人の死か否か」をめぐって長年にわたる議論の末，死の概念の変化と移植医療の発展に対する個々の価値観に応じて，臓器の移植に関する法律（以下，臓器移植法）（平成9（1997）年法律第104号）が制定された．それにともない，角膜および腎臓の移植に関する法律は廃止された．

しかし，臓器移植法制定後，脳死者からの臓器提供の件数は増えなかった．制定後10年以上を経て，2009（平成21）年，臓器の移植に関する法律の改正（以下，臓器移植法改正）がなされ，2010年7月より施行となった．改正法は次の4つを柱としている．①脳死は人の死であることを前提とする，②本人の臓器提供への意思が不明確な場合，家族の代諾により臓器提供ができる，③15歳未満の場合でも家族の同意により臓器提供ができる，④書面により親族への臓器の優先提供の意思を表示することができる．

b. 日本の基本的な原則とその対立

日本の現行の臓器移植法では，ドナーの自律と公正な臓器の配分（正義）の2つを基本原則としている．

ドナーの自律：日本の臓器移植に関する基本原則の1つ目として，ドナーの自律がある．臓器移植法によれば，第2条「臓器提供に関する本人意思の尊重」と基本的理念を記している．しかし，平成20（2008）年の内閣府による20歳以上の国民対象とした世論調査によれば[17]，個人の臓器移植に関する意思表示は，意思表示カード等を所有しているのは8.4％（n＝1770人）であり，所有者（149人）の50.3％は，脳死および心臓死における臓器提供の意思を記入しているという．臓器提供の意思を表明している者の1.3％が，「『臓器を提供しない』意思を記入」しているという結果であった．ところが，現行法では，本人の意向に加え，家族の臓器提供への許可を求めており，家族が臓器提供を拒否した際には，本人の意向が尊重されないことになる．新たに臓器移植法改正では，本人の臓器提供の意志が不明確な場合，家族の代諾により臓器提供ができることとなる．このことは，本人の自律を尊重するという，移植医療の前提を問うところである．

ドナーの意思を尊重するといった際のもう1つの議論として，臓器提供の意思の内容として，親族などの特定の者への提供を指定してきた場合，その意思は尊重されるべきか，という問題もある．ドナーの自律を尊重するという意味においては，その指定を尊重すべきとなる．一方で，希少資源の公平な配分（正義）の観点をも含むため，包括的な議論の必要性があるといえる．

臓器の配分（正義）：移植医療における臓器は，希少な医療資源であり，その配分は，公正かつ公平な配分であるべきとされる．日本の臓器移植法では，臓器の公平な配分が基本原則とされている．臓器の配分の公平性については，臓器の公平な配分のための手続きや手段の問題がある．この問題に関しては，日本臓器移植ネットワークという中立な立場にある第三者機関が公平な配分を行うことで，提供された希少な臓器の公平性を担保しているとされている．この機関は，移植医療の啓発と普及，移植を希望する人の登録と管理といった業務を行うとともに，ドナーがあらわれた際に，提供協力病院へ行き，ドナー家族へ面談等を行い，意思の確認と精神的な支援を行う．また，臓器摘出を担当するチームを調整し，レシピエントを管理データから公正かつ公平に選択する．そして，迅速に摘出した臓器を搬送する，という役割を担っている．

ドナーの自律と正義の対立：もう1つの臓器の配分の公平性に関する問題として，提供された臓器はたとえドナーから指定があったとしても，社会資源として配分されるべきかという問題がある．後者のドナーの指定について，厚生科学審議会疾病対策部会臓器移植委員会は，認めるか否かに関する両意見を明記した[18]．それによれば，提供先の指定を限定的に認める立場は，自分の臓器を身近にいる親族に提供したいという意思が優先することは認め得るもので，現行法の理念で明示されている規定であるため支持されるとしている．一方，提供先の指定を認めることに反対の立場は，移植を待つ患者すべてのことを考えるべきであり，提供先の指定を認めることは，移植手術の機会の公平性を崩すものであり，移植を待つ患者の親族などに対して，臓器提供すべきという精神的な圧力を与えることになり得るとし，このことが社会的な圧力になりかねないことを危惧している．当該委員会は，今後の課題としながら，現時点では，明確な規制がないため，臓器提供先を指定する本人の生前意思に基づいた臓器移植は認めないとした．臓器移植については，現行法の基本理念のドナーの自律（自律尊重）と公平な配分（正義）同士が対立するといえる．

（4）生体間臓器移植をめぐる倫理的問題

生体間臓器移植とは，健康な生体ドナーから，臓器の一部を移植することである．健康人を傷つけることの正当性が問われている．しかし，日本では，脳死からの臓器は希少であるため，今日，腎，肝，肺について生体間の臓器移植が多く行われている．

日本において生体間臓器移植が数多く行われている背景には，脳死ドナーの不足と，生体間臓器移植に関する法的な規制がないことがあげられる．現在のところ，生体間臓器移植に関す

る規制は，日本移植学会の倫理指針[19]のみである．今日の生体間移植の現状として，レシピエントに関する移植後の生存率や生着率などのデータが蓄積され，移植の成績が報告されている（表3-4）．ところが，再び臓器移植が必要となる症例もあり，移植をめぐっては，臓器の配分に関する問題は，移植後であっても解決されるとはいえない．また，ドナーの適応基準の拡大という問題も生じ得る．一方で，ドナーについては，ドナーの意思決定は自由な意思決定とは言い難い心理・社会的な要因が存在することも明らかとなっている[20]．また，最近，臓器提供後の生体ドナーの身体的，精神的問題が報告されるようになってきた．しかし，ドナーとならなかった家族と家族から臓器を提供されなかった患者との家族関係に対しては，いまだ十分な報告がなく，支援体制も皆無と考えられる．したがって，今後の課題といえる．

今日，生体間移植の是非をめぐっては，それぞれの立場からつぎのような意見が出されている．賛成の立場からは，待機期間がないこと，ドナー本人の意思を尊重することは可能であるという意見がある．一方，反対の立場からは，ドナーに身体的，精神的負担がかかること，家族に

表3-4 臓器移植の成績

		1年(%)	3年(%)	5年(%)	9.5年(%)	10年(%)	15年(%)	20年(%)	データの年代
心臓	国内	98.4	98.4	94.7	94.7	NA	NA		2009.10.30
生存率	海外(法改正前)	94.6	94.6	86.5		67.6	67.6	67.6	2009.10.30
	海外(法改正後)	94.6	93.3	89.7		89.7			2009.10.30
肝臓	脳死	81.0	79.0	76.0		72.0			2008
累積生存率	生体	83.0	79.0	77.0		73.0	68.0		2008
腎臓	生存率	90.4	NA	83.4		76.5	69.5	63.4	2008
(献腎)	生着率	82.8	NA	65.8		50.2	38.8	31.1	
腎臓	生存率	95.3	NA	90.7		84.8	79.4	73.0	
(生体)	生着率	93.4	NA	81.7		65.6	51.8	40.3	

（日本移植学会広報委員会編（2009）臓器移植ファクトブック2009を参考に作成，NAは回答なし）

表3-5 病気腎移植

【事実と前提条件】
法に関する事実：臓器移植法には病気腎移植や生体ドナーの保護について規定がない．
規制に関する事実：病気腎移植は，学会の指針に定められていない．
他の事実：医師たちは日本移植学会に所属していない．
生体間臓器移植の前提条件：ドナーへの身体的侵襲性が最小限であること．レシピエントにとってある程度治療効果が期待できること．

【論点】
　上記の事実から，「したがって，病気腎移植の実施の是非は，倫理委員会の審議対象外であり，患者の同意があれば法的に問題ない」が導かれるか．
〈医学的妥当性の検討〉
・ドナーとなる患者から臓器摘出することが妥当であるのか．
・提供された臓器を移植することがレシピエントにとって利益をもたらすのか．
〈実験的医療かどうかの検討と研究審査の必要性〉
・当該治療が，これまでに行われていない実験的な医療であるならば，ヒトを単に手段として扱わないよう，ドナーおよびレシピエントを保護する措置がなされたか．
・法やガイドラインに明確な記載，規制がない医療技術とは，希望する患者へ行ってよい医療技術であることを意味するのか．
・法やガイドラインに明確な規制がない医療技術を利用することは，実験的医療ではないことを意味するのか．また，倫理委員会等の第三者からの評価を要しないを意味するのか．

（藤田みさお，児玉聡，赤林朗（2007）病気腎移植を実施する前に解決すべき三つの倫理的課題，日本医事新報，4320, pp.107-111より作成）

ドナー候補者がいない者にとっては不公平な配分となることが指摘されている．また，ドナーとなる者の自律について配慮する必要もあるとされている．

平成18年（2006）年，宇和島徳洲会病院で病気腎移植が行われていることが明るみに出た．病気腎移植とは，尿管狭窄，腎臓がん，動脈瘤，良性腫瘍，ネフローゼを罹患している患者から，臓器を摘出し，腎不全患者に移植するというものである．事実と前提条件から病気腎移植の是非が問われた論点を整理し，表3-5に示す．

(5) 海外での臓器移植とそれをめぐる倫理的な問題

昨今，日本人の海外での臓器移植が問題となっている．小児については，日本の現行法の限界により，国内での臓器移植が困難であるため，米国をはじめとする先進国へ渡航し臓器移植を行っている．自国において希少な資源が他国者に配分されることに対する批判から，自国で対応することが求められている[21]．また，成人の場合は，特に途上国へ渡航して臓器移植している現状が明らかとなった．しかし，現地の衛生面や技術面の安全性の問題や，移植ツーリズムが臓器売買にあたる行為との指摘がある．

2) 終末期医療

終末期医療とは「死が近づいている患者に対して，肉体的，精神的苦痛を取り除き，人間の尊厳を守って安らかに死を迎えられるように支援する医療」[22]といわれている．今日，終末期医療をめぐって議論がなされている．そこで，終末期医療の法的な見解とそれをめぐる倫理的な論点を紹介する．

表3-6　東海大学病院安楽死事件

患者は多発性骨髄腫のため入院していた（病名告知はされておらず）．

平成3（1991）年，昏睡状態が続く患者について，家族（妻と長男）が治療の中止を希望し，その希望に対して主治医（大学助手）は，患者が嫌がっているという留置導尿カテーテルを抜去，点滴を止め，痰の吸引等の治療処置を中止した．

その後，長男はなお続く患者のぜい鳴について，「いびきを聞くのがつらい．楽にしてやってください」と主張した．担当医はそれに応じて，鎮静剤，抗精神薬を通常の2倍量を静脈から投与した．しかし，なおも苦しそうに見える状態は変わらず，長男は「今日にでも家に連れて帰りたい」と要望した．

主治医は死に至るとわかった上で，塩酸ベラパミル製剤（ワソラン）を静脈注射したが，脈拍等に変化がなかったので，塩化カリウム製剤20mLをさらに静脈より投与し，患者は急性高カリウム血症に基づく心停止により死亡した．

【横浜地方裁判所の判決】

この事件に対して，担当医は殺人罪で起訴された．裁判の結果，患者自身が死を望んでいたという意思表示がなかったことから，嘱託殺人罪（刑法第202条）ではなく殺人罪（刑法第199条）とされた．
その判決文の中で，医師による安楽死が許容されるための要件が示された．
〈医師による積極的安楽死が許容されるための4要件〉
1. 患者が耐え難い肉体的な苦痛に苦しんでいること．
2. 患者は死が避けられず，その死期が迫っていること．
3. 患者の肉体的苦痛を除去・緩和するために方法を尽くし，他に代替手段がないこと．
4. 生命の短縮を承諾する患者の明示の意思表示があること．
〈医師による消極的安楽死が許容される3要件〉
1. 患者が治癒不可能な病気に冒され，回復の見込みがなく，死が避けられない末期状態にあること．
2. 中止を求める患者の意思表示が，中止を行う時点で存在すること．
3. 中止の対象となる措置は，薬物投与，化学療法，人工透析，人工呼吸器，輸血，栄養・水分補給などすべてが含まれる．

(1) 今日の終末期医療に関する法的解釈

平成3(1991)年に発生した東海大学安楽死事件（表3-6）での平成7(1995)年に確定した判決文によれば，治療の中止が許容される4要件のほかに，治療の中止（消極的安楽死）が許容できる要件として，①患者が治癒不可能な病気に冒され，回復の見込みがなく，死が避けられない末期状態にあること（治療義務の限界），②中止を求める患者の意思表示が，中止を行う時点で存在すること（患者の自己決定の尊重），③中止の対象となる措置は，薬物投与，化学療法，人工透析，人工呼吸器，輸血，栄養，水分補給など全てが含まれる，があげられている．平成10(1998)年川崎協同病院で生じた治療中止の事件についても東海大事件同様，①患者本人の意思に基づいていたか，②死が避けられず，治療義務の限界にあったか，という観点から法的な検討がなされている（安楽死と尊厳死については表3-8を参照）．

(2) 終末期の定義

死が避けられず，迫っている時期として，「terminal」という言葉がある．日本語で末期と訳されている．死に至る過程は，慢性疾患が増悪と回復を繰り返しながら身体機能が徐々に低下していく．その経過の中で終焉を迎えることを考えると，末期（terminal）と終末期（end-stage）とは広義では類語とされることがある．医療の実際からすると，終末期医療とは，「死が近づいている患者に対し，肉体的，精神的苦痛を取り除き，人間の尊厳を守って安らかに死を迎えられるように支援する医療」[22]との考えもある．判決の文脈によれば，「医学的に治療や検査を尽くし他の医師の意見も聞いた確定的診断により，回復の見込みがなく死期が迫っていること」を指している．終末期はより終焉に近い状態として区別される場合もある．

医療現場における終焉への過程は，外傷等の救急から慢性疾患の増悪と回復の繰り返しなど多様であり，余命の予測は個々人で異なる．医師会の終末期に関するガイドラインでは，「患者が終末期の状態であることの決定は，医師を中心とする複数の専門職種の医療従事者から構成される医療・ケアチームによって行う」としている[23]．また，全日本病院協会から出された「終末期医療に関するガイドライン」[24]によれば，次の3つの条件を満たす場合としている．①医師が客観的な情報を基に，治療により病気の回復が期待できないと判断すること，②患者が意識や判断力を失った場合を除き，患者・家族・医師・看護師等の関係者が納得すること，③患者・家族・医師・看護師等の関係者が死を予測し対応を考えること．一方で，同ガイドラインの注4にあるように「……終末期を期間で決めることは必ずしも容易ではなく，また適当ではありません」としている．厚生労働省が出した「終末期医療の意思決定プロセスにおけるガイドライン」

表3-7 日本救急医学会 終末期の定義

救急医療における終末期とは：突然発症した重篤な疾病や不慮の事故などに対して，適切な医療の継続にもかかわらず死が間近に迫っている状態．「終末期」の判断については，主治医と主治医以外の複数の医師により客観的になされる必要がある．

〈救急医療の現場における生命維持装置を中止できる4つの状況〉
1. 不可逆的な全脳機能不全（脳死診断後や脳血流停止の確認後なども含む）と診断された場合．
2. 生命が新たに開始された人工的な装置に依存し，生命維持に必須な臓器の機能不全が不可逆的であり，移植などの代替手段もない場合．
3. その時点で行われている治療に加えて，さらに行うべき治療方法がなく，現状の治療を継続しても数日以内に死亡することが予測される場合．
4. 悪性疾患や回復不可能な疾病の末期であることが，積極的な治療の開始後に判明した場合．

（日本救急医学会「救急医療における終末期医療に関する提言（ガイドライン）」より　http://www.jaam.jp/html/info/info-20071116.pdf）

では終末期を定義していない[25]．以上のことから，終末期を明確に定義することはできず，現場に任せられているのが現状である．その中で，日本救急医学会は救急医療における終末期医療を検討するために終末期を定義した（表3-7）[26]．

そこで，次に終末期における患者の意思決定に関する議論と治療内容に関する議論について述べる．

(3) 終末期医療における倫理的問題
a. 終末期患者の意思決定
本人の意思に基づくとは，いつの時点の意思か．死が迫った時の患者の意識は，臨床上，混濁しているといえる．その時点では，患者の判断能力はないと判断するほかない．実質，患者の意向を検討するための手段として，考えられるのは，患者の意向の推定になるだろう．

代諾者：代諾者とは，患者に判断能力がない場合に，患者の価値観を最も反映することができる者と考えられている．米国では，州法により，代諾者の優先順位を規定している．一方，日本ではその規定はなく，おおむね現場に委ねられており，患者の家族ととらえているといえる．日本においては，法的に代諾者の優先順位が決まっているわけではないが，患者との関係として，血縁や時間的・空間的関係性は重要視されている．

事前指示（代理人指示，内容的指示）：「ある患者あるいは健常人が，将来自らが判断能力を失った際に自分に行われる医療行為に対する意向を前もって意思表示すること」と定義される．この事前指示には，指示する内容により2つに大別される．1つは，代理人指示（proxy directive），もう1つは内容的指示（substantive directive）である．前者は，患者が自らで意思表示できなくなった場合に，代わりに決定を行う代理人を指定しておくことである．後者は，事前に，自らが希望するあるいは，拒否する治療内容について指定するものである．これらの指示を書面にしたものをリビング・ウィルという．

b. 終末期医療は，どこまでするべきか
法的な解釈によれば，終末期医療において医療従事者に問うこととして，治療義務の限界がある．治療義務の有無を検討しようとするためには，行おうとする治療が患者にとって有益であるか，無益であるかの判断に基づくことが重要であろう．そこで，以下，医療の無益性に関する論点と治療義務の限界に関する議論をまとめる．

医学的無益性：「医学的無益性」とは，生理学的に望まれる反応がいかなる医学的な介入によっても得られないという，絶対的な可能性のなさを意味しているとされている[27]．そして，その判断の確かさは，実証的な臨床研究データに基づき，量的な無益性つまり，確率的無益性と表現する場合もある．一方，質的な無益性もある．目標を達成できる医学的な介入があったとしても，その目標のために医学的な介入をする価値がないという判断をいい，医師と本人，ある

表3-8 安楽死，尊厳死に関する多様な概念

〈行為に基づく分類〉
1. 積極的安楽死：医師など医療従事者が，結果として患者が死ぬことになる行為を遂行すること．
2. 消極的安楽死：医師などの医療従事者が，生命維持治療を差し控えたり，中止したりして，患者を死ぬに任せること．

〈患者の意向の表明の仕方に基づく分類〉
1. 自発的安楽死：判断能力のある患者が要求した安楽死
2. 非自発的安楽死：患者が意思を表明する能力がないとき，患者の意向を推定してその意向に応じた安楽死
3. 反自発的安楽死：医師が，判断能力のある患者の望みに反して，行う安楽死

いは家族の意向に基づくとされる．

　医学的無益についての問題として次の3つがある．①どのレベルの統計学的あるいは実証的な根拠が無益と判断する際に必要か，②医学的な介入が無益と誰が判断するのか．③無益であるかどうかについて患者と医療従事者間で不一致が生じた際の解決はどうすべきか．①の統計的な判断においてどの確率ならば線引きすることができるのかについては困難であるが，研究デザインに偏りがなく，成功率が1％以下の医学的介入は無益と考える立場がある．②の誰が判断するのかについては，医学的な水準から患者の回復の見込みを検討することができるのは医師である．したがって医師が無益に関する判断をすることが望ましいという立場がある．一方で，無益性かどうかは，患者の価値観や治療の目標に応じて決定されることが望ましいという立場もある．③の無益に関する意見の不一致については，医師による単独の判断は望ましくない．したがって，外部の専門家や倫理委員会などの多角的な視点で検討するコンサルテーションがその対立を解決し得る．

治療義務の限界：治療義務について，世界医師会「医の国際倫理綱領」には，「医師は，常に人命尊重の責務を心に銘記しなければならない」，「患者に対して完全な忠誠を尽くし，患者に対してあらゆる科学的手段を用いる義務がある」とある（巻末付録3参照）．先述にある終末期に関する法的な解釈から，治療義務の限界について考察すると，「死が避けられず，その死期が迫っている」と「患者の肉体的苦痛を除去・緩和するために方法を尽くし，他に代替手段がない」状況において，患者が希望する自然な死を迎えられないような意味のない治療行為までを行うことはもはや義務とならないと言及している．つまり，治療義務の解除と考えることができる要件として，患者の自己決定といえるだけの合理的な理由と，患者にとって最善の利益ということができるだけの合理的な理由が求められる．治療義務の限界とは，医学的無益性が基礎となると考える．治療が医学的観点から無益であるとみなす場合は，医療従事者の治療義務はないということができるであろう．しかし，「医学的に無益であること」，「治療の義務がないこと」は，ある人が患者の医学的状況から価値判断をしているとはいえ，判断する者の見解の相違が起こり得ると考えられる．したがって，単独の判断は望ましいといえない．より多角的な視点で検討するコンサルテーションが必要であると考える．

3）病院内の倫理支援体制：倫理コンサルテーション

　これまでの臨床における倫理的な問題を見る限り，医療従事者らは，日々判断に困惑しているといえる．そして，そのような問題に直面し，何らかの支援の求めに対して倫理コンサルテーションという支援がある．倫理コンサルテーションとは，患者，家族，代理人，医療従事者，他の関係者が，ヘルスケアの中で生じた価値の問題に関する不安や対立を解消するのを助ける，個人やグループによるサービスと定義されている[28]．倫理コンサルテーションの背景とその発展について紹介する．

(1) 倫理コンサルテーションの経緯

　医療現場で生じた倫理的な問題を解決するための院内体制として，倫理コンサルテーションがある．これは，北米を中心に発展してきた支援体制である．

　1976年不可逆的な遷延性昏睡の患者に対する治療の是非について議論になったカレン裁判（カレン・クインラン事件）*を契機にして，米国では院内で生じた個々の症例に関する倫理的な問題への助言体制の基礎ができた．この判決では，次のような指摘がなされた．責任ある医師が現在使われている生命維持装置を中止すべきと結論した場合には，病院内に設置している倫理

---

*用語解説参照．

委員会に相談すべきである．そして，その組織が現在の昏睡状態から多少とも認識力のある状態になるという理論的な可能性がないとの意見に達し同意した場合には，使われている生命維持装置は取り外されるべきである．

以降，大統領委員会によって，臨床における倫理的な問題に助言を与える委員会の設置が推奨され，病院機能認定機構（Joint Commission on Accreditation of Healthcare Organizations：JCAHO）が病院内倫理委員会（Hospital Ethics Committee：HEC）の設置を勧告したことにより，米国では病院内倫理委員会を設置し，役割の1つとして，倫理支援が積極的に取り組まれてきた．

(2) 倫理コンサルテーションの実態

米国の病院内倫理委員会の実態調査から倫理コンサルテーション活動の実態を理解することができる．1983年の調査によれば[29]，米国内の医療機関の約1％が病院内倫理委員会を設置しており，この組織は，倫理コンサルテーションという機能をもっていた．倫理コンサルテーションの形態については，68％が数名によるチーム形式，23％がHECで行う委員会形式，9％が専門家による個人形式をとっていた．それぞれ，便宜性や多角性に応じて利点と欠点があると考えられている．その後，1998～1999年に行われた調査報告によれば[30]，93％（322/346）の病院がHECをもっており，HECをもっている病院の86％（275/322）が，倫理コンサルテーションに従事していた．倫理コンサルテーションの実態についての米国全国調査では[31]，400床以上をもつ病院全てが，倫理コンサルテーション体制を有していたと報告されている．

英国における倫理支援体制の現状については，NHS（National Health Service）病院の約18％が臨床に特化した倫理委員会を設置しているとの報告[32]がある．ほかに研究審査を担っているLocal Research Ethics Committeeの42％がこれまで個々の症例に関する支援の依頼を受けており，うち25％が助言を行っている．

日本の現状は，医療機関の24.7％が何らかの倫理的な問題に対する支援体制をもっている．その多くは，倫理委員会で行っているとのことである[33]．

(3) 倫理コンサルテーションの期待と課題

最近学会や政府から出された終末期の意思決定に関する倫理指針によれば[25][26]，現場で意思決定が困難な場合に，他職種からなる倫理委員会による議論をすることが明記されている．これは，指針によって，倫理委員会等による倫理支援に言及しているということができる．では，日本の倫理委員会は，倫理支援をする機能を有しているのか．体制と議論の枠組みについて考察する．

倫理支援のための体制として期待されている日本の医療機関における倫理委員会は，研究審査や臨床現場で生じる倫理問題の検討を行っているが，医療機関の特徴によって倫理委員会が求められるものや果たす役割，運営の融通性と限界などが異なるため，それぞれの特徴に応じた倫理コンサルテーションのあり方を検討することが必要である．

まず，日常診療が主である中規模以上の一般病院においては，研究審査の件数が多くないことが推察され，倫理委員会が仕事の一部として倫理コンサルテーションを担い，その形態は委員会形式，チーム形式のどちらをとることも可能であろう．一方，小規模病院および診療所は，現時点で倫理委員会等の組織の設置すら困難な可能性がある．その場合，院外に支援を求められる体制作りと院外組織が重要であろう．大学病院の場合，倫理委員会は多くの労力を研究審査に費やしており，現場の問題にかかわることが難しいと考える．そこで，倫理委員会とは異なる組織，あるいは，既存の組織の一部による倫理コンサルテーションの実施が考えられる．

以上のように医療機関の特徴に応じた支援体制の基盤作りが必要である．

　もう1つ倫理支援のために重要なものに，倫理的な議論の枠組みがある．臨床現場で実現するための道具として，理論や倫理原則を基盤に，臨床現場に応じた側面に焦点を当てて事実と価値の整理をしながら議論をすることである．臨床では，医学的に患者の判断能力の有無とその回復の可能性を評価し，患者が意向を表明できない場合，代諾者の適性を評価し，患者の意向を検討する．代諾者を決定する際，法的，心理・社会的関係性に応じた評価も重要であるが，代諾者を一人に絞らないことで，患者の意向を検討するための情報提供者を多角的に探索することもできる．それが，患者の意向が尊重される診療方針を検討する核となり，患者の病態の評価と，検討している治療の有益性，無益性を含めた治療の評価が可能となる．そこには患者の心理・社会的な個別的要素が付加され得る．加えて，一連の患者の意向を探索するプロセスにおいて，根拠に基づく医療（Evidence Based Medicine：EBM）の視座と病期のとらえ方には，評価に関係する者たちの価値判断によって構築され得る[34]．その価値は生死に対する医学的，社会的解釈，法や制度によっても影響される．

　このような議論の手続きと内容を多角的に検討する倫理コンサルテーションという議論による意思決定は，より望ましい意思決定の機会となり，臨床現場で積み重ねられることを経て，法的，社会的に容認されていくことへとつながると考える．

4 医学研究をめぐる倫理的問題

4.1 ヒトを対象とした医学研究

　今日の医学の発展は，人の犠牲なくして達成し得なかった．ヒトを対象とした医学研究は必要である一方で，歴史的に非人道的な人体実験が行われてきたことも事実である．過去の人体実験の反省に基づくニュルンベルク綱領（1947年）を受けて，世界医師会（World Medical Association：WMA）は医学研究に対する倫理規範としてヘルシンキ宣言（1964年）を表明し，各国の医学研究における研究倫理に影響を及ぼした．特に米国は，1974年に国家研究規制法（National Research Act）を制定し，医学研究の実践において配慮するべき3つの倫理原則，自律尊重（respect for person），善行（beneficence），正義（justice）を柱としたベルモント報告（1979年）を公表した．そして，ヒトを対象とした医学研究が多角的に審査されることでその倫理性を担保し，第三者による研究審査に影響を与え，今日，国際的に容認されていった．

(1) 研究審査の体制
　ヒトを対象とした医学研究において，参加者保護は優先されることとして国際的に理解されている．医学研究の参加者を保護するための方法の1つに，研究審査という第三者による審査がある．特に価値観が多様となった現代社会では，医学研究の倫理性が問われることは重要といえる．なぜなら，第三者による研究計画の審査によって，社会の公共益である医療の発展のための新しい医療技術の是非を問うことができるといえるからである．また，多角的な視点から，医学研究に参加する人たちの自律を尊重することが期待されるからである．そこで，ヒトを対象とした医学研究を行う際の審査体制について紹介する．

(2) 研究審査委員会の歴史的背景

ヒトを対象とした医学研究の倫理的側面を議論する委員会は，1975年ヘルシンキ宣言東京改訂で初めて国際的な委員会審査の体制として文書化された．それ以前に先駆的に取り組んできた米国では，1953年に米国政府が臨床研究の審査として委員会体制を提唱していた．1966年に取り入れた "Institutional Associates" では，研究者や医師による "Peer Review" 方式で委員会審査が行われた．1971年には，米国食品医薬品局（The Food Drug Administration：FDA）が研究を施設で行うにあたって，"Institutional Review Committee" という委員会の各施設内への設置と審査を義務付けた．1973年には，米国保健教育福祉省（現米国保健福祉省 Department of Health and Human Services：DHHS）が "Organizational Review Board" を設置した．さまざまな国内の審査体制の経緯を経て，最終的に1974年の国家研究規制法（National Research Act）によって，"Institutional Review Board（IRB）" というFDAとDHHSの名称を取り入れた審査委員会が誕生し，設置が法律によって義務付けられた．したがって，"IRB" は米国における名称であり，他国においては独自の名称で存在している[35]．

(3) 日本の審査体制

日本の医学研究を審査する機関は大別すると次の2つある．①治験審査委員会と②大学，病院，企業などの倫理委員会である．①は，薬事法に付属する「医薬品の臨床試験の実施の基準に関する省令：Good Clinical Practice（GCP）」[36]で設置が義務付けられた委員会である．薬事法には厚生労働大臣が定める基準として医薬品の臨床試験実施にかかわる基準と並列してGCPが規定されていることから，法的に基礎付けられた委員会ということができる．その中では，新薬の開発，実施，モニタリングと医薬品に特化した一連のプロセスに関与する機能と責任が明言されており，その範囲内で委員会の裁量が認められている．一方，②は医薬品以外の医学，臨床研究の審査に携わる，各施設長の諮問機関として設置された組織である[37][38]．最近では，政府が行政指針[39][40][41][42]を打ち出したことによって，各施設は指針に応じた審査の体制を設けるなどしており，例えば，親子型（1つの倫理委員会に下部委員会を設ける）または並列型（対象研究に特化した個別委員会を設ける）をとっている[43]．いわば，後者の倫理委員会は，前者の治験審査委員会と異なり，法的に基礎付けがなく，行政指針に基づく組織ということができるであろう．そして，治験審査委員会が審査する研究以外の研究すべてを審査の対象とするため，審査体制の問題が生じているといえる．

(4) 倫理審査体制の問題

医学研究における研究審査委員会の役割は，研究参加者の保護を目的とし，インフォームドコンセントの徹底や，研究参加者と社会へのリスクとベネフィットの評価などが含まれる．また，最近の医学研究の環境や領域は，多職種，多分野の人々がかかわるようになり拡大されているといえる．そのため，審査の対象領域が多様かつ広域となっている．加えて，研究審査委員会は各施設内の倫理教育や，審査結果や活動の情報公開，モニタリングなどといったさまざま役割を期待されるようになっている[44]．倫理審査の重要性は強調されているものの，倫理審査委員会の体制とそれにともなう審査内容にかかわる課題がある．

倫理審査委員会の体制とそれにともなう審査内容にかかわる問題として，あげられるものの第1は，倫理委員会の人的，経済的，物理的な質の向上である．つまり審査の質の担保である．それには倫理委員になる者の教育，委員が十分研究審査に費やすことができるような立場の確保も含まれる．そして，監査にかかわる人材の確保も必要であるといえる．

2つ目は，公的および私的助成金を受けた多施設共同研究が増えたため，各協力施設で行われ

る審査の整合性の是非が問われるようになっていることである．英米では，多施設共同研究について，中央審査体制を試みている．一方，日本においては，中央審査の必要性が検討されているが，現在のところいまだ模索中である．

3つ目として，研究審査の対象のばらつきがあげられる．米における審査対象は，ヒトを対象とした生物医学および行動に関する研究全てとされている．したがって，審査対象は医学領域にとどまらず，心理学，教育学，社会学とさまざまな研究領域におよぶ．英国の研究審査委員会が審査する対象は，医薬品を用いた臨床研究である．一方，日本においては，医学，薬学，看護学などの医療保健領域で行われるヒトを対象とした研究を対象とし，社会学や教育学，心理学分野のヒトを対象とした介入研究は対象とならない．

4つ目は，治験審査委員会と倫理審査委員会の審査対象の隙間である．治験審査委員会は，新薬の開発を目的とした新薬研究を審査する役割を担っている．したがって，対象とする研究は，厚生労働省の承認を目的とする第1相から第3相試験とされている．一方，倫理審査委員会は，その研究以外ということができる．しかし，今日，各種医学研究に関する倫理指針が策定されていることから，指針が規定している研究領域が主な審査対象となっている．つまり，それ以外のヒトを対象とした研究，例えば市販後の安全性を目的とした第4相試験の目的をも含むような市販後臨床試験のような研究は，医学研究者の判断に委ねられてしまう．今後，研究者の倫理教育や審査対象について検討する必要があると考える．

5 終わりに

これまでの医療倫理は，医学領域における価値判断の主体である医師や医学研究者に焦点が当たってきた．しかし，今日の医療現場においては，患者の治療に対して多くの職種が携わっていることから，医療における倫理的な問題は，もはや医師と患者だけで解決されるべきではないと考える．なぜなら，「医師の価値判断が正しい」という判断を当の医師が評価することは客観性と多角性を欠くからである．また，患者の治療に関する価値判断は，疾患や治療にともなう生活に影響を及ぼすため，さまざまな角度から議論され，配慮される必要がある．

医学系研究においても同様といえる．新たな医学的知見は人を対象なしに明らかにならない．被験者を擁護した研究の実現にともなう倫理的な配慮は，もはや医学系研究者だけでは十分ではない．なぜなら，「医学系研究者の価値判断が正しい」という判断を当の研究者や同僚が評価することは，客観性と多角性を欠くからである．被験者の擁護に配慮することは，研究参加にともなう利益とリスクについてさまざまな角度から議論される必要がある．そのためには，医学的，非医学的，被験者の立場からの観点が重要となる．そこには，患者の治療に医学的にもかかわり，かつ診療と研究参加によって及ぼされる患者の入院生活や社会生活の不適応への援助を担う看護の観点は重要といえる．

引 用 文 献

1) 木村利人編，長尾式子，赤林朗著（2003）医学研究と臨床のバイオエシックス　バイオエシックス・ハンドブック，pp. 376-394，法研．
2) 大橋靖雄，荒川善弘編，長尾式子，赤林朗著（2006）医学研究の倫理審査：研究審査会，臨床試験

の進め方, pp. 138-142, 南江堂.
3) トニー・ホープ著, 児玉聡, 赤林朗訳（2007）第5章 推論のための道具箱, 医療倫理, pp. 75-94, 岩波書店.
4) 同掲書3), pp. 140-158.
5) Jonsen, A. R., Siegler, M., Winslade, W. J. 著, 赤林朗, 蔵田伸雄, 児玉聡監訳（2006）第2章 患者の意向, 臨床倫理学 第5版, pp. 56-127, 新興医学出版社.
6) Hope, T., Savulescu, J., Hendrick, J.（2003）Consent, medical ethics and law, pp. 61-80, Great Britain：Churchill Livingstone.
7) 浅井篤, 福原俊一編（2006）意志決定時における医療者・患者・患者家族間のコミュニケーションについて, 重症疾患の診療倫理指針, pp. 43-55, 医療文化社.
8) 赤林朗編, 奈良雅俊, 稲葉一人著（2005）守秘義務と個人情報保護, 入門・医療倫理Ⅰ, pp. 171-190, 勁草書房.
9) 日本医師会（2008）医師の職業倫理指針　改訂版. http://www.med.or.jp/nichikara/syokurin.html
10) Confidentiality: Protecting and Providing Information, GMC. April 2004. http://www.gmc-uk.org/guidance/current/library/confidentiality.asp
11) 伏木信次, 樫則章, 霜田求編, 稲葉一人著（2008）医療情報：個人情報, 医療（診療）情報, 遺伝情報の保護と共有, 生命倫理と医療倫理　改訂2版, pp. 176-186, 金芳堂.
12) 母体保護関係　平成20年度保健・衛生行政業務報告（衛生行政報告例）結果の概況. http://www.mhlw.go.jp/toukei/saikin/hw/eisei/08/index.html
13) 加藤尚武, 飯田亘之編, M. トゥーリー, H. T. エンゲルハートほか著,（1988）嬰児は人格を持つか, バイオエシックスの基礎, pp. 94-110, 東海大学出版会.
14) 菱木昭八朗訳, スウェーデン家族法主要法令集, スウェーデン人工授精法. http://www.senshu-u.ac.jp/School/horitu/researchcluster/hishiki/hishiki_db/thj0090/rex8.htm
15) 日本臓器移植ネットワーク　http://www.jotnw.or.jp/datafile/index.html
16) 国際移植学会（2008）臓器取引と移植ツーリズムに関するイスタンブール宣言. http://www.asas.or.jp/jst/pdf/istanblu_summit200806.pdf
17) 内閣府（2008）臓器移植に関する世論調査. http://www8.cao.go.jp/survey/h20/h20-zouki/index.html
18) 厚生科学審議会疾病対策部会臓器移植委員会（2002）臓器提供先に係る本人の生前意思の取扱いについて　http://www.mhlw.go.jp/public/bosyuu/iken/p0718-1a.html
19) 日本移植学会　倫理指針　http://www.asas.or.jp/jst/pdf/kaisei20071122.pdf
20) Fujita, M., Akabayashi, A., Slingsby, B. T., Kosugi, S., Fujimoto, Y., Tanaka, K.（2006）A model of donors' decision-making in adult-to-adult living donor liver transplantation in Japan: Having no choice., Liver Transpl, 12（5）, pp. 768-774.
21) Participants in the International Summit on Transplant Tourism and Organ Trafficking.（2008）The Declaration of Istanbul on Organ Trafficking and Transplant Tourism., Clin J Am Soc Nephrol, 3（5）, pp. 1227-1231.
22) 樋口範雄編, 大内尉義著（2004）末期医療の事前指示と延命医療　ケース・スタディ生命倫理と法, p. 80, 有斐閣.
23) 日本医師会（2007）第X次生命倫理懇談会：終末期医療に関するガイドライン. http://www.med.or.jp/teireikaiken/20070822_1.pdf
24) 全日本病院協会（2009）終末期医療に関するガイドライン：よりよい終末期を迎えるために. http://www.ajha.or.jp/topics/info/pdf/2009/090618.pdf
25) 厚生労働省（2007）終末期医療の決定プロセスに関するガイドライン. http://www.mhlw.go.jp/shingi/2007/05/dl/s0521-11a.pdf

26) 日本救急医学会（2007）救急医療における終末期医療に関する提言（ガイドライン）.
http://www.jaam.jp/html/info/info-20071116.pdf
27) 前掲書5), pp. 30-35.
28) Aulisio, M. P. (2004) Ethics committees and ethics consultation. In: Stephen, G. P. ed. Encyclopedia of bioethics, 3rd edition., pp. 841-847, N. Y.: Macmillan Reference.
29) Youngner, S. J., Jackson, D. L., Coulton, C., Juknialis, B. W., Smith, E. M. (1983) A national survey of hospital ethics committees., Crit Care Med, 11 (11), pp. 902-905.
30) McGee, G., Caplan, A. L., Spanogle, J. P., Asch, D. A. (2001) A national study of ethics committees., Am J Bioeth, 1 (4), pp. 60-64.
31) Fox, E., Myers, S., Pearlman, R. A. (2007) Ethics consultation in U. S. hospitals: a national survey., Am J Bioeth, 7 (2), pp. 13-25.
32) Slowther, A., Bunch, C., Woolnough, B., Hope, T. (2001) Clinical ethics support services in the UK: An investigation of the current provision of ethics support to health professionals in the UK., J Med Ethics, 27, pp. 12-18.
33) 長尾式子, 瀧本禎之, 赤林朗（2005）日本における病院倫理コンサルテーションの現状に関する調査, 生命倫理, 16 (1), pp. 101-106.
34) Nagao, N., et al. (2008) Clinical ethics consultation: examining how American and Japanese experts analyze an Alzheimer's case., BMC Med Ethics, 9: 2.
35) Levine, R. J. (2004) Research ethics committees. In: Stephen, G. P. ed., Encyclopedia of bioethics. 3rd edition, Macmillan Reference, pp. 2311-2316.
36) 厚生労働省　治験審査委員会に関する省令：『医薬品の臨床試験の実施の基準に関する省令』平成9年3月27日　厚生省令第28号.
http://www.mhlw.go.jp/shingi/2002/09/s0904-3d.html
37) 赤林朗（2001）日本における倫理委員会のあり方と課題, 看護管理, 11 (9), pp. 700-703.
38) 赤林朗（2000）日本における倫理委員会の機能と責任性に関する研究, 基礎研究（C）研究課題番号09672297, pp. 16-17.
39) 文部科学省・厚生労働省・経済産業省（2008）ヒトゲノム・遺伝子解析研究に関する倫理指針.
http://www.lifescience.mext.go.jp/files/pdf/40_126.pdf
40) 文部科学省（2009）ヒトES細胞の樹立及び使用に関する指針の改正, 文部科学省告示第155号.
http://www.lifescience.mext.go.jp/files/pdf/55_222.pdf
41) 文部科学省・厚生労働省（2008）疫学研究に関する倫理指針.
http://www.lifescience.mext.go.jp/files/pdf/37_139.pdf
42) 厚生労働省（2008）臨床研究に関する倫理指針.
http://www.mhlw.go.jp/general/seido/kousei/i-kenkyu/rinsho/dl/sisin.pdf
43) 白井泰子ほか（2003）遺伝子解析研究・再生医療等の先端医療分野における研究の審査及び監視機関の機能と役割に関する研究, 厚生労働省分担研究報告書.
44) 赤林朗ほか（2003）先端医療技術に関する社会的合意形成の手法, 平成13～14年度科学技術政策提言の成果報告書要旨.
http://www.mext.go.jp/a_menu/kagaku/chousei/news/2003/03092501/004.htm

参 考 文 献

1. 赤林朗編（2005）入門・医療倫理Ⅰ,（2007）入門・医療倫理Ⅱ, 勁草書房.
2. Jonsen, A. R., Siegler, M., Winslade, W. J. 著, 赤林朗, 蔵田伸雄, 児玉聡監訳（2006）臨床倫理学第

5版，新興医学出版社．
3. 浅井篤ほか（2002）医療倫理，勁草書房．
4. 木村利人編（2003）バイオエシックス・ハンドブック，法研．
5. 伏木信次，樫則章，霜田求編（2008）生命倫理と医療倫理　改訂2版，金芳堂．

パートⅡ
看護倫理

第4章
看護倫理の基本理論，倫理的概念

1 基本理論

1.1 倫理と道徳，法について

　人間はとかく身勝手でその時の心情や利己心に引きずられやすい．そのため，どういうことに責任があるかをあらかじめ定めておき，その責任を果たすことを規範（ルール）として義務づけて社会生活を送っている．

　倫理学については，すでに第1章で「行為の基準となる規範を論ずる学問領域」として，その発展過程が論じられた．倫理学は単純にいえば，道徳を研究する学問である．では，倫理とはどのように説明できるであろうか．人間は人と間と書く．倫理は人と人との間で成立するものである．それは，倫理学と同様に解釈するならば道徳であり，人が社会生活の中で互いに守らなければならない行為に関する規範や規範の原理であろう．

　この，道徳という言葉は倫理とともによく使用されている．英語にあたるethicやmoralで新英和辞典をひもとくと，両者とも倫理や道徳などと記されている．広辞林では，倫理は人生の道義，道徳とあり，道徳は人間の踏み行うべき正しい道とある．したがって，実際には場所によって慣用的に使っているので，使い分けをする必要はないように思う．強いていうならば，道徳は個人の有徳の道であり，倫理は，倫には仲間という意味があるので人の間の道，つまり行為に関する仲間関係の規範である．

　さらに，社会には倫理と密接に関係があるものに法がある．法と倫理のどちらも人の社会生活の慣習から分化して生まれたものである．法とは社会の秩序と安寧を維持するために法律や規則として定めたもので，倫理を最小限にしたものといえよう．わが国では，「保健師助産師看護師法」や「医療法」などに看護業務や医療提供の理念が規定されており，看護職者はその活動において法的規制を受ける．この法的側面については第7章4を参照されたい．

1.2 倫理の伝統的原理

　倫理の伝統的原理は，それは規範の規範である．すべての生活領域と人間関係の規範として，欧米などキリスト教文化圏ではキリスト教を基盤とした道徳が教えられている．その基盤をなすものはイエスキリストの道徳黄金律（the golden rule）に由来している．また，儒教文化圏では儒教に基づく道徳がある．それは孔子の恕という戒めからきているとされている．さらに，日本に来た大乗仏教は,自利利他の教えが基本であり，それは自分も利益し他人も利するとするものである．

(1) キリスト教文化圏

　まず，イエスの道徳黄金律とはどのようなものであろうか．道徳黄金律は，最高の道徳原理という意味であり，これはキリスト「山上の垂訓」中の次の一節をさす．ちなみに「山上の垂訓」とは，キリストがガリラヤ湖畔の山上で神の子たるべき徳について話した説教をいう．

　Therefore all things what so ever you would that men should do to you, do you even so to them.（「マタイによる福音書」第7章12節）（すべて人にしてもらいたいと思うことは人にもまたそのようにせよ）

　イエスは最も大切な道徳原理は何かと聞かれて，上記のように答えた．

　イエスの教えは一般には，端的にいえば愛の教えと受け取られている．しかし，その愛は何

らかの愛の代償を得るためや期待をするものではなく，人を愛することそのものを目的とする無償の，無条件の愛である．このキリストの「もし自分がその立場に立ったとしたらそうしてもらいたいと思うようなことを，相手に対して積極的に行為せよ」という黄金律は，「…しなさい」という積極的勧奨命令である．

(2) 儒教文化圏

一方，アジアの儒教圏では孔子の恕(じょ)が基本となっている．

孔子は弟子の子貢(しこう)に「一言でいえて，一生行ってゆくべきことがあるでしょうか」と問われて，「それは恕である．己の欲せざる所は，人に施すことなかれ」(「論語」衛霊公編23)と答えた．

恕は「ゆるし」とも読むが，孔子の恕は文字どおり自分の心を人の心の如く，人の心を自分の心の如くにすることであり，むしろ「思いやり」とか「感情移入」である．ちなみに，広辞林では恕は「自分の心情を内省して，他人の心情を察し，人を許すこと」「愛情をもって仁を施すこと」その他あわれみ，思いやり，なさけなどが記述されている．孔子思想の原理は一般に「仁」とされているが，恕はまた愛や仁としても語られている．

この孔子の「自分だったらそうしてほしくないと思うことは相手に対して差し控え，行為してはならない」という恕は，前述したキリストの「…しなさい」という積極的勧奨命令に対し，「…してはならない」という消極的禁止命令であるとされている．

(3) 仏教文化圏

仏教はインドの釈迦が始めた宗教である．釈迦の教えは平等，知識，慈悲を原理とし，①不殺生 ②不偸盗 ③不邪淫 ④不妄語 ⑤不飲酒を5つの戒律としている．初期の小乗仏教は厳しい修業によって自己の救済・悟りをめざす．

それに対して竜樹という人が始めた大乗仏教は，釈迦の3つの原理を受け継ぐとともに，一切衆生とともに悟りの彼岸に到ろうとする教えである．自ら利益を得ることを自利といい，他人を利することを利他という．大乗仏教は，「自利利他円満する」として自利利他を兼ね備えることを理想とする．

したがって，小乗仏教の方が幾分自利に傾いているといえるであろう．それに対し，大乗仏教の場合はキリスト教や儒教と関連する表現をとるならば，すべからく愛といえるように思う．わが国に来た仏教は中国を経由しているのですべて大乗仏教である．

(4) 日本の場合

日本は，今では自分の宗教をキリスト教とする人も，仏教とする人も，神道とする人も，さらには数多くの新興宗教の信者も増えてきている．しかし，各家に神棚と仏壇があるのが一般的であるように，多くの人々の道徳はそのバックボーンが唯一これだといい切れる人は少ないのではなかろうか．

歴史的にみても，わが国の場合は多様な教えや宗教の影響を受けており，1つに限定することは困難である．

哲学者の梅原猛(2008)[1]によると，江戸時代までは神道によって清い心，自然を愛する心が教えられた．仏教では慈悲の徳，布施，忍耐を，武士は儒教で社会の義務を果たす忠孝を教えられ，こうした神道，仏教，儒教の混合した道徳が江戸時代まで日本人のバックボーンを形成していたという．これらが日本の庶民レベルまで浸透したのは，土着の考えと一致したことによろう．縄文の昔から人々は「卑怯はいけない」，「弱者にやさしく」などの思いや行いをもっていたのでしょう，とも述べている．

江戸時代には，武士の子どもは塾で孔子や孟子の教えをまず学び，実用的な学問や武術を教わった．そして，庶民はほとんど寺子屋に行った．日本に来た大乗仏教は天台宗，浄土宗，真言宗，禅宗といろいろな宗派に分かれたが，それぞれの宗派の和尚が寺子屋を開いて仏教を教えた．寺子屋では仏教の道徳をまず教えて，その上で読み，書き，ソロバンを教えたのである．

こうして，江戸時代の教育水準は高く，また武士は儒教，庶民は仏教の道徳が教えられたので，道徳水準も高かったのである．日本が近代化に成功したのは，この江戸時代の教育と道徳水準の高さにあるとの認識もあるようである．

しかしながら，第二次世界大戦後，日本では一切の宗教教育が禁止された．今では親も教師も道徳教育を教えられない世代になった．そして，今になって学校教育に道徳科目を入れることが論議されるようになっている．だからといって，日本人には道徳心が一切ないのではない．社会問題化はしているが，本来もっていた道徳は，自ずと家庭・学校・地域社会で，そして書物や報道で自然や文化遺産から影響を受け，道徳や価値を培っているに違いない．その特徴としては，やはり多様なものの混合した道徳であろう．

梅原は，現在のわが国において道徳教育の必要を提唱し，実際に実践している．その著「梅原猛の授業　道徳」において，戒律として以下の3つをあげている．戒律とは「してはいけないこと」である．他方，徳は「すべき」ことをいう．第1の戒律は人を殺してはいけない，第2は嘘をついてはいけない，そして第3は盗みをしてはいけない，である．そして，人生をよりよく生きるために愛と信，感謝と哀れみを説いている．

グローバル化の進展している今日とこれからは，多様化と複雑化は一層進行していくものと考えられる．正か否か判断の困難な不確かな領域もあり，また資本主義対社会主義といった二項対立で考える必要もなくなってきている．このような情勢に対して，浅田（2008）は二項対立をずらして問題を考える「脱構築」の哲学を主唱している．社会をよくするためには「道徳的にこうだと強調するより，倫理的に恰好悪いことはしない方がよいとするスタイルが，現実的に人々の心に響くだろう」[2]と述べている．

これからさらにグローバル化と市場原理が進むわが国を含む世界にとって，道徳や倫理は現代の取り組まねばならない重要なトピックであるに違いない．

1.3 現代の倫理的原則

すでに第1章の倫理思想の分類で発展的・特性的に記述されてきた行為の原則や命法は，今日看護を含む医療の多様な場の倫理規範に取り込まれる形で活用されてきた．特に正義，知恵，勇気，節制，幸福，自律，善，義務，ケアなどの原則が論じられた．また，第2章の生命倫理学においては，自律，恩恵，正義，無危害の原理が重視されている．これら思潮や原理は看護倫理にも大きく影響して，今日とこれからの方向を跡付けることとなろう．そこで，看護倫理の視点からの原則については看護倫理の節で検討していく．

2 看護倫理とは何か

わが国の多くの齢を重ねた看護職者が，看護倫理といって思い浮かべるのは，かつてのナイチンゲール誓詞であろう．昭和30年前後以前に看護基礎教育を受けた看護職者の多くは，毎日の朝礼でこのナイチンゲール誓詞を斉唱した経験をもつ．筆者らの年代では，何十年を経過し

た現在でも，それはいつまでもそらんじることが可能であるようにインプットされている．しかし，近年はテキストのどこかにあったという遠い記憶であるに過ぎないようである．

そして最近は，多くの看護職者が思い起こすのは看護専門職団体の倫理規定であろう．また，1970年代頃からムーブメントとなった生命倫理は，看護職者にも大きく影響を与えているので，生命倫理を思い描く人もあろう．それでは，看護倫理とはどう定義できるであろうか．ナイチンゲール誓詞も医師のヒポクラテスの誓い同様，看護職者の職業倫理である．看護専門職団体の倫理規定もまた，初期のものから現在に至るまで看護職者の道徳律や倫理規定である．つまり，看護職者の職業倫理であろう．

では，**看護倫理**とは，どのようなものであろうか．それは，「看護職者が患者に見合うよりよい看護を実践する上での普遍的な規範である」といえよう．したがって，看護職者の職業倫理は看護実践における行動規範となるという関係にある．さらに，近年の生命倫理の考えは，医療従事者の一員としての看護職者にも組み込まれるべき規範であると考えられる．したがって，看護倫理は生命倫理と職業倫理を包括してその人によりよい看護行動を見出していく歩みの指標であるということができるように思う．

3 看護職者の主要な倫理的行動の基準

看護倫理という観点から上記課題について歴史的に検討していく．

3.1 20世紀前半

20世紀前半，サラ・フライ（Fry, S. T.）によると[3]，西欧では倫理的な看護師は看護上のエチケットと規定された義務に従う善良な女性であったという．看護上のエチケットには，整理整頓，時間厳守，親切さ，権威者への服従などがあげられている．履行すべき義務には，所属施設の規則厳守，自己犠牲の態度が含まれ，実際に看護師は医師や所属施設へ忠実であった．

また，日本では明治末期に出版された大関和の「実地看護法」[4]で，病人への献身，貴賤の区別なく公平に親切・慈愛をもって看病するべきことが記されている．また，看護師自体の身体を清潔に保つことや，医師の指示に従って忠実に職に従事することが記述されている．このように，日本も初期の看護教育はナイチンゲール方式で指導されたので，西欧と同様な看護倫理イメージであったようである．

したがって，初期の看護師の倫理的行動は他者に尽くす善良な女性のイメージであり，ナイチンゲール誓詞にその例をみることができる．そこで，ナイチンゲール誓詞について解説を加えておく．

(1) ナイチンゲール誓詞

ナイチンゲール誓詞は，F. ナイチンゲール（1820～1910）自身が看護職者のために記述したものではない．それは，「看護職者にも古く医師の倫理を謳ったヒポクラテスの誓いのようなものを」との願いから作成されたものである．アメリカのデトロイトにある，ハーパー病院ファランド（Farrand）看護学校校長のグレッター（Gretter, L.）夫人を委員長とする委員会によって，1893年，ヒポクラテスの誓いに準じた看護師のための誓いが作成された．これは，同年ファランド看護学校の卒業生たちによって初めて宣誓された．この誓いの命名にあたって，近代看護を築き世

界に大きな影響を与えたナイチンゲールに敬意を表して"The Nightingale Pledge"としたものである．しかしながら，日本では特に第二次世界大戦後，米国の影響を濃く受け，看護師の責任と使命や覚悟を謳いあげたものとして広く看護学校で用いられ，看護倫理を示すものとして看護基礎教育に採用された．そのナイチンゲール誓詞の原文と邦訳は以下の通りである．

表4-1　ナイチンゲール誓詞

FLORENCE　NIGHTINGALE　PLEDGE　FOR　NURSES

I solemnly pledge myself before God, and in the presence of this assembly, to pass my life in purity and to practice my profession faithfully.

I will abstain from whatever is deleterious and mischievous, and will not take or knowingly administer any harmful drug.

I will do all in my power to maintain and elevate the standard of my profession, and will hold in confidence all personal matters committed to my keeping, and all family affairs coming to my knowledge in the practice of my calling.

With loyalty will I endeavor to aid the physician in his work, and devote myself to the welfare of those committed to my care.

ナイチンゲール誓詞

われはここに集いたる人々の前に厳かに神に誓わん——
わが生涯を清く過ごし，わが任務を忠実に尽くさんことを．
われはすべて毒あるもの，害あるものをたち，
悪しき薬を用いることなく，知りつつこれをすすめざるべし．
われはわが力の限りわが任務の標準を高くせんことを努むべし．
わが任務に当たりて，取り扱える人々の私事のすべて，
わが知り得たる一家の内事のすべて，われは人にもらさざるべし．
われは心より医師を助け，わが手に託されたる人々の幸いのために，身を捧げん．

3.2　20世紀後半以後

職業として看護が実践されるようになって，各国は職業的標準を維持するために専門職団体を結成していった．看護師の国際的職能団体であるICN（国際看護師協会：International Council of Nurses）は，1899年に設立された．米国看護師協会は1911年に設立された．日本では，1929年に看護師協会を結成し，1951年に現在の保健師・助産師・看護師を含む日本看護協会（Japanese Nursing Association：JNA）という名称に変更した．

多くの国々の看護専門職団体は看護実践の倫理規定の必要性を討議してはいたが，規定を認めるようになったのは20世紀半ばになってからである．

専門職の倫理規定を設定する目的は，ラッド（Ladd, J.）[5]によれば，以下の5つがある．

① 専門職団体のメンバーに倫理的行動がとれるよう啓蒙する
② メンバーがそれぞれの仕事の道徳的側面について感受性を高める

③ 団体の統合性を定義し，実践の倫理的基準を保護するためにメンバーに一定の規則を守らせる
④ 道徳的葛藤や対立を解決するために助言する
⑤ 一般の人々が専門職団体のメンバーから何を期待できるか示す

　これらの目的は，看護のすべての倫理規定にあてはめることができるものであり，メンバーが看護実践の倫理的基準を守り，促進するために，ガイドラインを示すことである．

　国際団体としてのICNは，1953年の会議で初めて「看護師の規律（Code for Nurses）」を承認し，加盟各国に配布した．その後，1965年と1973年，2000年および2005年に改正されている．この1970年代以降の改正については，第1章と第2章ですでに検討した1970年代台頭の生命倫理とその後のナラティブ倫理学やケア倫理学の提唱と関係していると筆者はみている．ICN規定は各国の看護師の規定に大きく影響しているので，ICNと日本看護協会の看護師の倫理綱領について次に詳細に検討していく予定である．

　また，提供される看護実践の質を一定のレベル以上に保つ努力は，個々の看護者に必要であり，同時に看護専門職集団にも必要である．各国の看護師協会はそのための基準を作成し努力してきている．日本看護協会も1998年にすべての看護職に共通する看護実践の要求水準を示す「看護業務基準」を作成した．引き続き，特定臨床分野における「看護業務基準」を次々に作成・公表している．

(1) ICN
a. 看護師の倫理綱領

　ICN看護師の倫理綱領　2005年改訂版は以下の通りである．

表4-2 ICN看護師の倫理綱領（2005年改訂版）

前文
　看護師には4つの基本的責任がある．すなわち，健康を増進し，疾病を予防し，健康を回復し，苦痛を緩和することである．看護のニーズはあらゆる人々に普遍的である．
　看護には，文化的権利，自ら選択し生きる権利，尊厳を保つ権利，そして敬意のこもった対応を受ける権利などの人権を尊重することが，その本質として備わっている．看護ケアは，年齢，皮膚の色，信条，文化，障害や疾病，ジェンダー，性的指向，国籍，政治，人種，社会的地位を尊重するものであり，これらを理由に制約されるものではない．
　看護師は，個人，家族，地域社会にヘルスサービスを提供し，自己が提供するサービスと関連グループが提供するサービスの調整をはかる．

倫理綱領
　「ICN看護師の倫理綱領」には，4つの基本領域が設けられており，それぞれにおいて倫理的行為の基準が示されている．

倫理綱領の基本領域
1. 看護師と人々
・看護師の専門職としての第一義的な責任は，看護を必要とする人々に対して存在する．
・看護師は，看護を提供するに際し，個人，家族および地域社会の人権，価値観，習慣および精神的信念が尊重されるような環境の実現を促す．

- 看護師は，個人がケアや治療に同意する上で，十分な情報を確実に得られるようにする．
- 看護師は，他人の個人情報を守秘し，これを共有する場合には適切な判断に基づいて行う．
- 看護師は，一般社会の人々（とくに弱い立場にある人々）の健康上のニーズおよび社会的ニーズを満たすための行動を起こし，支援する責任を社会と分かち合う．
- 看護師はさらに，自然環境を枯渇，汚染，劣化および破壊から保護し，維持する責任を社会と分かち合う．

2. 看護師と実践
- 看護師は，看護業務および継続的学習による能力の維持に関して，個人として責任と責務を有する．
- 看護師は，自己の健康を維持し，ケアを提供する能力が損なわれないようにする．
- 看護師は，責任を引き受け，または他へ委譲する場合，自己および相手の能力を正しく判断する．
- 看護師はいかなるときも，看護職の信望を高めて社会の信頼を得るように，個人としての品行を常に高く維持する．
- 看護師は，ケアを提供する際に，テクノロジーと科学の進歩が人々の安全，尊厳および権利を脅かすことなく，これらと共存することを保証する．

3. 看護師と看護専門職
- 看護師は，看護実践，看護管理，看護研究および看護教育の望ましい基準を設定し実施することに主要な役割を果たす．
- 看護師は，研究に基づき，看護の中核となる専門的知識の開発に積極的に取り組む．
- 看護師は，その専門職組織を通じて活動することにより，看護における安全で正当な社会的経済的労働条件の確立と維持に参画する．

4. 看護師と協働者
- 看護師は，看護および他分野の協働者と協力関係を維持する．
- 看護師は，個人，家族および地域社会の健康が協働者あるいは他の者によって危険にさらされているときは，それらの人々や地域社会を安全に保護するために適切な措置をとる．

（日本看護協会ホームページより転載，©2006 by ICN – International Council of Nurses, 3, place Jean-Macceau, 1201 Geneva (Switzerland)）

倫理綱領前文に示す通り，看護への要求は世界普遍であるとの考えで，看護師の基本的責任を健康の増進，疾病の予防，健康の回復，苦痛の緩和の4つとしている．そして，看護の本質には生きる権利，尊厳を保つ権利，敬意のこもった対応を受ける権利が備わっているとし，それは年齢，皮膚の色，信条，文化，障害や疾病，ジェンダー，国籍，政治，人種，社会的地位などの理由で制約されるものではないことを謳っている．

倫理綱領自体は，看護師と人々，看護師と実践，看護師と専門職，看護師と協働者からなる4つの基本領域が設けられており，それぞれについて倫理的行為の基準が示されている．また，ICN看護師の倫理綱領の活用方法も看護師の基本的責任と領域ごとに記述されたものが提出されている．なお，この基本的責任については別の章でさらに詳細に検討される予定である．

b. 看護研究のための倫理のガイドライン

1996年に出された「看護研究のための倫理のガイドライン」には，研究を導き研究実施の倫理規約を策定する指針となる原則を6つあげている．それは「善行，無害，忠誠，正義，真実，

守秘」である.また,被験者の権利として,①危害を加えられない権利,②全面的な情報開示を受ける権利,③自己決定の権利,④プライバシーおよび匿名性,秘密が保護される権利の4つがあがっている.

これらは,すべてこれまで研究の倫理として公表されてきた倫理原則や倫理的配慮が含まれたものとなっている.このガイドラインは2003年に改訂され,「看護研究のための倫理指針」として巻末の付録に収録しているので,参照いただきたい.

(2) 日本看護協会
a. 看護者の倫理綱領

日本看護協会(JNA)は,1988年「看護師の倫理規定」を作成した.その後,2003年に改正し,以下に示す「看護者の倫理綱領」として提出している.

表4-3 看護者の倫理綱領(2003年改正)

前文
　人々は,人間としての尊厳を維持し,健康で幸福であることを願っている.看護は,このような人間の普遍的なニーズに応え,人々の健康な生活の実現に貢献することを使命としている.
　看護は,あらゆる年代の個人,家族,集団,地域社会を対象とし,健康の保持増進,疾病の予防,健康の回復,苦痛の緩和を行い,生涯を通してその最期まで,その人らしく生を全うできるように援助を行うことを目的としている.
　看護者は,看護職の免許によって看護を実践する権限を与えられた者であり,その社会的な責務を果たすため,看護の実践にあたっては,人々の生きる権利,尊厳を保つ権利,敬意のこもった看護を受ける権利,平等な看護を受ける権利などの人権を尊重することが求められる.
　日本看護協会の『看護者の倫理綱領』は,病院,地域,学校,教育・研究機関,行政機関など,あらゆる場で実践を行う看護者を対象とした行動指針であり,自己の実践を振り返る際の基盤を提供するものである.また,看護の実践について専門職として引き受ける責任の範囲を,社会に対して明示するものである.

条文
1. 看護者は,人間の生命,人間としての尊厳及び権利を尊重する.
2. 看護者は,国籍,人種・民族,宗教,信条,年齢,性別及び性的指向,社会的地位,経済的状態,ライフスタイル,健康問題の性質にかかわらず,対象となる人々に平等に看護を提供する.
3. 看護者は,対象となる人々との間に信頼関係を築き,その信頼関係に基づいて看護を提供する.
4. 看護者は,人々の知る権利及び自己決定の権利を尊重し,その権利を擁護する.
5. 看護者は,守秘義務を遵守し,個人情報の保護に努めるとともに,これを他者と共有する場合は適切な判断のもとに行う.
6. 看護者は,対象となる人々への看護が阻害されているときや危険にさらされているときは,人々を保護し安全を確保する.
7. 看護者は,自己の責任と能力を的確に認識し,実施した看護について個人としての責

任をもつ．
8. 看護者は，常に，個人の責任として継続学習による能力の維持・開発に努める．
9. 看護者は，他の看護者及び保健医療福祉関係者とともに協働して看護を提供する．
10. 看護者は，より質の高い看護を行うために，看護実践，看護管理，看護教育，看護研究の望ましい基準を設定し，実施する．
11. 看護者は，研究や実践を通して，専門的知識・技術の創造と開発に努め，看護学の発展に寄与する．
12. 看護者は，より質の高い看護を行うために，看護者自身の心身の健康の保持増進に努める．
13. 看護者は，社会の人々の信頼を得るように，個人としての品行を常に高く維持する．
14. 看護者は，人々がよりよい健康を獲得していくために，環境の問題について社会と責任を共有する．
15. 看護者は，専門職組織を通じて，看護の質を高めるための制度の確立に参画し，よりよい社会づくりに貢献する．

(日本看護協会ホームページより転載)

　これには，詳細な解説が加えられているので，具体的な検討の際に参考になるであろう．前文にある通り，この倫理綱領はあらゆる場で実践を行う看護者の行動指針となり，また社会に対して看護職の責務の範囲を示すことをねらっている．国際的には，看護職者は看護師・保健師・助産師を含めて解釈されるので，看護者という表現にはこれら三者を包含していると解釈してよいであろう．
　2003年版は，前述の「ICN看護師の倫理綱領　2000年版」をふまえて検討し，提出された．そのため，ICNに記述されている看護の特性を，「人間としての尊厳を維持し，健康で幸福であることを願う人間の普遍的ニーズに応え，人々の健康な生活の実現に貢献することを使命」と表現している．また，ICNの倫理綱領にある看護師の4つの基本的責務を看護の目的として前文で謳い，さらに平等な人権の尊重を同様に看護者に求めている．
　条文は15条からなり，ICNの倫理綱領にある重要な記述が包含されている．人間としての尊厳および権利の尊重（第1条），人々に平等に看護を行うこと（第2条），知る権利や自己決定権の尊重（第4条），守秘義務や個人情報の保護（第5条），保護と安全の確保（第6条）など今日の生命倫理原則が表明されている．さらに専門職者として，実施した看護に個人として責任を負うこと（第7条），さらに個人の責任において専門的能力を向上させる学習や研究（第8条）を看護者の義務としている．

　このように見てくると，ICNも日本看護協会のものも，ともに専門職意識が高く表明された倫理綱領といえるように思う．したがって，これらはともに看護専門職者倫理綱領であるととらえることができよう．そこで，参考のために2002年に提出された大学基準協会の報告「期待される看護専門職像」を提出しておく．

表4-4　看護専門職に期待される像（2002年）

1. 看護専門職にあるものは，多様にしかも急速に変化しつつある社会状況を認識し，生涯を通して最新の知識，技術を習得しつづける．

また，未知の課題に対しては，自ら幅広く多様な情報を収集し，創造的・積極的にその解決に向けて取り組む．
　特に，看護学の研究を志すものは，人々がより健康で自己実現への方向づけができるように，独創性豊かな研究を展開し，医療や看護学の発展に貢献する．
2. 看護専門職にあるものは，医療全般にわたり広い視野と高い見識をもつ．
　すなわち，看護学の基礎を確実に修得し，科学的・倫理的判断のもとに適切なケアを行う．看護専門職にあるものは，その対象者の身体的・精神的・社会的側面ばかりではなく，その人や人々の生活習慣や生活環境など対象者の日常生活全体をその視野の中に含めながら看護をアセスメントする．そして，そのアセスメントをもとにケアを行う．
3. 看護専門職にあるものは，最新の知識，技術を習得するばかりでなく，人間性豊かで暖かく，生命に対して深い畏敬の念をもつ．対象者や家族についてよく理解しながら，対象者が自立して自己表現できるように援助する．
4. 看護専門職にあるものは，一人の専門職として社会的責任を自覚する．また，その社会が求める建設的発展に対して積極的に貢献する．
5. 看護専門職にあるものは，他の医療従事者等と連携をとりながら看護の役割を分担する．そして，必要に応じ，そのチームのリーダーとして活躍する．
　　　　　　　　　　　（ここでいう看護専門職とは，看護師，保健師，助産師を含める）

（大学基準協会編集（2002）21世紀の看護学教育，大学基準協会資料第56号，大学基準協会）

b. 看護研究における倫理指針

　日本看護協会も2004年「看護研究のための倫理指針」を公表した．作成にあたってはこれまでのICNや本協会の倫理関係発行物，および厚生労働省の「臨床研究における倫理指針」との整合性が確認されている．極めて長文であり詳細な記述であるので，本文中には原文を提出せず，資料としてまとめていく．
　倫理の原則は，前出の本協会「看護者の倫理綱領」に準じるとし，実践上の倫理的概念であるアドボカシー，アカウンタビリティ（責務），協働，ケアリングに則った看護が期待されている．また，看護ケアが実施されている場における研究に対する倫理的配慮では，善行（無害），人間としての尊厳の尊重，誠実，公正，真実性，機密保持の倫理原則のみならず，前出の実践上の倫理的概念に準拠することが必須であるとしている．ケアの場における倫理的配慮が重視されている．

4 現代における看護の倫理的理論と原則

　すでに第1章で検討してきたように，伝統的倫理理論は功利主義[*1]，義務論[*2]，徳の理論[*3]など

[*1] 功利主義：功利の善悪をその結果によって判断する結果主義の道徳理論．最善の結果は，最大多数に最大の幸福と利益がもたらされることである．
[*2] 義務論：行為の善悪は，それが本質的に正しいものであるか，義務としてなすべきことを行っているか，ということによって判断される．もたらされる結果は問題にならない．
[*3] 徳の理論：徳を重視する道徳理論．善に向かわせる性質と悪に向かわせる性質を問題にする．

があった．この伝統的理論に息吹を吹き込むものが近年いくつか提出されてきた．それらのねらいは，伝統的理論をさらに発展させ，省みられなかった側面に目を向け，抽象的なものから具体的問題に光を当てることであった．それらには生命倫理の道徳理論である原則主義，ナラティブ，そしてケアの倫理などがある．これらについてそれぞれの理論ごとに原則や概念も詳述していく．

4.1 原則主義

　原則主義は，原則（principle）を中心とする道徳理論をいう．原則とは，広範囲なものに適用される規則または規範である．「子どもに嘘をついてはならない」ということは特定の行動と特定の対象に適用される規則であるが，「自律性尊重」はすべての自律的な人と行動に適用される基本的原則である．

　特に1970年代以後，現代の看護倫理原則や概念に大きく影響を与えてきたのは，第2章で検討した生命倫理である．その道徳理論は原則主義として知られている．1970年代から80年代にかけていくつかの文書や出版があるが，その中で文書としてはベルモント報告（National Commission for the Protection of Human Subjects of Biomedical and Behavioral Research 1979）がある．これは，人間を対象とする研究を規制する基本的原則を明らかにしたものである．著作としては，ビーチャムとチルドレス（Beauchamp, T. L. & Childress, J. F.）の「生命医学倫理（The Principles of Biomedical Ethics 1979）」が著名であり，原則主義の模範とされている．この原則主義（PBEモデル）は長期にわたる批判に耐えて内容を修正更新させており，現在では実情に即したものになっている．PBEモデルの4つの原則は以下のものである．

　① 自律性尊重の原則は，患者の考え，選択，行動を尊重すること
　② 無危害の原則は，患者に危害を与えないこと
　③ 仁恵の原則は，患者の幸福や利益になるよう行動すること
　④ 正義の原則は，担当患者を平等に扱うこと，資源を公平に配分すること

　彼らによれば，これら原則は伝統的理論や古くからの倫理綱領をふまえたものであり，伝統や個人的好みや文化を超えた共通道徳であり，普遍的なものである．看護者にこれら原則を義務づけるが，この基本的原則だけでなく，特定の倫理的状況の独自性も考慮に入れた意思決定の方法を提示している．

　行為の価値を決める直接の意思決定方法はまず，この4原則に基づいた倫理規則にかなうものかどうかを判断することである．例えば，看護者が看護計画について患者に説明するのは「自律性尊重の原則」に基づく「真実の告知」という倫理規則に従っているのである．しかし，看護者は原則同士が衝突する場面に遭遇し，困惑することがよくある．その場合はアプリオリに優先する原則はなく，コンテクスト（状況）に合わせてそれぞれの原則を検討し，背景にある共通道徳を基にして，諸原則や判断の間の妥当な均衡を考えていく．

　この均衡をはかるプロセスを「反省的均衡のプロセス」とよぶ．このプロセスには，具体的な状況の把握と，原則や規則などの比較，吟味，修正が必要である．原則や価値観の衝突を解消し，それらを整合的な集合にまとめることをめざす．したがって，このやり方は看護過程などの科学的プロセスと似ており，反省と経験に基づいて，妥当と思われる考え方と起こり得る結果を想定し，受け入れ，退け，修正するのである．また，科学が理論的一貫性と統一性をめざすように，この反省的均衡も個人のさまざまな考えと普遍的な原則の考えの統合をめざしている．

　さらに，PBEモデルは4つの原則を分析・検討し，真実の告知，秘密の保持，インフォーム

ドコンセント (informed consent) などの規則も含めている．ちなみにインフォームドコンセントについては，すでに第2章で詳細に検討されている．それは受ける治療や参加する研究に関する情報を与えられた上で，自由に同意する倫理的・法的・実際的手順をいう．

看護においては，原則主義はICNの倫理綱領の基準にかなっている，倫理的意思決定の枠組みを提供する，看護問題解決に用いることができる，異なる観点から倫理問題を看護者に考えさせるなどの点で肯定的にとらえられている．

4.2 ナラティヴ倫理学 (Narrative Ethics)

原則主義が知られるにつれて，次第に別の方法が提起されるようになった．その1つがナラティヴ倫理学である．それは，人々に固有の物語＝ナラティヴ[*4]を重視する道徳論であり，道徳問題の個別性と独自性に注目し，ナラティヴの反省的均衡をはかることによって問題を解決していく．もともと文学批評や哲学の領域に由来する概念や方法だが，人類学や他の学問領域でも使用されるにつれて，医療の領域でも，個人の物語やナラティヴ個々の生活の質的データを伝える手段であるとみるようになった．ナラティヴ倫理学は，1980年代末頃から種々多岐にわたって提起されてきたが，まだ規範的解説書はみあたらない．

ナラティヴの観点では，人々の生活をナラティヴとして理解し，それをナラティヴの方法論を用いて読み取り，解釈することによって，人々の生活をよりよく理解し，彼らが道徳的主体として成長していくことを理解するのである．

ナラティヴ倫理学者ブローディ (Brody, H.) は，あるできごとはばらばらに起こった関連のないできごとではなく，進行したナラティヴの一部とみなすことによって理解できると考えている．行動は個人の生の物語の中で初めて意味があるので，その人から切り離して一般的規則で考えることはできないのである．

したがって，個人の物語を検討するのは原則主義に似ているが，4つの原則に代わって優先されるのは一人称のナラティヴである．それはナラティヴの反省的均衡のプロセスによって修正や変更を受ける．そのプロセスでは，問題解決に関与するすべての人の多様な物語が語られ，話し合われる．例えば，患者，家族，医師，看護師など医療関係者，福祉関係者，友人など，すべてがそれぞれの物語を持ち寄って話し合うのである．そして，最終的にあらわれる生の物語を「生の結実」とよんでいる．そして，ナラティヴ倫理学が重視するのは，原則主義のように統一することではなく，むしろ特定の状況がもつ意味の多様性を受け入れることである．

4.3 ケアの倫理

ケアの倫理は，ナラティヴと同様原則主義に対するいま1つの方法として，1980年代頃から提唱されてきたものである．これは伝統的な義務論や功利主義，原則主義を退け，コンテクストを重視し，個別性，関係性，相互依存，感情を道徳問題の中心に据えている．ケアについては，第1章でメイヤロフのケア論が詳細に論じられているので振り返っていただきたい．ケアの倫理の礎を築いたキャロル・ギリガン (Gilligan, C. 1982, 1987) についても，第1章で詳しく述べられているので，今一度見ていただきたい．

ギリガン (1982) は．男性と女性の両者を対象とした実証的研究から，当時広く受け入れられていた自分の師であるローレンス・コールバーグ (Kohlberg, L.) の道徳性の発達に関する理

[*4] narrative：話，叙述，物語をいう．

論は，男性のみを対象とした研究から導かれているので限界があり，核心部分に問題があると考えた．彼女の研究では，主として女性たちがケアの倫理で倫理問題を解決していることを示している．そして，コールバーグの道徳的推論を正義の観点からだけで推論することを批判し，正義の見方は1つの見方に過ぎず，もう1つの声である「ケアの倫理」を取り入れる必要を主張した．

正義の倫理が，自己と他者の相反する主張を平等と公正の基準に照らして考えるものとすれば，ケアの倫理は，人間関係のコンテクストの中で問題を捉えていく．つまり，ケアの倫理においては，道徳的主体としての自己は自他のニーズを認識して，それに応えるものであり，道徳問題は何が正しいかではなく，「ニーズにどう応えるか」というものである（Gilligan, 1987：23）．

ケアの倫理でまず優先するのは，かかわりのない他者の見解ではなく，当事者たちの見解である．重要視するのは，客観的に考える知的能力ではなく，相互依存関係によって価値が形成される人間関係である．その関係の中で示される同情，共感，親切，世話などが評価される．したがって看護界では，この倫理は看護が従来から実施してきたケアや世話を重視するので，ワトソン（Watson, J. 1988），フライ，ジョンストン（Fry, S. T. & Johnstone, M.-J. 2002）ら多くの看護倫理学者に受け入れられている．ケアの倫理の利点として，ドゥーリー（Dooley, D. 2005）らは次の6つをあげている[6]．

① 他の道徳理論が無視する人々の人間関係や脆弱性などに注目
② 特定状況下の人間の個別的ニーズに注意
③ 女性の経験を重視
④ 伝統的女性の美徳—例えば人の世話や共感を認める
⑤ 他人の福利を積極的にはかることの重要性を認める
⑥ 道徳における感情の役割を認める

しかしながら，懸念も多く，クーゼ（Kuhse, H. 1997）はケアの倫理を看護倫理の中心におくことに対して強く批判している一人であるが，その理由としてそれが道徳的原則をもたず，問題を解決するための十分な根拠になり得ないからであるとする．

4.4 フェミニズム倫理学

フェミニズム倫理学はフェミニズム理論を倫理学の分析に取り入れたものであり，ジェンダーがもつ意味とジェンダーによる視点の違いを強調し，個人的・社会的な力の差異に注目する．ちなみに，ジェンダーとは社会的・文化的に形成される性別をいう．したがって，フェミニズムの視点から義務論，功利主義，原則主義などの伝統的道徳理論，さらにケア倫理学についても批判する．論者によって幾分異なるが，共通しているのは性差別のある社会における女性の過少評価と無力化についての懸念やその状況を変えようとする姿勢である．近年は女性に関する差別だけでなく，年齢，人種，階級，性的趣向などに基づく抑圧や差別にも批判の目が向けられている．

フェミニズム哲学者ウォーカー（Walker, M. 1998）は，意思決定のための客観的基準はないとし，コンテクストに基づく方法を提案している．彼女にとって道徳は規則ではなく，「社会に根ざしたプロセスとしての道徳」である．あり方や行動はコンテクストによって決まるのである．このプロセスで，重要なことは何か，意思決定の責任は誰にあるか，意思決定に参加するのは誰か，ということが決められるのである．

ピーターとリアシェンコら（Peter, E. & Liaschenko, J. 2003）は，ウォーカーの考えは看護者たちに自分たちの考えを主張するのを助けると考えている．このように，力関係やヒエラル

キーのある医療現場では，医師-看護者や医師-クライエント関係のパターナリズム[*5]に象徴されるように，意思決定に看護者は参加しにくい現状があるため，フェミニズム倫理学を看護倫理の発展にとって非常に重要な理論と考える人々もいる．

4.5 看護実践に関連する倫理的概念

　看護倫理学者であるサラ・フライ（1994）は，倫理原則を善行と無害，正義，自律，誠実，忠誠などの「道徳的意思決定と道徳的行為のガイド」[7]と考えている．他方，倫理的概念については「倫理的責任についての情意的イメージや理想，抽象的思考」[8]と定義し，看護実践に関連する倫理的概念としての合意が得られているとして，アドボカシー，責務，協力，ケアリングなどをあげている．

　サラ・フライの看護倫理は，ICN専門職委員会との仕事の成果であるとともに，ICNから出版されているため，広く看護専門職に知られ，実践のガイドとなっている．倫理的概念についてもサラ流のとらえ方が行き渡っているので，ここで概説しておく．

(1) ケアリング（caring）

　ケアリングは，近年クライエント-看護者関係を重視する多くの看護学者の間では，クライエント-看護者関係の特徴の中心となる道徳的概念であり，ケアリング行動は看護者の役割の中で基本的なものと考えられている．そのため，クライエントの人間としての尊厳を守り向上させることから，看護倫理の道徳的基盤ととらえられている．

　ケア（care）は，本来"sorrow（悲しみ）"や"complaint（訴え，泣き言）"を語源とする言葉である．ごく一般的な英和辞書では，"care"は次のように記述されている．

　第1の意味：心配，不安，気がかり
　第2の意味：看護，管理
　第3の意味：心配の種，関心の対象

　語源から推察できるように，ケアは「悲しみや不安のある人に対して注意を向け，その悲しみや不安を思いやって，感情を込めて何らかの手をさしのべる形である」．手をさしのべる形は多様に表現されるが，そばにいる，介添えをする，話を聞く，あるいは危険を防止するなどさまざまな手段があろう．

　クルーター（Kreuter, E. R.）は，ケアを「同情心をこめて，優しさと思いやりをこめて，人が必要とし望んでいることを与えること」[9]であるという．つまり，ケアは思いやりをこめていたわる，あるいは癒しをするという意味がこめられた行為であるということができよう．

　一般的に看護実践を看護ケア（nursing care）といっているが，看護ケアは「思いやりをこめてクライエントの可能性を助長させる癒しである」ということができる．近年，このケアという概念に着目してケアリング（caring）という概念が使用されてきていることは前述の通りである．

　文化ケアを提唱しているレイニンガー（Leininger, M. M. 1991）は，ケアリングについて，人間の健康に直接的関係があると主張し，次のように記述している．

　「ケアリングは，人の状態や生活の仕方を改良・改善させたり，死と立ち向かわせるために，明らかにニードのある，またはニードがあると予想される他の個人や集団を助け，支援し，それができるようにすることに向けられた行為や活動をさす」[10]

[*5] パターナリズム：paternalism 本人の自己決定権を認めず，本人のためという名目で本人に代わって決定を下し，その決定にしたがわせること．

また，ベナー（Benner, P. 1989）らはケアリングについて，「他の人たちがその人たちのもつ世界でどのように体験しているかということに関心をもつような関係」[11]と定義している．
　看護倫理の立場からのものとして，前述のサラ・フライ（2008）のケアリングに関する定義は次の通りである．
　「他者との関係の1つで，どのようにその人々が彼らの世界を経験しているかについて関心を示すこと．健康や安寧，他者の人間としての尊厳を温存したり，保護したりする行動によって表現される．他者との特別な関係（母/子，看護者/患者など）の個人の道徳的責務／責任」[12]
　なお，ケアリングの体験についての研究で，かかわりとしてのケアリングには，フォレスト（Forrest, D. 1989）によると次の4タイプがあることが確認されている[13]．
① クライエントのためにそこにいる
② クライエントを尊重する，
③ クライエントのためにクライエントとともに感じる
④ クライエントと緊密になる

(2) アドボカシー（advocacy）

　アドボカシーは，一般に「権利擁護・代弁」と訳されている．本来特定集団のために権利擁護を主張するという意味である．現在では，個人，集団，地域社会などが個々人の生き方に合った計画やシステムにより自分らしく生きていく力を高めるための支援であり，看護職者の道徳的概念であると考えられている．
　特に法的・社会的権利に関する諸問題において，侵害されている権利性の明確化やその権利性を侵害する阻害要因との対決を支援する．同時にそれら問題を解決する力や，さまざまな支援を活用する力を高めるための総合的支援方法や技術ということができる．
　活動の内容は，従来の単なる反対運動や要求運動とは異なり，調査研究や理論に基づき，体系的具体的な政策や対策として提案するという特徴がある．実際には次のような活動を含む．
① その分野の情報を集め，発信する
② 問題の所在について調査・研究する
③ 活動団体や人をネットワークして連係をはかる
④ 提言や対策をまとめて政策として提案する
⑤ メディアを通じてキャンペーンをはる
　具体的には，ジェンダー問題，人権問題，環境保護，国際協力などの問題解決のために努力している人や集団を支援し，その主張や利益を代弁し，問題提起するなどの活動が実施されている．
　前出の倫理学者サラ・フライは，アドボカシーについて「重要な理由によって能動的に支援すること．ある人の代わりに話すこと」[14]と定義している．サラ・フライ（2008）によると，文献に見られるアドボカシーの解釈には3通りみられるとして，看護者アドボカシーモデルを提出している．1つの解釈は，「権利擁護モデル」であり，ヘルスケアシステムの中で看護者をクライエントの権利を守る人ととらえている．第2の解釈は「価値による決定モデル」であり，これはクライエントが，自分の価値観や生活スタイルにそって，自分のニーズや関心事について選択できるようあるいは話せるように助ける人として看護者をとらえている．そして第3の解釈は，「人として尊重するモデル」であり，それはクライエントを尊敬に値する一人の人間とみなす．
　看護者アドボカシーモデルはこれら解釈を包含し，代理人としての看護者はまずクライエントの基本的人権を考え，次いでクライエントの人間としての尊厳，プライバシー，選択を守るために活動する．クライエントが選択できない場合は，病気の前にいっていたあるいは家族や

代わりに決定する者がいうクライエントの福利について代弁する．クライエントの福利について言うことができる人がいない場合は，看護者はできるかぎりの看護能力を使って，クライエントにとって最もよいと考えられることを実施する．看護者はクライエントが病気の間，重要な人間としての価値が守られるよう責任を実施する．この重要な代理人としての役割を行うことは看護者の責務と考えられている．

(3) 責務 (accountability)

一般的にaccountは，「金銭の勘定」などの意味で使用している．岩波英和辞典をひもとくと，①説明的記述，記事，話，②理由，根拠，動機，③考慮，④評価，価値，それから利益，勘定書，責任，申し開きなど，多数記述されている．また，accountableは，①責任がある，②説明のつく，となっている．accountabilityは，その名詞形である．したがって，責任があること，説明がつくことである．

振り返れば，筆者が看護において責務（accountability）という言葉を初めて聞いたのは，日本で初めて開催されたICN東京大会においてである．その際に次期会長がキーワードとして選択された言葉が責務であった．筆者らは責任（responsibility）と責務とは異なることをこの時点で学んだものであった．そして，単純にresponsibilityは実施責任であり，accountabilityは結果責任と長い間解釈していたように思う．

では，看護倫理では責務をどのように解釈しているであろうか．サラ・フライ（1994）は，「個人が引き受けているある役割に関連する責任．あるいは行ったことのためにその人が対応できること．公的な基準／規定に従って根拠や説明をすることを含む」[15]と定義している．したがって，役割における責任をもち，説明できることが必要であろう．

看護実践の法的責務は，看護者（保健師・助産師・看護師）の免許と業務に関する法律で特定されている．ちなみに日本では看護者に関する基本法は「保健師助産師看護師法」であり，それには免許は次の4種があり，各業務としては以下のことが規定されている．

　　保健師：保健指導に従事
　　助産師：助産または妊婦・褥婦もしくは新生児の保健指導
　　看護師：傷病者もしくは褥婦に対する療養上の世話または診療の補助
　　准看護師：医師・歯科医師・看護師の指示を受けて傷病者もしくは褥婦に対する療養上の世話または診療の補助

また，看護実践の道徳的責務は看護専門職団体であるICNの「看護師の倫理綱領」や，そのメンバーである日本看護協会（JNA）などの倫理綱領や業務基準によって特定される．

「ICN看護師の倫理綱領」（2005）では，前文に看護師には4つの基本的責任があるとし，それらは健康の増進，疾病の予防，健康の回復，苦痛の緩和をすることであると明確に述べている．この規律が社会の価値やニーズを基本とした活動のガイドになると解釈し，看護実践にかかわる次の4つの基本的領域を設け，それぞれにおいて倫理的行為の基準が示されている．

① 看護師と人々
② 看護師と実践
③ 看護師と看護専門職
④ 看護師と共働者

このICNの「看護師の倫理綱領」に基づき，日本看護協会（2003）も「看護者の倫理綱領」を公表したことは前述した通りである．これら両者はすでに全文を提出しているので詳細はご覧頂きたい．

日本看護協会も看護の目的としてICN同様，健康の増進，疾病の予防，健康の回復，苦痛の緩

和を行い，その人らしく生をまっとうできるよう援助を行うとしている．そして，実践にあたっては人々の生きる権利，尊厳を保つ権利，敬意のこもった看護を受ける権利，平等な看護を受ける権利などの，人権を尊重することを求めている．

(4) 協力 (cooperation)

　協力は一般には力を合わせることである．ウェブスターの英語辞典によれば，cooperationは「2人以上の者が同じ目的のために協同して物事にあたること」をいう．サラ・フライ（1994）は，「物事を獲得したり，達成したりするために他者と協調したり相互的に行動したり能動的に参加することを含む概念」[16]と定義している．

　協力という概念は，ICNの「看護師の倫理綱領」や日本看護協会の「看護者の倫理綱領」に含められており，看護実践の道徳的概念として広く受け入れられている．例えば，ICNの「看護師の倫理綱領」には，前述の通り看護師と協働者という領域があり，以下の2つが記述されている．

- 看護師は，看護および他分野の協働者と協力関係を維持する
- 看護師は，個人に対するケアが協働者あるいは他の者によって危険にさらされているときは，その人を安全に保護するために適切な処置をとる

　また，日本看護協会の「看護者の倫理綱領」にもICNのこの2項目が記述されているので，綱領をみていただきたい．

　現実に看護の実践は，ヘルスケアチームの中でお互いの専門職分野を尊重しながら，クライエントの健康と福祉の向上のために共通の目的をもって協力・協調しながらともに仕事をすすめている．また，看護チームの中でも個々の看護者は共通の看護目標をめざして協力・協調して実践している．協力は相互に支え合うネットワークや緊密な仕事上の関係を強力なものにし，ひいては看護者や他の医療従事者を患者ケアの向上という目標に向けて結集させていくのに役立つ．したがって，アドボカシーや責務などともに，協力は看護者が専門職として実践する上で必須なものであり，クライエントをよりよい状態に保つ上で不可欠なものである．

引 用 文 献

1) 梅原猛，藤原正彦　対談「子供たちの教育」，2008年4月11日，読売新聞紙上．
2) 浅田彰「二項対立をずらす哲学」，2008年4月30日，読売新聞紙上．
3) サラ・T. フライ，メガン-ジェーン・ジョンストン著，片田範子，山本あい子訳（2010）看護実践の倫理：倫理的意思決定のためのガイド　第3版，p. 66，日本看護協会．
4) 大関和（1974）実地看護法　覆刻版，医学書院．
5) Ladd, J. (1980) The quest for a code of professional ethics: An intellectual and moral confusion. In Chafer, Chalk, R., Frankel, M.S., Chafer, S.B. (eds.), AAAS professional ethics project: Professional ethics activities in the scientific and engineering societies., pp. 154-159. Washington, D.C.: American Association for the Advancement of Science.
6) D. ドゥーリー，J. マッカーシー著，坂川雅子訳（2007）看護倫理3，p. 448，みすず書房
7) 前掲書3) 第3版，p. 28.
8) 前掲書3) 第3版，p. 272.
9) E. R. クルーター，V. ヘンダーソンほか著，稲田八重子ほか訳，綜合看護編集部編（1996）新版・看護の本質　よい看護ケアとは，pp. 151-161，現代社．
10) Leininger, M. M. (1991) The theory of culture care diversity and universality., in Leininger, M.M.,

Culture Care diversity and universality., p. 46, National League for Nursing.
11) Benner, P., Wrubel, J. (1989) The primacy of caring: Stress and coping in health and illness., Menlo Park, California: Addison-Wesley.
12) 前掲書3) 第3版, p. 268.
13) Forrest, D. (1989) The experience of caring., J. Adv Nurs, 14 (10), pp. 815-823.
14) 前掲書3) 第3版, p. 267.
15) 前掲書3) 第3版, p. 269.
16) 前掲書3) 第3版, p. 268.

参 考 文 献

1. T. L. ビーチャム, J. F. チルドレス著, 永安幸正, 立木教夫監訳 (1997) 生命医学倫理, 成文堂.
2. Brody, H. (1987) Stories of sickness., New Haven: Yale Univ. Press.
3. D. ドゥーリー, J. マッカーシー著, 坂川雅子訳 (2007) 看護倫理3, みすず書房.
4. サラ・T. フライ, メガン-ジェーン・ジョンストン著, 片田範子, 山本あい子訳 (2010) 看護実践の倫理 倫理的意思決定のためのガイド 第3版, 日本看護協会.
5. Fry, S. T., Johnstone, M.-J. (2002, 2008) Ethics in nursing practice: A guide to ethical decision making, Geneva: ICN.
6. Kohlberg, L. (1981) The philosophy of moral development., San Francisco: Harper & Row.
7. Kuhse, H. (1997) Caring: nurses, women and ethics., Oxford: Blackwell.
8. The National Commission for the Protection of Human Subjects of Biomedical and Behavioral Research (1979) Belmont Report., Washington DC: Government Printing Office.
9. Peter, E., Liaschenko, J. (2003) Whose morality is it anyway? Thoughts on the work of Margaret Urban Walker., Nurs philos, 4 (3), pp. 259-262.
10. 梅原猛 (2007) 梅原猛の授業 道徳, 朝日新聞社.
11. 梅原猛 (2007) 梅原猛の授業 仏教, 朝日新聞社.
12. Watson, J. (1988) Nursing: Human science and human care., New York: NLN Press.
13. Walker, M. U. (1998) Moral understandings., London: Routledge.
14. Gilligan, C. (1993) In a different voice, Cambridge., MA: Harvard University, Press/キャロル・ギリガン著, 岩男寿美子監訳 (1986) もうひとつの声, 川島書店.

第5章
看護過程における倫理的問題

はじめに

　クライエント個々に対する一連の看護実践過程は，つまりは個々のクライエントに対する看護過程であるということができる．その看護過程ではつねに看護者の倫理的判断をともなっていることはいうまでもない．そこで，看護過程について詳述した上で，倫理的判断の重要性と倫理的問題についていくつかの考察を加えたい．

1 看護過程とは何か

　看護過程は英語の"nursing process"の邦訳である．1950年代頃から米国では，看護はprocess（過程）であるとの考え方から端を発した用語である．processとは，もともと進歩や変化していくコースを意味する．看護を行う工程，つまり看護者が看護をする一連のステップをいう．端的にいえば，看護実践過程の方法論である．

　看護を初めて過程として示したのは，1955年，看護とリハビリテーションのためのロブセンターを設立したリデア・ホール（Hall, L. E.）[1]であった．50年代後半からすでに看護を看護過程としてとらえていたのである．

　1959年，ジョンソンは，表5-1に示す通り，看護問題の分析過程の視点からその工程をアセスメント，決定，行為のステップとして説明した．また，オーランドは1961年看護者の行為に関する要素の視点から，患者の行動，看護者の反応，看護者の計画した行為として記述した．1963年ウィーデンバックは，患者の要請の充足に看護者のとるステップの視点から患者ニーズの確認，援助の実施，援助の評価と説明した．それ以来多くの著者はウィーデンバックと同様に，患者の要請の充足に看護者のとるステップの視点から看護過程を記述している．そのステップはアセスメント，計画，実施，評価の4段階から，今日ではアセスメント，看護診断，計画，実施，評価の5段階，そしてアセスメント，看護診断，成果目標，看護計画，実施，評価の6段階で説明されてきている．6段階のものを図5-1に示した．

　アセスメントの結論である看護診断についても，1950年，当時のコロンビア大学ティチャーズ・カレッジの看護学部長であったマクマナスが，看護独自の専門的機能の中で診断という言葉を使用していた．その「看護独自の専門的機能」は，以下のように記述されている．

表5-1　看護過程のステップの発達過程

著者	発表年	視点	ステップ
ジョンソン	1959	看護問題の分析過程	アセスメント，決定，行為
オーランド	1961	看護師の行為の要素	患者の行動，看護師の反応，看護師の患者の利益のために計画した行為
ウィーデンバック	1963	患者の要請の充足に看護師のとるステップ	患者援助ニーズの確認，援助の実施，援助の評価
ユラとウォルシュ	1967	同上	アセスメント，計画，実施，評価
ブロッコ	1974	同上	データ収集，問題の明確化，計画，評価
ロイ	1975	同上	データ収集，看護診断，看護行為の計画，実施，評価
マンディンガーとジョーロン	1975	同上	データ収集，看護診断，計画，実施，評価
ANA	1991	同上	アセスメント，診断，成果確認，計画，実施，評価

（日本看護診断学会編，松木光子（1996）看護診断，1 (1)，p. 45，医学書院より転載）

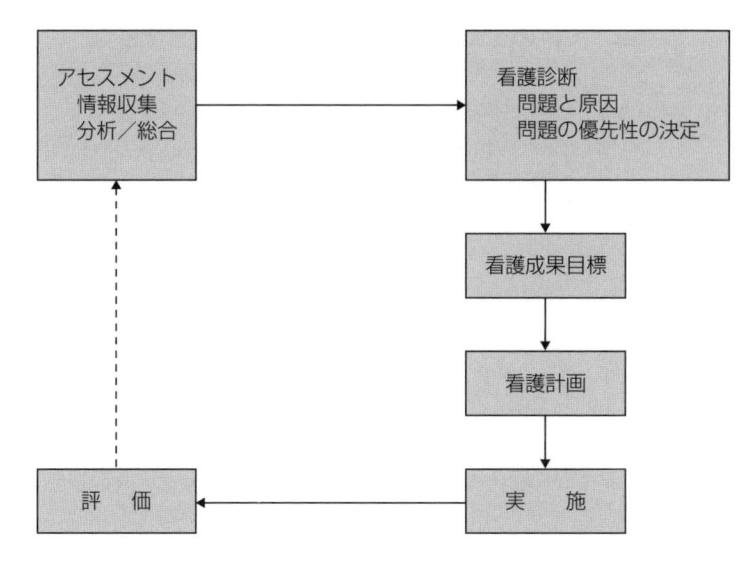

[図: 看護過程のステップを示すフローチャート。アセスメント（情報収集・分析／総合）→看護診断（問題と原因・問題の優先性の決定）→看護成果目標→看護計画→実施→評価→（アセスメントへ戻る）]

図5-1 看護過程のステップ

① 看護の問題を明確に診断し，問題の相互関連性を認識する
② 短期または長期の看護目標に照らして疾病の予防，患者の直接ケア，リハビリテーション，最良の健康状態の保持などに関する問題を解決するためにとるべき一連の看護コースを決定すること[2]

このように，この頃すでに医療過程と同様に，看護問題解決過程が看護の専門的機能と考えられ，さらに「診断」という語が使用されていた．

看護が問題解決過程に基づいた看護過程を使うのは2つの主要な理由からである．1つはクライエント中心の目標である．2つ目は，サービス指向型である科学的学問分野としての専門職の責務である．つまり，クライエント中心の看護を行うには，その人に見合う看護を熟慮するために問題解決の過程をたどり，また科学的責務のために科学的過程である問題解決過程を使用しているのである．

1973年ANA（American Nurses Association：アメリカ看護師協会）は，看護の系統的アプローチ（問題解決過程）に則った看護基準を提出した．また，1980年には社会政策声明で看護を次のように定義し，これからの方向づけを行っている．

「看護とは，現存または潜在の健康問題に対する人間の反応を診断しかつそれに対処すること」[3]

また1991年には，看護過程のステップに対応したケア基準（表5-2）を提出しているが，これは各基準に対する測定基準があるので，評価に活用できる．筆者は，診断分類，介入分類，成果分類が開発されている現在，アセスメント，看護診断，看護成果目標，看護計画，実施，評価の6段階のサイクルがこれからの看護過程と考えている．

日本看護協会も表5-3に示した看護実践の基準を1995年に提出している．これによると，問題を予知し対処する，系統的アプローチなどの表現がみられており，いずれも看護過程を考慮したものとなっている．したがって，看護実践の系統的アプローチは看護過程なのであるといえるように思う．

表5-2 ANAのケア基準（1991，アメリカ看護師協会）

基準Ⅰ．アセスメント
看護師は，クライエントの健康に関するデータを収集する．

測定基準
1. データ収集の優先順位は，クライエントの当面の状態または必要度によって決められる．
2. 関連データは，適切なアセスメント技術を用いて収集される．
3. データ収集には，妥当ならば，クライエント本人，重要他者，保健医療提供者を参加させる．
4. データ収集過程は体系的で継続している．
5. 関連データは，検索できる方式で文書化する．

基準Ⅱ．診断
看護師は，診断の決定に際しアセスメントデータを分析する．

測定基準
1. 診断はアセスメントデータから引き出される．
2. 診断は，できれば，クライエント本人，重要他者，保健医療提供者の確認を得る．
3. 診断は，期待される成果とケア計画についての決定がしやすいように文書化する．

基準Ⅲ．成果目標
看護師は，個々のクライエントに合わせて期待される成果を明確にする．

測定基準
1. 成果は診断から引き出される．
2. 成果は，測定可能な目標に基づいて文書化される．
3. 成果は，できれば，クライエントと保健医療提供者が合意のうえで公式化する．
4. 成果は，クライエントの現在の能力および潜在的能力との関連から現実に即している．
5. 成果は，クライエントが利用できる資源との関連から達成できるものである．
6. 成果には，達成に至るまでの時間的見積もりも含まれる．
7. 成果は，ケアの継続のための方向を示す．

基準Ⅳ．計画
看護師は，期待される成果を達成するため，介入を指示するケア計画を立てる．

測定基準
1. 計画は，個々のクライエントの状態や必要性に合わせて考える．
2. 計画の立案は，妥当ならば，クライエント，重要他者，保健医療提供者がともに行う．
3. 計画は現在の看護業務を反映している．
4. 計画は文書化される．
5. 計画は，ケアの連続性を配慮したものとなっている．

基準Ⅴ．実施
看護師は，ケア計画の中で確認された介入を実施する．

測定基準
1. 介入は決められたケア計画に沿っている．
2. 介入は，安全かつ適切な方法で実施される．
3. 介入は文書化される．

基準Ⅵ．評価
看護師は，成果の達成を目指すクライエントの進歩を評価する．

測定基準
1. 評価は，体系的に継続して行われる．
2. 介入に対するクライエントの反応は文書化される．
3. 介入の有効性を，成果との関連で評価する．
4. 継続中のアセスメントデータは，必要に応じて，診断，成果，ケア計画について修正するときに用いられる．

5. 診断，成果，ケア計画について修正した場合は，それを文書化する．
6. 評価過程には，妥当ならば，クライエント，重要他者，保健医療提供者が参加する．

(American Nurses Association : Standards of clinical nursing practice, Washington, DC, 1991, The Association., 筆者訳)

表5-3 看護実践の基準[*1]

1 看護実践の責務
1—1 すべての看護実践は，看護職の倫理綱領に基づく．
1—2 人の命および尊厳を尊重する立場に立って行動する．
1—3 安全で，安心・信頼される看護を提供する．
1—4 チーム医療におけるメンバーの専門能力を理解し，協働する．
1—5 専門職として，看護学生，看護職である後輩および同僚に，学習資源を提供するとともに，役割モデルを示す．

2 看護実践の内容
2—1 看護を必要とする人に，身体的，精神的，社会的側面から支援を行う．
2—2 看護を必要とする人が変化によりよく対応できるように支援する．
2—3 看護を必要とする人を継続的に観察し，問題を把握し，適切に対処する．
2—4 緊急事態に対する効果的な対応を行う．
2—5 主治の医師の指示に基づく医療行為を行い，反応を観察する．

3 看護実践の方法
3—1 専門知識に基づく判断を行う．
3—2 系統的アプローチを通して個別的な実践を行う．
3—3 看護実践の内容および方法とその結果は記録する．

(日本看護協会（2007）看護実践の基準，看護業務基準（2006年度改訂版），日本看護協会ホームページより抜粋)

2 看護過程における批判的思考と臨床判断，および倫理的判断の重要性

2.1 専門職能看護職者の機能と思考

　看護が個々のクライエントに適切で良質な看護を実践しようとするならば，その人に見合う看護を熟慮し，考えられた看護を提供する必要がある．本来人間はそれぞれ共通性もあるが，個性もあり多様であろう．この多様性を承認して，専門職者はその人にふさわしいアプローチをするのが，良質の看護につながるものと考える．そのためには，思考と判断が必要であり，再検討的・熟慮的思考とそれらに基づく判断が是非とも必要であると筆者は考えている．
　近年はこの熟慮的思考を批判的思考（critical thinking）とよび，そしてそれに基づく判断を臨床判断（clinical judgment）とよぶようになった．
　専門職能看護実践過程においては，絶えず看護者の批判的思考と臨床判断が適切に行われて看護が提供されることが重要である．これらこそは専門職看護者の看護の**専門的機能**であると言えよう．

[*1] 看護実践の基準：日本看護協会の業務委員会が1995年に提出した看護業務基準に含まれている看護実践の基準．

2.2 批判的思考と臨床判断とは何か

　私たちは日常生活の中でも絶えず何らかの判断を行っている．例えば，今日の弁当のおかずを卵焼きにするなどの類のものは普通の判断である．看護ケアにおいてもこの種の通常判断を頻繁に実施している．他方，批判的思考は状況の説明が明確で分析が論理的で，現象の意味（理由）を説明することが可能である．それには臨床判断の根拠となる現象の記述，分析，説明，推論の能力が必要となる．例えば，子どもが泣いているとき，なぜ泣いているのか，何が問題なのかを知るために，他の情報とのつながりや関係などを総合的に考えていくのである．ちなみに，武谷は，批判的思考について「技術，人間実践における客観的法則性の意識的適用」[4]と定義している．つまり，再検討的・熟慮的思考であろう．

　このように，批判的思考は看護ケアの論理として働き，看護過程の中で臨床判断に深く関わっていくものである．臨床判断は，コーコラン（Corcoran）によると，「患者のデータ，臨床的知識，状況に関する情報が考慮されて，認知的熟考と直感的な過程によって患者ケアについて決定を下すこと」[5]と定義している．看護過程を進める場合，アセスメント，看護診断，看護成果目標，看護計画，評価のすべてのステップにおいて，この批判的思考と臨床判断が必要である．

2.3 看護過程に必要な思考と判断の種類

　一般に医療や看護においては，実践における思考過程を問題解決過程でとらえ，看護はそれを看護過程と呼称していることは前述した通りである．

　ギルフォード（Guilford, J. P.）は知的問題解決過程を図5-2の通り示している．このモデルでは認知，記憶，拡散的（divergent）思考，評価，収束的（convergent）思考という5つのタイプの思考プロセスが問題解決にとって重要と考えている．

　看護過程を大まかに診断過程と実践過程に大別して，図5-3に示す過程をふむ診断過程を例にしてみよう．認知はデータと診断を認識する能力である．記憶は必要時想起するようにデータ

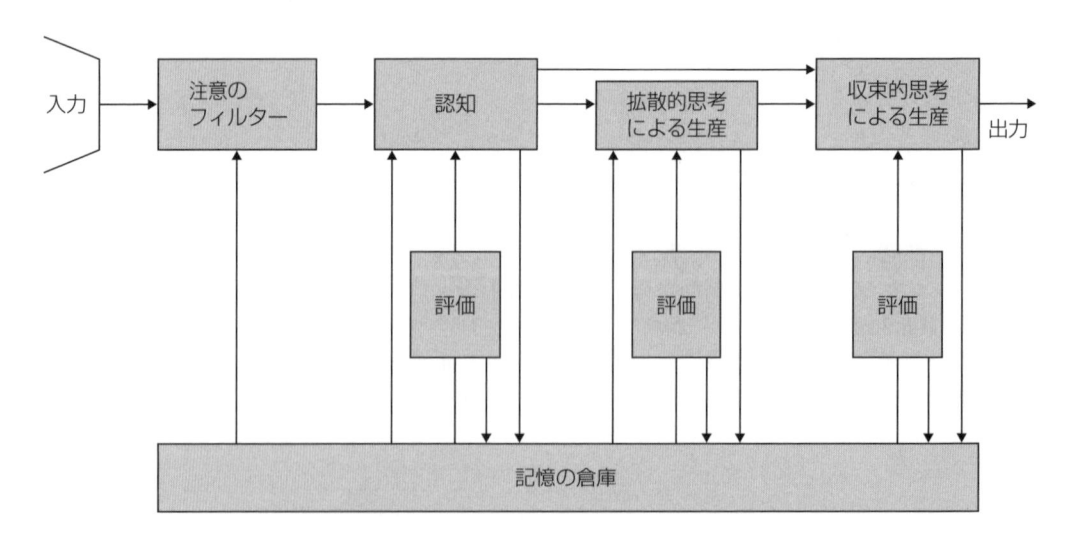

図5-2　知的問題解決モデルの構造

(Guilford, J. P. (1977) Way beyond the IQ : Guide to improving intelligence and creativity. p. 163. Buffalo, NY : Creative Education Foundation. より転載)

や診断に関する情報を取り入れる積極的思考プロセスである．拡散的思考は可能性をできるだけ多くあげて考えを広げることであり，診断過程においては多くの可能な手がかり（cues）やデータの説明を生む能力である．評価は診断に対する重要性や適切性を判断する能力であり，記憶からのデータを根拠に評価を行う．また，認知や思考の生産や経験は記憶されるであろう．そして，収束的思考は広げた考えを一つに束ねていくことであり，診断過程では診断に必要なデータがあるとき，最もよい診断を一つ明確にする能力である．

　これら思考力が使われて，診断過程はデータ収集後，分析・総合して明確にしていくと指導されている．これは表現を変えれば，この拡散的に可能性を考える分析段階と収束的に総合のまとめの段階があると考えてよい．図5-3でいえば，分類から関連づけの前までは分析であり，その後は総合である．また，実践段階においても同様にまずは拡散的に可能性をあげて考え，評価し，その上で次は収束的に現実的可能性や倫理面を考えて絞って，判断した計画を出力して実施していく．そして，看護の成果を成果目標に照らして評価するのである．

　このように，看護過程の中で批判的思考は臨床判断と深くかかわって使用され，これら両者がなければ看護過程は動いていかないであろう．では，ここで臨床判断の種類について言及しよう．

　臨床判断には，ゴードン（Gordon, M.）によれば，看護過程において図5-4に示す「診断的判断」「治療的判断」，そして「**倫理的判断**」を包含している．この診断的判断は看護診断であり，そして治療的判断は成果目標と看護介入である．そして倫理的判断は価値判断である．

　クライエント状況は時の経過とともに変化するものであり，看護過程の各ステップにはつねにアセスメントがつきまとうものであろう．それに応じて診断的判断も治療的判断も影響を受け，当初予定を変更することもでてくる．そして，各ステップには当然のこととして，ヒューマニティに基づいた倫理的判断が必要である．臨床判断能力を高めるには，批判的思考による認知的・分析的プロセス，倫理的感性，中でもさまざまな可能性から情報を総合する思考過程の形成が極めて重要になってくる．

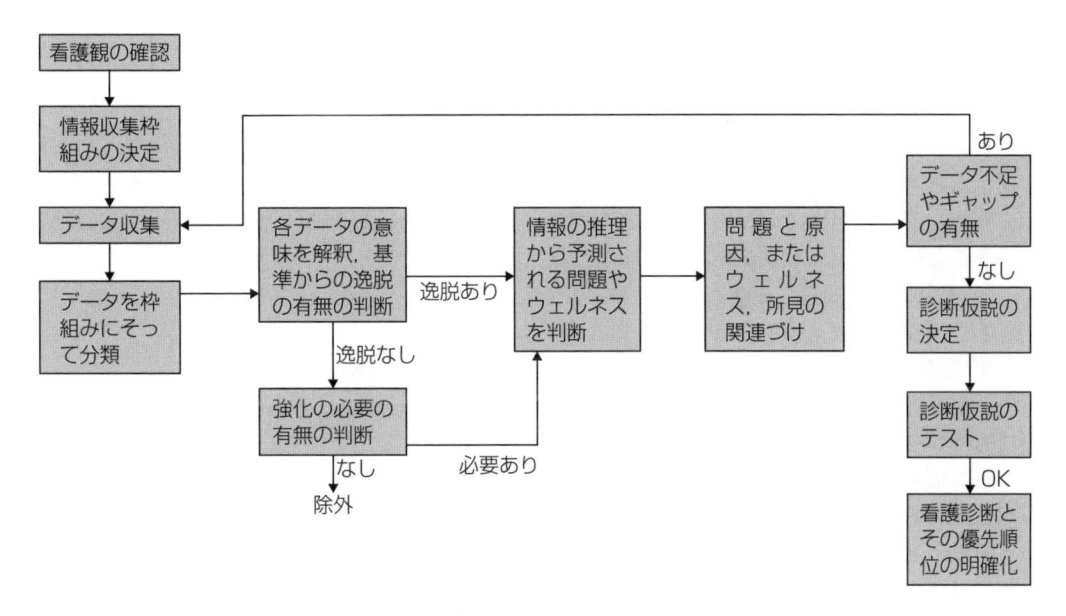

図5-3　看護診断過程のフローチャート

（松木光子（2006）看護の考えを実践に活かす，看護診断・実践・評価の実際，p. 19，南江堂より転載）

```
                          ┌─── 診断的判断：看護診断
臨 床 判 断               │
(Clinical Judgement) ─────┼─── 治療的判断
                          │
                          └─── 倫理的判断
```

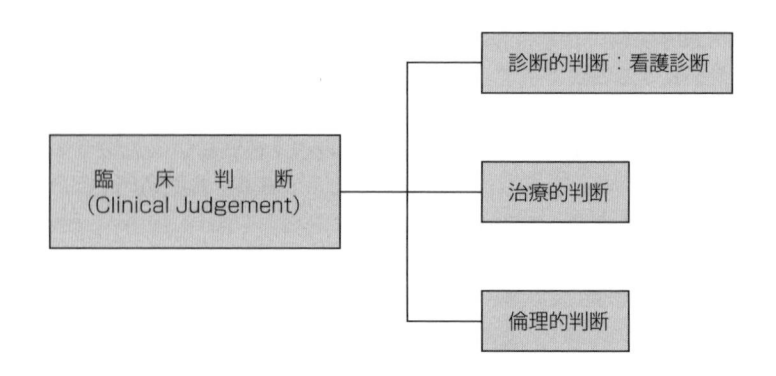

図5-4 臨床判断の種類

(大谷英子, 松木光子 (1994) 最近の米国における看護教育の動向と臨床判断, 看護教育, 35 (4), p.272 より転載)

3 看護実践過程でみられる倫理的問題

　看護実践上にみられる倫理的問題は, つまりは看護過程にみられる倫理的問題である. 看護過程は個々のクライエントに関するものであり, 同定される看護問題や診断はおそらく多種多様であろう. そしてまた, 看護目標や看護計画もまたその人への固有のアプローチである. そこで, 本節の課題については, 第12章　事例とその考察で詳細な検討が行われている.
　しかし, ここでどのような事柄が多くの看護職者の感じる問題やジレンマであるかを検討しておく.

3.1 看護実践上のジレンマや葛藤の種類

　ジレンマは倫理の面でよく使用される言葉であるが, 広辞林によると正反対である2つの事柄の間にあって決めかねている状態であり, 板ばさみ, 窮地などの状態をいう. したがって, 看護におけるジレンマは「実際の看護行為の中で, 相容れない道徳上の主張が発生している状態」ということになろう. そのジレンマの種類には大きくまとめると以下のものがあろう.
　　① 生命や尊厳に関する価値観の相違によるジレンマ
　　② 医療職としての責務と患者の権利との間のジレンマ
　　③ 組織・体制からの制約によるジレンマ
　①の生命や尊厳に関する価値観の相違は生命誕生や死, あるいは生命維持の問題など霊的・倫理的苦悩をもたらす深刻な問題であり, 倫理原則とかかわるジレンマであろう.
　②の医療専門職としての義務と患者の権利との間にあるジレンマも倫理原則間においてさえも起こり得るジレンマである. ちなみに, 患者の権利については, 他の章で言及されているものと推察するが,「患者の権利に関する世界医師会 (WMA) リスボン宣言」を付録に収集した. 近年では, 先進的病院の玄関には医療の理念や患者の権利に関する記述が張り出されているのを見かけるようになった. なお, 第3章表3-2にすでに東京都立病院の**患者の権利と患者の責務**が提出されているので, 振り返っていただきたい.

③の組織・体制からの制約にともなうジレンマは，看護部門の位置付けや組織運営の参画状況によって意思決定が左右されるので，患者の擁護者として自認している看護者のジレンマや葛藤をともなうものであろう．しかしながら，各患者の治療・看護計画書に医師のみが記載し，看護計画欄は空白であることが多いのは，いかがなものであろうか．筆者が入院したいくつかの大病院もいずれも看護計画はないまま計画書が看護者から手渡されたという現状がある．

これは，看護者自身が診療の補助しか実施しないことを意味するのであろうか．または医師によるパターナリズムを容認し歓迎しているのであろうか．いくらクリティカルパスという手法を実施しているといっても，どうやら看護専門職者としてまだ十分に成長してない現実があるようである．

ちなみに，この種のジレンマであるパターナリズム（paternalism）とは，どのようなものであろうか．パターナリズムとは父権主義のことであり，父親的管理の原理と実践をさす．父親によるような支配をいう．父親が子どもにするようなやりかたでニーズを満足させたり，統御したりしようとする要求あるいは試み．また，仁恵的理由から，利益をもたらすために，あるいは危害を避けたり防いだりするために個人の願望や意図的行動を乗り越えることをいう．

医療の場では，医師－看護者関係における父－娘関係，医師－患者関係では父－子関係が，看護者－患者関係では母－子関係（maternalism）が，そして医師・看護者－患者関係では親－子関係（parentalism）がみられる．そのような環境では，自律心をもつ看護職者や患者にはジレンマをもたらすこともあろう．

他方，葛藤は広辞林によると，物事がもつれてごたごたすること，もめごと，紛争，トラブルとある．ここでは倫理的もめごとと解釈しておく．問題は解答を要する問いをいうが，そこまで煮詰まっていないごたごたと解釈しておく．

一般によくみられる看護実践上の葛藤には，以下の種類があるように考える．
① 患者に対する倫理観上の葛藤
② チーム医療における業務責任上の葛藤
　　医師との関係，他の看護職者との関係，家族との関係，看護学生との関係など
③ 病院組織／看護体制にともなう葛藤
　　看護部門の位置付け，組織運営への参画
④ 個人情報の保護にともなう葛藤
　　個人情報，医療情報，チーム医療と医療情報

①と③についてはジレンマと重なっているのであえて言及しないが，②と④は実際活動においてよく出くわす葛藤であろう．

看護専門職者の責任は，わが国では保健師・助産師・看護師法と関連法規を中心とする法的責任と，職業倫理を中心とする倫理的責任を負う．医療は健康の回復と心身の自立を共通目標にしてチーム活動で実施されるので，チーム内の連携は不可欠であり，情報も共有している．チーム活動には信頼の原則が維持されねばならない．診療は医師の裁量権であり，看護者は診療の一部を委託され実施し，または補助を行う．例えば，診療目的が明確でないものや，患者に苦痛を与えるものの効果が期待できないものなど，医師の指示により実施する看護者には葛藤がつきまとう．

また，④の個人情報の保護の問題は近年の重要な課題である．個人情報と医療情報の電子化の発展，誰でもがパソコンや携帯電話を扱う時代の今日，大量の個人情報や医療情報が流失していることが頻繁に報道されている．患者や家族は専門職者を信頼して自己の情報を託しているのであり，看護職者として秘密を守る義務およびプライバシーの保護はますます重要な課題となっている．今日では，プライバシー権は自己に関する情報の流れをコントロールする権利

を意味する．

3.2 臨床の場における倫理的問題

　前節で医療はチーム活動で実施していると記述した．看護者の倫理的問題もまた多くの場合医療チームや医療環境を巻き込んでいる．ここでは，臨床の場としたが，それは医療環境におけると同義である．
　ジョイス・トンプソン（Thompson, J. E.）とヘンリー・トンプソン（Thompson, H. O.）は，医療の場における**倫理的問題**を明確にするためのカテゴリーを以下のように提出している．
① 原則的な問題
　　・患者と専門家の自律的自己決定
　　・善いことを行い害は与えない
　　・正義公正（資源の配分）
　　・真実を告げる（誠実さ）
　　・生命・生活の質（QOL：quality of life）／生命の尊厳（SOL：sanctity of life）
② 倫理上の権利の問題
　　・プライバシーを守る権利（守秘）
　　・自分自身や自分の身体上のことを決定する権利（自己決定権）
　　・ヘルスケアを受ける権利
　　・情報を得る権利（インフォームドコンセント，記録の開示）
　　・生きる権利・死ぬ権利
　　・子どもの権利
③ 倫理的義務・倫理的責任
　　・人に敬意を払うこと
　　・意思決定と行為について責任を負うこと
　　・専門家としての能力を維持すること
　　・専門的実践における判断を説明したうえで実行すること
　　・専門的水準を満たし向上させること
　　・専門的知識の基礎に貢献する活動に加わること
　　・未熟なあるいは非倫理的な，違法な実践からクライエントの安全を守ること
　　・公的政策の策定に参加すること
④ 倫理的忠誠の問題
　　・専門家－患者関係（契約的忠誠，契約，サービスの提供）
　　・雇用されるものとして負うべき責任
　　・専門家間の関係
　　・専門家と患者家族との関係
⑤ 避妊と不妊
　　・遺伝子工学と胚移植
　　・妊娠中絶（生命はいつから始まるか？）
　　・思春期の性
　　・乏しい資源の配分
　　・ライフスタイル
　　・安楽死

近年の倫理的課題の中心は，トンプソンらのライフサイクルに関する問題（生命と生殖に関する問題）にマスコミは焦点をあてている感が見受けられる．しかし，彼らのカテゴリー全体は，現場の多様な事柄を理解して作成しているように思う．

特に，倫理原則，権利，義務・責務，忠誠，ライフサイクルの5つに明瞭に分類できていることは，葛藤やジレンマから問題を明確にするのに役立つであろう．

また，赤林朗らは臨床で直面する倫理的諸問題を18のキーワードで括り，解説と事例検討を提出している[9]．そのキーワードは以下の通りである．

1）何を目標に治療するのか
2）DNR指示（心肺蘇生を行わないという指示）
3）患者の自立性とパターナリズム
4）意思決定にともなう判断能力の見極めが非常に困難な時
5）真実を伝えること（悪い知らせを伝えること）
6）意思決定能力のある患者の信念に基づく治療拒否
7）アドバンス・ディレクティブ（事前指示）
8）意思決定能力のない患者のための決定
9）患者の意思と医療者の良心が対立する場合
10）モラルのない患者
11）拘束・抑制
12）緩和医療に対する知識不足/意識低下とコミュニケーションの減少
13）死を望む患者
14）家族と患者の意見が相反する時の対応
15）守秘義務
16）支払能力のない患者への医療の提供
17）限られた資源の配分
18）臨床試験にまつわる問題

これらキーワードもトンプソンらのカテゴリー同様倫理問題の明確化に役立つであろう．

他方，調査としては米国看護師協会（ANA）が900人以上の看護師に対して，倫理に関連した問題23件のリストから倫理的問題を選択することを求めた調査が実施された．その結果，優先される項目としては以下のものがあげられている[10]．

① 患者を危険に陥れる医療費用削減の問題
② 終末期の意思決定
③ 秘密厳守違反
④ 同僚の不能，非倫理的違法行為の実践
⑤ 疼痛管理
⑥ 心臓停止時の処置に関するアドバンス・ディレクティブ
⑦ インフォームドコンセント
⑧ 医療へのアクセスの不平等
⑨ AIDS患者へのケア
⑩ 不妊治療

これらは，現場における葛藤をともなう倫理的問題であろう．日本におけるこの種の調査について筆者は寡聞にして見出せなかったが，①の医療費削減の問題は日本では米国ほど深刻な

問題ではないかもしれない．しかし，その他の②から⑩については日本でも優先される問題であろう．①に代わって日本では救急患者受け入れが問題として指摘されるかもしれないと推測する．

3.3 NANDA-International看護診断カテゴリーの倫理的問題

　最後に倫理的看護診断カテゴリーについて検討を加えておく．看護診断カテゴリーを長期にわたって開発・認定している国際的機構はNANDA-International（NANDA-I）である．そのカテゴリーは邦訳もあるので，臨床現場では一般によく使用されてきている．しかしながら，看護診断は下記のNANDA-Iの看護診断の定義にみられるようにクライエントの反応や行動に対する診断である．

　「看護診断とは，実在または潜在する健康問題／ライフプロセスに対する個人，家族，およびコミュニティの反応に対する臨床判断である．それは，看護者が責務を負う結果の達成に対して，治療の根拠を明確に提供するものである．」[11]

　前節のキーワードにみられるように，看護者が感じるジレンマや問題領域は多分に医療従事者や組織側の問題も含まれているように感じた．看護過程における看護診断の場合はクライエントの問題であるので，まずは誰の側の問題であるのかを判断しなければならないだろう．

表5-4 NANDA-I　領域10　生活原理の類と看護診断

類1	価値観 value 採択されている看護診断：希望促進準備状態
類2	信念 beliefs 採択されている看護診断：希望促進準備状態 　　　　　　　　　　　　霊的安寧促進準備状態
類3	価値観／信念／行動の一致 value／beliefs／action congruence 採択されている看護診断：意思決定促進準備状態，意思決定葛藤，信仰心障害，信仰心障害リスク状態，信仰心促進準備状態，道徳的苦悩，ノンコンプライアンス，霊的苦悩，霊的苦悩リスク状態

（T. ヘザー・ハードマン編，日本看護診断学会監訳，中木高夫訳（2009）NANDA-I　看護診断　定義と分類2009-2011，p. 6，医学書院より転載）

表5-5 NANDA-I　看護診断：道徳的苦悩

定　義	選択した倫理的／道徳的な決定／活動を実行に移せないという反応
診断指標	道徳的な選択を実行に移すのが困難であることに苦悶を表明する
関連因子	意思決定者間の矛盾，倫理的な意思決定を導く情報が矛盾している，道徳的意思決定を導く情報が矛盾している，文化的な矛盾，人生の終末期に関する決定，自律性の喪失，意思決定者との物理的距離，意思決定にかける時間の制約，治療（対処）に関する意思決定

（T. ヘザー・ハードマン編，日本看護診断学会監訳，中木高夫訳（2009）NANDA-I　看護診断　定義と分類2009-2011，p. 348，医学書院より転載）

　しかしながら，隔年に更新されているNANDA-Iの診断体系をみると，生活原理という倫理と関連する領域が設定されている．生活原理とは，「真実である，または本質的に価値が高いとみなされる行動や習慣，あるいは制度に関する道徳上の振る舞い，思考，および行動の基礎をなす原理」[12]との記述がある．領域10 生活原理には3つの類が開発され，その各々には表5-4に示す診断が認定されている．そのうち，道徳的苦悩（moral distress）は倫理に関するものであろう．

その診断カテゴリーに関するNANDA-Iの構成要素を表5-5に提出した．ちなみに，NANDA-Iの各診断の構成要素は以下のものとして開発されている．

① 診断名
② 定義
③ 診断指標
④ 危険因子
⑤ 関連因子

　道徳的苦悩（moral distress）は，2006年に採択され，「NANDA看護診断　定義と分類」2007-2008年版から根拠レベル2.1として包含されている診断である．したがって，比較的近年になって加えられたものである．根拠レベル2は公示とNANDA分類法およびNNN看護実践用語体系[*2]への包含のための採択である．そのうち2.1は構成要素すべての文献検討が要求され，さらに介入と成果の例を準備することが勧められている．そしてさらに，2.2の概念分析と2.3の熟達ナースによる合意研究，そして3レベルの臨床的裏付け（妥当性の確認と検証）のために臨床研究が求められている．

　しかしながら，この道徳的苦悩は，近年の臨床における倫理的動向からくる必要と葛藤から提案されてきたものであろうことは容易に推察できることである．そのために，さらなる研究と検討を求めているものと解釈されたい．

　表5-5に示す通り，道徳的苦悩は「選択した倫理的／道徳的な決定／活動を実行に移せないという反応」[13]と定義されている．まだまだ開発余地のある診断ではあるが，倫理的問題として検討されてよい診断であろう．しかしながら，診断名自体の抽象度がかなり高いので，関連因子があらわれている所見を明示しないと現象が理解できない危惧がある．

　その他，領域10 生活原理で採択されているノンコンプライアンス，意思決定葛藤，信仰心障害，霊的苦悩などが充当する状況もあり得ると考える．また，道徳的苦悩や霊的苦悩と関連して起きるかもしれない，例えば自傷や暴力などのほかの診断がつけられることも予測できよう．

引　用　文　献

1) Hall, L. E. (1955) Quality of nursing care., Public Health News, New Jersey State Dept. of Health, 36 (6), pp. 212-215.
2) McManus, R. L. (1950) The assumptions of functions of nursing., In regional planning for nursing and nursing education., Teachers College of Columbia University.
3) アメリカ看護師協会著，小玉香津子訳（1982）ANA, Nursing A Social Policy Statement, いま改めて看護とは，看護，34 (2), pp. 103-114.
4) 武谷三男（1972）弁証法の諸問題，勁草書房．
5) 大谷英子，松木光子（1994）最近の米国における看護教育の動向と臨床判断，看護教育，35 (4), p. 272.
6) Guilford, J. P. (1977) Way beyond the IQ : Guide to improving intelligence and creativity., p. 163. Buffalo, NY: Creative Education Foundation.
7) 前掲書5), p. 270.
8) ジョイス・E. トンプソン，ヘンリー・O. トンプソン著，ケイコ・イマイ・キシ，竹内博明日本語版監修・監訳，山本千紗子監訳（2004）看護倫理のための意思決定10のステップ，pp. 136-137, 日

＊2　NNN看護実践用語体系：NANDA, NIC（看護介入分類），NOC（看護成果）を包含する用語体系であり，それぞれの頭文字をとり3Nと称す．

本看護協会出版会.
9) INR日本版編集委員会編（2001）臨床で直面する倫理的諸問題，日本看護協会出版会.
10) Scanlon, C., Fleming, C. (1990) Confronting ethical issues: a nursing survey., Nursing Management, 21 (5), pp. 63-65.
11) 松木光子（1997）看護診断の現在，p. 5，医学書院.
12) T. ヘザー・ハードマン編，日本看護診断学会監訳，中木高夫訳（2009）NANDA-I 看護診断 定義と分類2009-2011，p. 454，医学書院.
13) 前掲書12) p. 348-349.

参 考 文 献

1. 松木光子（2002）ケーススタディ　看護過程，第2版，医学書院.
2. 松木光子（1997）看護診断の現在，医学書院.

第6章
倫理的意思決定モデル

1 倫理的意思決定モデル

　専門職として質の高い実践をするためには，倫理的によい意思決定ができることは不可欠な能力である．倫理的によい意思決定は，倫理の理論や原則を適用することによって，あるいはその状況の文脈において妥当な推論の基に，さらに，知識と経験に裏打ちされた直観によって導き出される．

　ある状況について，妥当な推論をするためにいくつかの倫理的意思決定モデルが考案されているが，ここでは，以下の3つのモデルを紹介する．すなわち，①アルバート・ジョンセン（Jonsen, Albert），マーク・シーグラー（Siegler, Mark），ウィリアム・ウィンスレイド（Winslade, William J.）の症例検討シート（四分割法），②サラ・フライ（Fry, Sara T），メガン-ジェーン・ジョンストン（Johnstone, Megan-Jane）の倫理的分析と意思決定のためのモデル，③ジョイス・トンプソン（Thompson, Joyce），ヘンリー・トンプソン（Thompson, Henry）の生命倫理上の意思決定モデルである．

　これらのモデルを使用することによって，厳しい問題状況においても何が倫理的問題であるかを明らかにし，その過程についても理解しながらある程度の合理的な対処法を導き出すことができ，医療専門職の一員としての説明責任を果たしながら対処することが可能になる．ただ留意すべきことは，意思決定には多くの要因が関連するために，たった1つのモデルですべての状況に適用でき，説明できるわけではないかも知れないということである．サラ・フライも指摘するように「患者ケアの状況の違いは倫理的問題にどのように取り組むべきかに違いをもたらすし，それらは決定する人，看護師，他の関係する人たちの価値観によって異なる」[1]からでもある．

1.1 臨床倫理の症例検討シート

　アルバート・ジョンセンらは，臨床における医師—患者関係に視点をおいた「症例検討シート」を使用し，臨床における倫理問題の推論法を考案・紹介している．これは，医療における各専門職および当事者である患者・家族が一緒に考えていくための枠組みとして，わが国でも使われるようになっている．

　「症例検討シート」の枠組みは，医学的適応・患者の意向・QOL・周囲の状況の4つの項目から構成されている．考案者の一人であるジョンセンは，「この4つの項目は，近代医学が実践されているあらゆる文化において，患者—医師関係の基本的要素である」として，これらの項目を分析することのある種の普遍性を認めている[2]．医療の場では医師—患者関係のみならず看護師や他の医療専門職も加わって，医療チームとして事例の倫理的課題を検討するという方向になっているが，このモデルは，ジョンセンらが「臨床医が現実に直面する問題の複雑さについて思考を深めるためのアプローチを提供する」[3]ことを目的にあげていることからもわかるように，医学的視点に重点が置かれたモデルである．

　このモデルは，「決疑論」に基づく．決疑論は，より明瞭でわかりやすい事例（典型例）から，より複雑な事例（類似例）へと検討を進める分析方法であり，この典型例から類似例に基づく推論という手続きを用いることによって，個別の事例における倫理的義務や権利についての専門的意見を導き出すことができる．これは，かなり多くの臨床状況の分析に役立つが，「ある一時点での状況の把握はしやすいが，時間的経過にそった変化が記入しにくいように思える」[4]という評価も受けており，この点については筆者も同じ意見をもっている．

表6-1 症例検討シート（4項目表）

医学的適応　　Medical Indication 　善行と無害の原則 "Benefit, Non-malficience" 1. 患者の医学的問題は何か？　病歴・診断・予後 2. 急性か？慢性か？重体か？救急か？可逆的か？ 3. 治療目標は何か？ 4. 治療が成功する確率は？ 5. 治療が奏功しない場合の計画は何か？	患者の意向　　Patient Preferences 　自律尊重の原則 "Autonomy" 　患者の選択権は倫理・法律上，最大限に尊重されているか？ 1. 患者には判断力と法的対応能力があるか？能力がないという証拠はあるか？ 2. 対応力がある場合，治療への意向についてどういっているか？ 3. 利益とリスクについて知らされ，それを理解し，同意しているか？ 4. 対応能力がない場合，適切な代理人は誰か？その代理人は意思決定に際して適切な基準を用いているか？ 5. 以前に意向を示したことはあるか？事前の意思表示（Living Will）はあるか？ 6. 治療に非協力的か？または協力できない状態か？その場合，なぜか？
QOL　　Quality of Life（人生の充実度） 　善行と無危害，自律尊重原則 1. 治療した場合，あるいはしなかった場合に，通常の生活に復帰できる見込みはどの程度か？ 2. 治療が成功した場合，患者にとって身体的，精神的，社会的に失うものは何か？ 3. 医療者によるQOL評価に偏見を抱かせる要因はあるか？ 4. 患者の現在の状態と予測される将来像は延命が望ましくないと判断されるかもしれない状態か？ 5. 治療をやめる計画やその理論的根拠はあるか？ 6. 緩和ケアの計画はあるか？	周囲の状況　　Contextual Features 　"loyalty & Fairness" 忠実義務と公正の原則 1. 治療に関する決定に影響する家族の要因はあるか？ 2. 治療に関する決定に影響する医療者側の要因はあるか？ 3. 財政的・経済的要因はあるか？ 4. 宗教的・文化的要因はあるか？ 5. 守秘義務を制限する要因はあるか？ 6. 資源配分の問題はあるか？ 7. 治療に関する決定に法律はどのように影響するか？ 8. 臨床研究や教育は関係しているか？ 9. 医療者や施設側で利害対立はあるか？

ステップ1：分析　　情報の整理：
　　　　　　　　　　その症例について，できるかぎり情報を収集，4項目表に整理する．
ステップ2：検討　　疑問点の検討・問題点を挙げる：
　　　　　　　　　　追加の情報や必要な資料を集める．
　　　　　　　　　　症例検討シートの4項目のすべてについて，考えられる問題点を列挙する．
ステップ3：対応　　どんな具体的な対応ができるか，類似の事例についてのこれまでの対応例なども参考に検討する．

（Jonsen, A. R., Siegler, M., Winslade, W. J. 著，赤林朗，蔵田伸雄，児玉聡監訳（2006）臨床倫理学 第5版，pp. 261-262，新興医学出版社より転載，一部改変）

1.2 倫理的分析と意思決定のためのモデル

　サラ・フライらは，看護実践における倫理的分析と意思決定のためのモデルを示した．このモデルは，その状況に関与するすべての人の価値観を探究することによって分析され，他のモデルと併用されたり，単独で使われたりする．以下に示す4つの課題に応える形で分析を進める．

(1) 価値の対立の背景にある事情は何か

　倫理的問題には，つねに価値の対立が含まれているので，その問題状況に関与するすべての

人々が，どのように問題を捉えているのかについて検討する．それぞれが捉えている事実についての情報や，なぜ状況が倫理的問題のようにみえるのか，対立している価値は何であると感じているのかを話し合う．関係者，すなわち，患者や家族，ケア提供者，看護師や医師などの医療従事者などのそれぞれの立場・見方によって，さまざまな解釈が語られ，状況が明らかにされて価値の対立も明確になる．

(2) 状況に含まれている価値の重要性は何か

関与するすべての人々がもっている価値の意味づけを明らかにするために，その価値が，文化的か，宗教的か，個人的か，専門的か，政治的か，さらに，道徳的か非道徳的かを見極める．この患者のケアをすることの意味，看護師としてこの患者にかかわる責任はどのようなことか，法的問題があるかなどについて検討する．この状況で，最も守られるべき重要な価値は何か，互いの価値観を尊重し合いながらも，それらの価値に優先順位をつけて，最も重要な価値を残す．

(3) 関係する人それぞれにとって対立の意味するものは何か

それぞれがもつ価値の重さは，それまでの状況に影響され，時間の経過によって変化するさまざまな因子の影響を受け流動的である．看護師は，関与する人々がどのように彼らの価値を現在の状況に関連づけるのかを知る．価値の対立は，人の生活の質や，対立の解決のあとの個人の情緒的・心理的ストレス，看護師の専門的態度や立場に影響することもある．価値の対立の重要性を探究することは，状況がより複雑になる前に対処し，改善するための助けとなる．

(4) 何をなすべきか

この問いかけをして，看護師は，価値の対立に対処するすべての方法について検討する．これらの検討は，次のことを意識して行われる．a. 関係する人々それぞれがもっている価値，b. その対処法を採用した場合に結果として何が起こるか，c. それぞれの選択肢の道徳的な善悪である．

1.3 生命倫理上の意思決定モデル

ジョイス・トンプソンらは，看護師やヘルスケアの専門家たちが，何がよいことであり何が正しいことであるかをよりよく判断することができるようになるために，倫理的意思決定を行うための10段階の実践モデルを考案した．それは，表6-2に示すように7段階の分析過程を経て，8段階でその状況でとり得る行為の選択肢についての比較検討と正当化を行い，9段階でとるべき行為を選択し，10段階で実行した結果を評価するというモデルである．

このモデルは，検討すべき過程について詳細に手順をふんで分析するようにつくられた枠組みであるために，臨床で使用するには，時間がかかり面倒であるという印象は免れない．しかし，指導者の解説を受けながら講義・演習などを通して，あるいはある程度の臨床経験をもつ看護師同士で議論しながら，学習するという使い方をすることにより，倫理的推論能力が育成されるツールとして優れたモデルである．

表6-2 トンプソンの生命倫理上の意思決定モデル

ステップ1：状況を再検討して以下のことを判断する
　　1．健康問題－身体的，霊的，精神的，心理社会的
　　2．直ちに，または近い将来に必要な意思決定や行動
　　3．状況と意思決定や行動を構成する倫理的要素
　　4．意思決定や行動とその結果に影響を受ける可能性のある鍵となる人物
　　5．状況における人権侵害の可能性

ステップ2：補足的な情報を収集して以下のことを明確にし，理解する
　　1．もしあるとすれば，法律上の制約
　　2．徹底的に検討できる時間の制限
　　3．個人の意思決定能力
　　4．状況における選択に影響を及ぼす組織的方針
　　5．情報の選択にともなう価値観

ステップ3：その状況における倫理的問題または懸念を特定する
　　1．倫理的懸念を選び出す
　　2．それぞれの歴史的ルーツを探る
　　3．それぞれの問題に関する現在の哲学的・宗教的立場を確認する
　　4．それぞれの問題に関する社会的・文化的認識を検討する

ステップ4：倫理的懸念に関する個人および専門職の道徳的立場を明確化する
　　1．提起された問題に関する個人的な偏見や制約を検討する
　　2．状況や提起された倫理的問題に影響される個人的価値観を理解する
　　3．指針として，専門職の倫理綱領（道徳的行為）を確認する
　　4．その状況における専門職と家族の忠誠心や義務の対立を特定する
　　5．その状況下で作用する自分自身の道徳的発達段階について考察する
　　6．専門職としての行動に必要な特性を特定する

ステップ5：その状況における鍵となる人物の道徳的立場を特定する
　　1．関係者それぞれに作用する道徳的発達段階について考察する
　　2．意思疎通の欠如や誤解について確認する
　　3．道徳的発達におけるさまざまな段階が明確になるよう導く

ステップ6：もしあるとすれば，価値の対立を特定する
　　1．起こり得る対立，利害関係，両立しない価値観が特定できるよう導く
　　2．相違の尊重を基礎として，対立の解決に向けて努力する
　　3．鍵となる対立を解決するために，必要ならば専門家に相談する

ステップ7：必要な意思決定をするべき人物は誰かを特定する
　　1．その状況における自分の役割を明確にする
　　2．誰の問題，誰の意思決定なのか？
　　3．その意思決定や行動により最も不利益または利益を受ける人物は誰か？
　　4．その意思決定は個人，あるいは集団で下すものなのか？

ステップ8：行動の範囲とそれぞれの行動の予想される結果を特定する
　　1．考えられるそれぞれの行動について道徳的正当性を判断する
　　2．それぞれの行動の裏づけとなる倫理理論を特定する
　　3．考えられるそれぞれの行動に善行と公正の概念を適用する
　　4．考えられるそれぞれの行動と結果を結びつけ，最良の結果を判断する
　　5．それぞれの行動の結果として追加的な行動や意思決定が必要となるか？

ステップ9：行動方針を決定して実行する
　　1．特定の行動が選択された理由を理解する
　　2．関係者全員がその理由を理解できるよう助ける
　　3．意思決定や行動と予想される結果を検討する期限を設ける
　　4．選択された行動や意思決定を実行するのに最適の人物は誰かを判断する

ステップ10：意思決定や行動の結果を評価，検討する
　　1．予想された結果が生じたかどうかを判断する
　　2．新たな意思決定や行動が必要となるか？
　　3．意思決定の過程は公正で完全なものであったか？
　　4．鍵を握る人物はその行動にそれぞれどのように反応したか？
　　5．自分はこの状況から何を学んだのか？

(Thompson, J. E., Thompson, H. O. (1985) Bioethical decision making for nurses. Appleton-Century-Crofts. p. 99. 翻訳および補足：第6回日本私立看護系大学協会セミナー委員会より許可を得て掲載)

2 具体的な意思決定のための方法：事例分析

　1つの事例を，前節で紹介した3つの意思決定モデルを使用して分析する．ここに示す分析の内容は，あくまでも筆者らが分析した一例に過ぎないが，それぞれのモデルの違いにより，分析の過程でみえてくるものが微妙に違ってくるように思われる．したがって，この節の意図は，倫理的分析モデルの優劣を示すことではなく，読者がこれらのモデルによる分析方法を習得して，状況に応じて使い分けるようになることを期待している．

　なお，ここに示した事例は，架空の事例ではあるが，筆者らの臨床実践の中で実際に起こったさまざまな事例をもとに作成したものであり，臨床の看護師には，身近に感じられるだろう．

事例　患者とその家族の終末期における対処法に看護師がストレスを感じている事例

【患者紹介】Tさん　30歳代後半の男性
診断名：進行した肺がん（小細胞がん）・脳転移（CT所見でリング状造影を認める）
家　族：本人と妻の二人暮しで，子どもはいない．隣町に住む70歳代の両親とは，互いによく訪問しあっている．Tさんには兄弟はいない．
現病歴：他の病院で進行した肺がん（小細胞がん）と診断されて，この病院に紹介され，受診した結果，入院となった．脳転移による脳圧亢進症状もあり，頭痛，嘔気・嘔吐などがみられる．
入院後の状態：入院の翌日に，本人と妻，両親に医師から病状の説明と化学療法の選択肢について説明がされた．治療の効果については，「かなり厳しい」と説明がされた．そのときのTさんの様子は，医師の説明を頷きながら聞いていたが，表情から気持ちの変化などは読みとれず，確認や疑問点についての質問などもしなかった．

　説明の翌日，母親と妻から看護師に「本人もうすうすわかっているようだけど，これからは本人には厳しい病状の説明はしないで欲しい」と強い申し入れがあり，それはその後も何度か申し入れがされた．主治医も看護師らも家族の申し入れを受け入れて，その後，Tさんには病状の説明をしていないが，彼からも病状や治療に関する質問や意思の表現はまったくない．

　1クール目の化学療法は効果がみられたが，1カ月程度の間隔をおいて実施した2クール目は治療効果がみられず肺陰影は進行していた．脳転移については，ステロイド剤と浸透性利尿剤による保存的治療が行われていたが，嘔気・嘔吐により食事がほとんど摂取できないため中心静脈栄養が行われた．その後，脳圧亢進症状の緩和のため放射線治療が実施されたが，効果はほとんどなかった．放射線療法がほぼ終了したとき，医師から妻と母親に対して，積極的な治療は効果がないだけでなく，Tさんへの侵襲が強いので，今後は，治療方針を変更して，緩和ケアを中心とした医療が適切であると判断していること，そのためには緩和ケア病棟に転棟するか，あるいは転院することが適切なので，どちらにするかを決めて欲しいという説明がされた．

　妻と母親は，「絶対に緩和ケア病棟には移したくない．そんなことをしたら，死の宣告をするようなものだ．それに，この病院は家から近いので，できればこの病棟にずっといさせて欲しい」と強い要望があった．妻らは，主治医や看護師に要望するのみならず積極的に病院の相談窓口に行って，このまま病棟に入院し続けるための相談を何回かしている．相談窓口の看護師は，彼らの思いをしっかり聴いたあと，意思決定できるように，再度，放射線治療科医師からの病状説明の機会をつくり，医師から現在の病状，治療や今後の見通し，それぞれの施設でのメリットとデメリットについて整理して説明がされた．さらに，この病院の地域におけるがん専門病院としての役割・機能についても再度慎重に説明しながら協力を求めて，

緩和ケア病棟についての詳しい説明を試みたが，彼らは，緩和ケアについての説明は必要ないと拒否している．

　Tさん自身は，医師や看護師に対して，病状への疑問や今後についてどのように考えているかなどについてまったく話さない．プライマリーナースがときどき彼の気持ちを聞こうと試みるが，軽い笑顔をみせて横を向いてしまい何もいおうとせず，核心に触れないように受け流すような反応である．妻や母親に関しては，「家族が本当に一所懸命にやってくれている」ということもある．

　妻と母親は，看護師がTさんに余計なことをいわないように警戒したり，看護師がゆっくり話をしようとするといらいらした様子をみせることもある．Tさんには，「頑張って治そう」と励まし続けている．

　医療者との対話の窓口は，妻と母親であり，父親は話し合いのときも発言しない．看護師が観察する限り，Tさんと家族は簡単な会話を交わすのみで，ゆっくり語り合うような状況はない．看護師のケアについても特別な要求もない．現在のTさんの日常生活は，ほとんどベッド上で過ごし，傾眠傾向にあり，食事もほとんど摂取できず，排泄や清潔は全面介助を受けている．

　プライマリーナースは，緩和ケア病棟で過ごす方がTさんにとっては，よいケアを受けられると信じており，また，病棟の従来からの方針に従って積極的な治療対象でなくなった患者は転棟することも必要だと考えている．そして，説得に耳を貸そうとしない家族や，具体的な意思表示をしないTさんの態度にストレスを感じている．

2.1 臨床倫理の症例検討シートを使用した分析例（表6-1参照）

＜ステップ1：分析＞　事例について，できる限り情報を収集する
（1）医学的適応
・進行した肺がん（小細胞がん）であり，脳への遠隔転移がある．化学療法2クール，放射線療法を試みて，一時的に効果があったが，肺がんは進行しており，積極的な治療効果が期待できない終末期の病状である．
・脳圧亢進症状である頭痛，嘔気・嘔吐が強く，傾眠傾向である．
・年齢的に30歳代で若いために，肺がんの進行は早く，今後さらに呼吸困難などの症状が増悪することが予測され，緩和ケアが必要となっている．

（2）患者の意向
・患者には「進行している肺がんであり，脳転移もある．化学療法と放射線治療を行うが，（治療効果の期待）かなり厳しい」と病状の説明がされているが，本人から医師に質問する等の言動はみられない．妻と母親からの「厳しい病状説明は本人にしないで欲しい」という意向に従って，入院翌日の病状説明以後は，本人に対しては，治療効果や病状についての説明はされていない．
・本人は，入院時の説明については理解したようだが，正確に理解できたのか，また現状について十分に判断できる理解力があるかは不明．妻は，「本人もうすうすわかっているようだ」といっている．
・本人は，医師や看護師に対して，病状への疑問や今後についてどのように考えているかなどについて一切いわない．プライマリーナースがときどき患者の気持ちを聞こうと試みるが，軽い笑顔をみせて横を向いてしまい何もいおうとしない．核心に触れないように受け流すような反応である．
・妻や母親について「家族が本当に一所懸命にやってくれている」ということもある．
・頭痛，嘔気などの身体症状の訴えはあるが，精神的な苦痛の訴えはない．

(3) QOL
- ときおり，頭痛を訴え，嘔気・嘔吐がある．そのためなのか，家族と長い会話を交わしている様子はない．
- 現在の日常生活は，ほとんどベッド上で過ごし，食事はほとんど摂取できず，排泄や清潔は全面介助を受けている．
- 現在の治療（化学療法）を続けても，治療効果は期待できず，逆に副作用などで身体状況を悪化させる可能性があり，患者のQOLを低下させるリスクがある．
- 緩和ケア病棟に転棟することで，より個別的な緩和ケアが受けられ，QOLの改善が期待できる．
- 緩和ケア病棟に転棟した場合には，転院する場合よりも医療情報は継続され，事務手続き上の煩雑さもない．

(4) 周囲の状況
- 家族，特に母親は「なぜ自分の息子ががんで死ななければならないのか」という悲嘆の中にあり，怒りの感情が主治医や病棟の看護師やプライマリーナースに向けられている．
- 妻と母親は，治療効果がないことや予後など本人にとってネガティブな情報は伝えないで欲しいといった意向が強く，何度も主治医に申し出ている．
- 妻と母親は，患者を励まし続けており，看護師が緩和ケアについて説明しようとしても聞こうとはしない．
- 父親は，病状説明時に比較的冷静に受け止めているようにみえるが，自分の意見はいわない．
- 主治医から，緩和ケア病棟に移るか，それとも転院するかについて決めて欲しいと説明をした際に，妻は「緩和ケア病棟では死の宣告をするようなものだから，何とか今の病棟にいさせて欲しい」といい，病院の相談窓口でも積極的に相談している．
- 相談窓口の看護師は，家族の思いをしっかり聴いたあと，家族が意思決定できるように，再度，放射線治療科医師からの病状説明の機会をつくり，それぞれの施設でのメリットとデメリットについて説明している．
- プライマリーナースは，なぜ，患者が自分の意思を表現しないのかと，悩みながらかかわっている．
- 専門病院の機能として，化学療法などの専門的治療を必要としている患者のために病床を利用するという方針で，これまでこの病棟では積極的な治療ができない段階の患者に対しては，緩和ケア病棟に転棟を勧めるか，あるいは他の病院を紹介している．

＜ステップ2：検討＞　4項目のすべてについて，問題点を列挙する

(1) 医学的適応
- 治療の目標は，症状の緩和であり，脳圧亢進症状である頭痛や嘔気・嘔吐に対する緩和治療により，ある程度の効果は期待できる．
- 肺がん患者の場合に，呼吸困難感がさらに進行した状態になるとその緩和は困難になるので鎮静化も選択肢に入る．
- 抗がん剤による化学療法は，効果的ではなくこれ以上継続しても逆に副作用により患者の苦痛が増すことが予測される．
- 肺がんと診断されたこと，症状が短期間のうちに進行したことなどに起因する抑うつ状態の可能性も危惧される．

(2) 患者の意向
- 患者自身の精神的な苦痛や期待していることなどが把握できていない．
- 家族の意向と，患者自身の気持ちが一致しているのか不明である．
- 患者から医療者への訴えが特にないということは，家族の意向と一致していることの証ではな

いか？
・患者の性格や人生観，仕事についての考えなどについての情報がない．
・入院後の病状説明を理解できているとしたら，肺がんの診断から短期間に進行したがんであることなどの説明がされており，心理社会的・スピリチュアルな苦痛が強いことが予測される．
・肺がんと診断されたこと，症状が短期間のうちに進行したことなどに起因する抑うつ状態の可能性は？

(3) QOL
・患者が期待するQOLのよさがどういう状態か明確になっていない．
・医療者としては，患者のQOLのためには，緩和ケア病棟に転棟して積極的な緩和ケアを受けることが望ましい状況にあると考える．しかし，家族は一般病棟での療養を望んでいる．家族の安心のためには一般病棟に入院し続けることがよいことであり，医療者と家族とのQOLについての考えが一致していない．

(4) 周囲の状況
・父親は，家族の中では一番冷静な判断ができるように思えるが，父親の意見の確認ができていない．
・緩和ケア病棟への転棟や転院を拒否しているのは，患者のためというよりは家族が受け入れられないからという捉え方がより適切ではないか？
・この家族の要望を入れて一般病棟での入院継続を受け入れる可能性は？管理者の意向は？
・現在，この病棟への入院待機患者のリストには，数名の患者名が記載されている．

＜ステップ3：対応＞ 今後具体的にどのような対応ができるかを検討する
(1) 医学的適応
・小細胞肺がんの化学療法は，主にプラチナ製剤（シスプラチンまたはカルボプラチン）が標準的に使用される．全身状態と臓器機能の評価を総合的に判断して治療法を選択する．Tさんは全身状態の指標によるとPS4（Performance Status 4：身の回りのこともできず，つねに介助が必要で，終日就床を必要としている）であり，化学療法の適用ではないと判断される．
・脳圧亢進症状である頭痛や嘔気・嘔吐に対する緩和治療を行う．
・精神的な面については，精神科の専門医に往診を依頼する．

(2) 患者の意向
・患者が何を望んでいるのかを確かめる努力を家族の協力を得ながら続けていく．
・状況の理解力や判断力などの精神的な面については，精神科の専門医に往診を依頼する．

(3) QOL
・苦痛軽減のためのケアを実施する．
・身体の清潔，周囲の環境を整える．
・家族が後悔しないですむような終末期を過ごさせるために，家族もできるだけ寛げるような環境にする．

(4) 周囲の状況
・妻や母親らが，少しゆとりをもって考えることができるように，病気や治療と直接関係のないことについても話をし，打ち解けた雰囲気をつくるように心がける．そのようなかかわりの中で，看護師・医師などの医療者は，Tさんと家族を一体としてケアの対象と考えていること，彼らを支援する立場であることを理解してもらうようにつとめる．
・家族から，患者の日常生活のエピソードや趣味などについての話を聴く．その中で，患者の人生観を知る手がかりを得る．

・プライマリーナースは，父親と話をする機会をつくる．父親に現在の状況についての意見を聞く．できれば，妻や母親と医療者との橋渡し役を担ってもらう．
・緩和ケア病棟に行って，どのような場所かを確認するように家族に勧める．家族がその気になったら，案内し，一般病棟との違いを知ってもらう．
・がん専門看護師が介入して，患者，家族およびプライマリーナースや主治医のストレス緩和をはかる．

2.2 倫理的分析と意思決定のためのモデルを使用した分析例

(1) 価値の対立の背景にある事情は何か

　現代のわが国では，死は病院の中で起こるできごとであり，多くの家族にとって身近には感じられない他人ごとになっている．日常的に，自分たち自身のこととして死について考えたり話し合ったりする習慣をもっていない家族も多い．一例をあげると，厚生労働省が平成20（2008）年3月に実施した「終末期医療に関する調査」によると，「あなたは，自分自身の延命医療を続けるべきか中止するべきかという問題について，ご家族で話し合ったことがありますか」という質問についての回答は，「十分に話し合っている」4.3％，「話し合ったことがある」43.8％に対して，「全く話し合ったことがない」は50.6％であった．

　また，たとえ死についてある程度の考えをもっていたとしても，自分自身や大切な人の死が現実のこととして迫ってきた場合に，それを受け入れることは難しい．死に直面している人が年齢が若い場合には，特にその受容が困難になるだろう．

　Tさんの場合のように，壮年期にある夫や息子が死に直面している事実は，その妻にとっても高齢の親にとっても受け入れがたい試練である．多くの人は，長い時間をかけてその過酷な事実を受け入れていくのであるが，死に至る病の発症から経過が短いほど，否定や拒否，取引，怒りなどの感情が渦巻いていると推測できる．その渦中で家族間の相互作用がどのように行われるかは，それまでの年月に築かれた家族関係が基盤になる．

　Tさんの妻や母親が，患者には事実を告げないと決めた背景，またおそらくTさん自身が妻や母親にさまざまな意思決定の権限を"暗黙のうちに"委ねているようにみえる背景，さらにはTさんの父親の意見がほとんど医療者に伝わってこない背景には，これまでの日常的な関係性が影響していると推測される．

　一方，医療者は，患者の自律を尊重し自己決定を支援することに価値をおくような医療文化を構築するべきであると強調されている環境にあって，壮年期にあるTさん自身が今どのように状況を理解し，何を望んでいるのかを理解しようとつとめている．しかし，それが家族によって妨げられているように思えて，専門職者としての職務遂行へ不全感をもちストレスを感じている．

　さらに，医療者の立場では，がん専門病院の地域における機能として，この病院の医療を必要としている人々に公平にサービスを提供する義務がある．しかしながら，現在入院中のTさんへの義務とまだ入院していない他の患者への義務とは，まったく同等には考えられないだろう．

　家族にとっては，予想もしていなかった事態が急速に起こっている中で，医療者からの緩和ケア病棟への転棟あるいは転院の要請で再び環境が変化することに自分たちが対応することができるのかという危惧が加わり，他の患者への配慮など考える余裕もないと思われる．

(2) 状況に含まれている価値の重要性は何か

　患者本人の自己決定に価値をおく風潮は，近年，わが国の医療の場で強調されてきているが，

一方で，欧米流の個人の自律を重視する考え方は日本の文化にはそぐわないとする意見もある．もともと，倫理とは，その社会の文化に基づいたものであり，その土地の風習や習慣を反映するものである．したがって，わが国の伝統的な意思決定やその表現のあり方を尊重するということも必要だろう．

すなわち，意思表示を避けているようにもみえるTさん自身の考えを言語化させることに固執するのではなく，"以心伝心"ともいうべき言語化されていない表現の中にその人の意思を感じとる感受性を磨いたり，その人にとっての重要他者との関係性を重視し反映させた意思決定のあり方を受け入れたりすることも必要だろう．

一方，終末期を迎えた患者には，身体的・精神的・社会的ケアと同時にスピリチュアルなケアが必要であるとされているにもかかわらず，Tさんの気持ちを傷つけないために"事実を知らせない"と家族が決断したことによって，Tさんにはそのようなケアを受ける機会を失うおそれがある．結果的に，彼のQOLが低下することも考えられる．

(3) 関係する人それぞれにとって対立の意味するものは何か

家族にとっては，Tさんの気持ちを傷つけないことが最も重要なことであり，そのために彼の死が迫っていることは絶対に知られないようにすることがこの場合の最善であると考えている．また，このように事実を隠し，夫・息子を励まし続けることで，意図的にではないが妻や母親自身が傷つくことから身を守っているのかも知れない．もし，そうであればこのような対処法は，ほんとうの意味で，現在および将来の彼らのQOLを高めることにはならないだろう．したがって，Tさんの家族には事実に向き合うための支援が必要である．

看護師にとって大切なことはTさんの安楽であり，Tさんと家族の最期の日々をいかにして充実した悔いのないものにしていくかであるが，そのためにはTさん自身がどのようなニーズをもっているのか，彼自身の意向を知る必要があると考えている．Tさんの反応は曖昧で明確な意思表示を避けているようにもみえるが，意思決定を妻や母親に委ねているともとらえられる．看護師の倫理綱領第4項には「看護師は人々の知る権利及び自己決定の権利を尊重し，その権利を擁護する」とあるが，自己決定には"知らないでいるという選択"や"決定を他者に委ねるという選択"もあるとされており，看護師にはその決定を尊重する義務がある．

(4) 何をなすべきか

看護者の倫理綱領第4項は，人々の知る権利および自己決定の権利を尊重し擁護することの表明であるが，その解説には，「人々の意思と選択を尊重するとともに，できるかぎり事実を知ることに向き合い，自分自身で選択することができるように励ましたり，支えたりする働きかけも行う．個人の判断や選択が，そのとき，その人にとって最良のものとなるように支援する」とある．

Tさんとその家族が残された限りある時間を互いに支えあいながら事実に向き合って生きていけるように，Tさんらを支援することも，看護師の重要な役割である．

したがって，現時点のような，家族と看護師が感情的に対立しかねないような状況は改善しなければならない．転棟あるいは転院の相談よりも先に，医療者は，患者を含めた家族全体をケアの対象と考えており，家族をも支援する立場であることを理解してもらうような働きかけや，家族が少しでも心身ともに寛げるように看護師のかかわり方を工夫することが大切ではないか．

2.3 生命倫理上の意思決定モデルを使用した分析例（表6-2参照）

ステップ1：状況を再検討して以下のことを判断する

　医学的な見地からの健康上の問題は，脳転移をともなう末期の肺がんの患者の治療であり，回復・治癒に向けての医学的手段はない段階であると判断している．したがって，医療者としての責務は患者の症状を緩和し，平和な死への道を援助することであり，それは，患者と家族の双方が対象となる．

　Tさん自身が，現在の問題をどのように理解しているのかについては明らかになっていない．患者の家族にとっての問題は，治癒が望めない状態であることを，Tさんが知ることで絶望してしまわないように，彼の精神的な安定を保つことである．

　現在，決断を迫られていることは，Tさんにどのような療養生活を送ってもらうかということである．家族は，このまま現在の病棟で生活し続けることを望んでおり，緩和ケア病棟への転棟あるいは転院を拒否している．拒否の理由は，転棟は患者に死の宣告をすることに等しい残酷な行為であるという．また，他の病院へ移ることは，家族にとっては大切な夫あるいは息子を失う予期的悲嘆に加えて，その環境に再適応しなければならないという負担を強いることになる．

　医療者は，Tさんと家族にとって，緩和ケア病棟に移った方がよいケアが受けられると考えている．

　医療者には，第一義的に，担当しているその患者と家族の健康（安らかな死への道を含む）と安楽・安心を保持・増進する義務がある．一方では，この病院が地域社会に対してもっている機能は，がん専門病院として治療を必要とする多くの患者に対してできるだけ平等に医療を提供することである．その機能を維持するように働くことは，病院に雇用されている医師および看護師の義務でもある．現実に，この病院の医療を必要とする患者たちが入院の順番を待っている．彼らにも必要な医療を受ける権利がある．

　入院している患者と家族には，彼らが必要としている医療的ケアを受ける権利があると同時に，人の選択の自由の保障は，他の人へ悪影響を与えない範囲のものであるという考え方も考慮すべきである．

　Tさんと家族が，この病院を利用する他の患者たちについて全く無関心でいることは，自分の権利を主張することと矛盾することになる．なぜなら，自分に権利があると主張し認めさせるということは同様の状況にある他者にもその権利があると認めることを前提としているからである（公正）．

　但し，転院を勧められているTさんの家族が，転院先の病院の医療や看護の質についての不愉快な情報を得ており，そのことが現在の病院に固執する一因になっているような状況があるとすれば，解釈は変わってくる．同じ医療の専門職として，評判の悪い施設や医療者の存在は，とり組むべき倫理的課題であり（参考：看護者の倫理綱領　第15項），そのような評判の悪い施設を紹介することは，その患者への誠実という点で倫理的な問題でもあるだろう．

　また，もし，入院を待つほかの患者がいることを理由に，Tさんと家族が納得しないままに，緩和ケア病棟に転棟させたり，転院を強要したりするならば，それはTさんたちの自律を犯すことになるばかりではなく，前例として，その後も他の患者たちへ同様の対応がされることになり，将来の多くの患者・家族たちも影響を受けることになる．

ステップ２：補足的な情報を収集して以下のことを明確にし，理解する

　Ｔさんは，終末期であり，病態は進行している．治療方針を早く決定しなければ，適切な医療（緩和ケアを含む）を受けられず，本人の苦痛は緩和されないというリスクがある．現在の症状は，進行している肺がんと脳転移による呼吸困難感，頭痛や嘔気・嘔吐による食欲減退があり，ほとんどベッド上で過ごしている．「治療の効果を期待することはかなり厳しい」と，医師より病状の説明がされている．本人は，説明を理解できているようにも思えるが，脳転移の影響による理解力や判断力の低下がどの程度あるのか確認できていない．したがって十分に状況を判断し，決断する能力があるかは不明である．病気が進行する前は，通常の判断力を備え，職業生活を続けていた成人男性である．

　また，Ｔさん自身が何を望んでいるのかについては，はっきりとした言語による表明がないので把握できていないとプライマリーナースは考えている．Ｔさんが何に最も価値をおいているのか，家庭や仕事についての考え方，生きがい，何を望んでいるのかなどについて知る必要がある．彼自身の考えを直接聞くことができない場合には，彼の家族や親しい友人などから，これまでの彼の発言などの情報を得て手がかりにすることもできる．

　キーパーソンである妻と母はＴさんの治癒が望めないのであれば，Ｔさんがあまりにもかわいそうなので悪い情報は伝えないでそのまま逝って欲しいと思っている．しかし，なぜ，そのように思っているのかについては情報がない．また，緩和ケア病棟と一般病棟で提供する医療的ケアの違いについての説明をしても受け入れようとしない．

　もう一人のキーパーソンであるＴさんの父は，この状況についてどのように考えているのか，同じ男性として，30歳代の働き盛りであるＴさんの人生についてどのように考えているのかなどについての情報がない．父親が十分に意見を表現できるような機会を提供することは，医療者の判断に根拠を与えるという意味で有益であるばかりではなく，父親が現在体験しているだろう予期的悲嘆への対処やグリーフワークにとっても大切なことである．

　入院中の病院は，がんの先進的医療を提供する専門病院であり，経営的視点からも地域社会への貢献という意味からも，病床の有効活用という方針がある．積極的治療が望めない状態の患者は転院するか，病院内の緩和ケア病棟に転棟を勧めている．

ステップ３：その状況における倫理的問題または懸念を特定する

　この事例の倫理的課題は，意思決定の主体は誰かという問題であるが，同時に，QOL（人生の質：終末期を生きるＴさんの日常生活の快適さと，大きな後悔を残さずに人生に幕を引くための生活の仕方）の問題でもある．また，残される家族にとっては，大切な夫あるいは息子を失う悲しみを乗り越えて（グリーフワーク），彼らの人生を充実させて生きていく（QOL）ために，何が善であり何を避けるべき（害）かの問題でもある．

　Ｔさんと家族の関係においては，家族の意向がＴさんの「知る権利」を阻害し，自己決定を妨げている状況であるが，そのことについてＴさん自身がどのように考えているのか，意思決定を家族に委ねているのかどうかについて，看護師がはっきりと把握できていない．

　Ｔさんおよびその家族と，医療者を含む社会との関係については，彼らの希望する場で医療を受ける権利と，この施設の利用を希望する他の患者たちの医療へのアクセス権との間で，有限な資源の配分を巡る倫理的ジレンマが生じている．地域のがん専門病院としての病院の方針は，最大多数の最大幸福を重視する功利主義的利害関係に基づいている．

　現在では，患者のQOLについては患者自身の意思を尊重すべきであるという考え方が主流になりつつある．したがって，医療者は，患者自身が自己決定するために必要な情報を提供すること，誠実に真実を告げることが倫理的責務であるという考え方がかなり一般的になっている．

一方で，欧米流の「患者自身の意思（患者の自律）」の尊重について，「患者個人」を単位として考えるのか「患者にとって重要他者である家族をも含めた」単位とするのかという課題については，わが国の医療現場では必ずしも一致した見解はない．欧米流の倫理学の重要な概念である「個人の自律を尊重すること」は，家族集団で物事を決めることが多いという習慣をもつアジア系の人々にそのまま適用させることが妥当であるか否かという議論や真にわが国の文化に根ざした倫理追究の試みは，現在も続けられている．

　また，医療者の権利についても，これまで十分に議論されてきたとはいえない状況にある．医師や看護師などの医療者も社会に生きる一人の人間としての権利をもつはずであるが，患者－医療者関係についての議論の中で，患者の権利については活発な議論はされてきたが，医療者の権利については十分議論されてはこなかった．患者に情報を提供して自己決定に委ねるという欧米流の考え方のみで教育されてきた医療者が，「患者の自己決定ではなく，家族集団のリーダー的な人の意見表明で決定された方向」で，医療を提供するように求められた場合には，どのようなことが起こるだろうか．「誠実の原則に基づいて真実を告げる責務（患者本人への情報提供）」の遂行が妨げられることにより，専門職業人としての医療者の自尊感情を害する恐れもあるだろう．

　さらに，医療機関の利用の仕方については，近年は医療費削減の医療政策が採られて，病院の財政を健全に保つためには，在院日数を減少させることが課題となっている．病院の機能も長期療養型，高度先進医療などと機能分化されてきている．そのような政策の変化に病院は対応する必要がある．財政的にも健全で医療サービスの内容も充実するように病院を機能させることは病院経営者および被雇用者の責務であり，有限な資源をどのように社会の人々に公平に利用してもらうかを検討することは組織としての財政的課題であるとともに倫理的課題でもある．

ステップ4：倫理的懸念に関する個人および専門職の道徳的立場を明確化する

　看護師は，患者の病状が末期状態で効果的な治療法がない状態であっても，できる限り患者と家族の意向を尊重して，日常生活が快適で安心できるようなケアを提供したいと考えている．専門職としての価値は，看護者の倫理綱領（第4項）にあるように患者の自己決定やインフォームドコンセントの権利を尊重し，できる限り患者の意向にそうようにサポートすることである．また，患者に嘘をつかない，誠実に対応するということが求められている．Tさんに真実を告げないと決めた家族の対処法は，看護師にとっては，そのような専門職としての倫理的な職務遂行への妨げになっていると感じられてストレスに感じていることも推察できる．また，看護師は，壮年期の男性の在りかたとして自分の人生について自律的な意思決定をし，明確な意思表示をするべきだと思っているのかもしれない．しかし，人は多様な表現形式をもっていることも理解し，たとえ自分の価値観と合わないものであっても受け入れることも必要である．

　したがってさまざまな形で表現されるその人の意思を"以心伝心"的に理解したり，それをこちらで言語化して相手の意思を確認するなどのコミュニケーション上の工夫も必要だろう．

　また，この病棟では積極的な治療対象とはならない終末期にある患者を緩和ケア病棟や他の病院に送ることが日常的になり，これまでほとんどの患者と家族が病院側の要請に従っているために，Tさんの場合だけの特例扱いは他の患者への公平性に問題を生じると考えて，多少の拒否的な感情が生まれているのかもしれない．このような感情も否定することなく個人としてあるいは看護チームとして検討することも必要だろう．

ステップ5：その状況における鍵となる人物の道徳的立場を特定する

　Tさんが自分からは何も発言しないが，妻らの行動については，「家族がほんとうに一所懸命

にやってくれている」と語っていることから，妻らにすべてを委ねていると解釈することができる．Tさんの家族は，妻と母親の意思は一致しているようだが，父親の意思は示されていない．しかし，父親は女性二人の意見に同調しているように思われる．

　また，妻と母親の行動は，権利の主張というよりは，大切な夫・息子が自分たちをおいて死んでいくという残酷な事実を受け入れることができないということを示しているように思われる．父親そしてTさん自身も妻らの反応を痛ましく思いながら，彼女らの気が済むようにと受け入れているようにもみえる．結果的に，家族間で偽りのコミュニケーションが交わされていることになっているが，この家族が真のコミュニケーションを交わすようになるためには，第三者からの支援が必要である．

ステップ6：もしあるとすれば，価値の対立を特定する

　看護師の葛藤が，"壮年期の男性は，明確に自分の意思を表明すべきだ"という「自分が期待する患者像」と，現実のTさんの状態との不一致に由来するものであれば，それは道徳的ジレンマではない．道徳的ジレンマとは，「道徳的義務」に関連するジレンマであるが，期待する患者像は看護師のイメージであり道徳的義務ではないからである．しかし，看護師が，Tさんが望むこの病棟でのケアを継続する（誠実・善行・自律）のか，転棟あるいは転院を強く促してほかの患者が入院する機会をつくる（公正）のかという価値観の対立に悩んでいるのであれば，それが道徳的ジレンマである．

　看護師には，「対象となる人々への看護が阻害されているときや危険にさらされているときは，人々を保護し安全を確保する」（看護者の倫理綱領 第6項）ことが求められている．この家族がステップ5で検討し判断した状態，すなわち，近づいているTさんの死を受け入れられずに混乱しているような状態であるときに，転棟や転院を強力に勧めることは，Tさんと家族を保護し安全を確保するための適切な看護とはいえない．一方で看護師は，この施設の被雇用者として施設が地域医療で果たす役割が十分に遂行できるように協力しなければならない．したがって，この施設の方針が，治癒や軽快を前提とする治療目的ではない患者に緩和ケア病棟への転棟あるいは転院を勧めている方針には協力すべきである．また，それは有限な資源の公正な利用という社会の道徳的要請にもかなうことである．

ステップ7：必要な意思決定をすべき人物は誰かを特定する

　意思決定をするべき人は，この場合は，通常の判断力があり壮年期にあるTさん本人であるが，彼は明確な意思表示を避けているようにみえる．体力の消耗や脳転移・脳圧亢進などの影響によって，判断力が低下したり気力を失ったりしていることも考えられる．また，彼の性格や価値観，日常の家族関係などが，この場合の意思決定や意思表示に強く影響すると思われるが，看護師や医師などの医療者はこのような患者の個人的なことについては十分な情報をもっていないし，よくわかっていないということも忘れてはいけない．この家族の様子からは，患者の妻と母親が意思決定の役割を引き受けることに家族内の暗黙の了解ができているように思われる．

　看護師らもこの状況で意思決定にかかわる重要人物ではあるが，患者自身の意思決定能力が損なわれていないにもかかわらず明確な意思表示をしない場合，さらに，患者本人や家族が看護師らの介入を避けようとしているようにみえる場合には，患者・家族が看護師らに何を期待しているのかを注意深く知るようにすることが大切だろう．

ステップ8：行動の範囲とそれぞれの行動の予想される結果を特定する

この場合の選択肢としては，

①患者および家族の要望どおりに，現在の病棟で最期まで看取る．

予測される結果：Ｔさんと家族にとっては，満足できる状態だろう．看護師らにとっては，入院待機者リストにあるほかの患者たちやこれまで施設の方針に従って転棟・転院していった患者たちのことを考えて釈然としない思いを抱き続けることになったり，施設の管理者からは苦情をいわれたりするリスクを負うことになる．

②患者，その妻と母親，父親それぞれに，心理療法士や社会福祉士などからの心理療法やカウンセリングなどを受けられるように紹介し，それらの治療をしながら気持ちの変化を待つ．

予測される結果：この対応を可能にするためには，その施設の診療体制として心理療法やカウンセリングを提供するためのスタッフや場が整備されているという前提があり，そのような条件を満たさない場合には，対応できない選択肢である．もし対応できる体制があるなら，それぞれが満足できる結果をもたらす可能性がある．

③（ステップ５で明らかになった）患者・家族関係に介入し，真のコミュニケーションがとれるように家族関係の調整を試みる．

予測される結果：これまでの患者および家族の反応をみる限り，看護師が家族関係や精神的な面に深くかかわることを望んでいないようにみえる．したがって，看護師がこの選択肢を選ぶのであれば，患者および家族からの信頼を得られるように慎重に行動する必要がある．すなわち，転棟や転院を勧めようとする看護師らの態度を変えることが先決であろう．それは，施設の方針への忠誠あるいは公正の原理に基づく選択から，Ｔさんと家族へ誠実に対応するという態度への変更を意味する．

④施設の方針（入院待機者のリストを根拠）として，緩和ケア病棟への転棟を強力に勧める．

⑤施設の方針（入院待機者のリストを根拠）として，転院先を紹介して退院を迫る．

予測される結果：緩和ケア病棟への転棟や転院など，施設の方針を強調してことを進めようとすることは，患者・家族の看護師や施設への不信感をつのらせ，彼らの不安を高めるだけではなく，看護師らにとっても患者を擁護できなかったという不全感を残すことになるだろう．

これらの選択肢からの選択にあたって，十分に検討した場合であっても，その行動がもたらす結果を完全に予測することは不可能であるが，できるだけよい結果になるように努力することが求められている．

ステップ9：行動方針を決定して実行する

選択肢：

①患者および家族の要望どおりに，現在の病棟で最期まで看取る．

善行と無害の原則および自律の原則などに基づいて，この選択肢は支持される．ケアの倫理という視点からも，ケアすべき対象として目前に存在するＴさんへ専心するという選択肢は支持される．しかし，最大多数の最大幸福という功利主義的考えではどうであろうか．入院を待っている患者たち，あるいはこれまでＴさんと同じようにこの病棟での継続的なケアを希望していながら施設の方針に従って転院・転棟をしていった多くの患者・家族の立場からみると，公平でないように思われる．公正（正義）の原則に基づくとこの選択肢は支持されないだろう．

②患者とその家族のそれぞれに，心理療法やカウンセリングなどの精神的なケアを受けられるように計画し，それらのケアを提供しながら彼らの精神的安定を待つ．

これらのケアを提供できたとしても，医療者側の方針が変更されないままにＴさんと家族が転院などの早急の受け入れをめざす方向で進められていくならば，真に善行の原則によって支

持されることになるだろうか．また，それはTさんらへの誠実の原則の遂行ということになるのだろうか．あくまでもTさんとその家族の幸福を実現するための目標を掲げて進めていかない限り，倫理的な意味での関わりとはいえないように思う．

③（ステップ5で明らかになった）患者・家族関係に介入し，真のコミュニケーションがとれるように家族関係の調整を試みる．

患者・家族のこれまでの反応から考えると，家族関係への不用意な介入はプライバシーの侵害と受けとられる恐れがある．看護師の視点から"よい"と考える家族関係を実現させるために一方的に働きかけることは，マターナリズムとみなされる．患者・家族も開かれたコミュニケーションを望み，その実現に向けて看護師の支援を必要としたときに提供されるケアであれば，善行・無害の原則にかなうものとなるだろう．

④施設の方針（入院待機者のリストを根拠）として，緩和ケア病棟への転棟を強力に勧める．
⑤施設の方針（入院待機者のリストを根拠）として，転院先を紹介して退院を迫る．

④および⑤の方法は，公正の原則からは支持されるようにみえるかもしれないが，このようなやり方を貫くことはTさんらの後に続く患者たちにも適用されることになり，この後も多くの患者・家族らが不本意な選択を迫られることにつながっていく．このような対応をとり続けるならば，結局，長い目でみたときに施設の評判を落とすことになるかもしれない．

また，善行の原則・自律の原則あるいはケアの倫理という視点からは，まったく支持されないだろう．

選択：

選択肢④および⑤は，誰にとっても益のない方法である．③は，Tさんおよび家族との接点をどのようにもつのか，対応する看護師の力量が問われる方法である．②を選択する前に，看護チームと主治医らはケア方針について十分な話し合いをもち，施設が提供できるさまざまな資源について検討することが必要であり，十分なケアが提供できると判断できたならば，選択する価値はある．①を選択した場合は，表面的には患者側のいいなりになっているようにみえるかも知れない．しかし，これまでの過程でこの事例の状況を十分に検討できていること，看護師らがその選択の根拠を説明できるようになっていることで，その疑念は払拭されるだろう．看護師らの最終選択では，専門家の関心ごとや施設の目標よりも患者・家族の関心ごとが優先されるべきである．

ステップ10：意思決定や行動の結果を評価，検討する

選択した決定や行動は，期待どおりの結果を生んでいるか．新たに生まれた状況の中で，さらにほかの行動が必要となっているかを検討する．また，この事例を経験することによって，他の状況に直面したときに応用できることを学んだのかなどについて，個人的にも，看護チームとしても整理することが大切である．

以上，1つの事例をもとに，3つの意思決定モデルを使用して分析を試みた．このような分析の例を批判的に読んで，道徳的推論能力を高めていかれることを期待している．

また，社会学者のダニエル・チャンブリス（Chambliss, Daniel）が90年代半ばに指摘したことは傾聴に値する．すなわち「看護師が直面する問題の多くは倫理的な葛藤というよりは政治的衝突の反映であり，特定の状況で生じた特別なできごとではなく，反復するパターンである．そのような問題に対して決定を下すのは，組織の中で比較的下位に位置づけられている看護師ではなく，権限や権力をもつ人であることが多い．さらに注目すべきは，組織化が進んだ現代社会において決定権をもつのは権力を持つ"人"ですらなく，組織あるいは保健医療システム

全体となっている」という指摘である.

 この指摘によると，この章で分析した事例は現在の保健医療システムが生み出した問題であり，そのシステムを変えない限り繰り返されることになる．それだからこそ，看護師がどのような態度をとるのかが問われているともいえる．

 さらにこの章では，臨床で表面化しやすい意思決定の問題をとり上げているが，倫理・道徳的に真に問題となるのは，日常的・具体的なかかわりに埋もれてしまって表面化しにくいことの中にあるということも忘れてはいけない．

引 用 文 献

1) サラ・T. フライ，メガン-ジェーン・ジョンストン著，片田範子，山本あい子訳（2010） 看護実践の倫理：倫理的意思決定のためのガイド 第3版，p.78，日本看護協会出版会．
2) A. R. ジョンセン，M. シーグラー，W. J. ウィンスレイド著，赤林朗，蔵田伸雄，児玉聡監訳（2006） 臨床倫理学 第5版：臨床医学における倫理的決定のための実践的アプローチ，p.i，新興医学出版社．
3) 前掲書2），p.1.
4) 宮坂道夫（2005）医療倫理学の方法：原則・手順・ナラティヴ，p.59，医学書院．

参 考 文 献

1. D. チャンブリス著，浅野祐子訳（2002）ケアの向こう側　看護職が直面する道徳的，倫理的矛盾，日本看護協会出版会．
2. ジョイス・E. トンプソン，ヘンリー・O. トンプソン著，ケイコ・イマイ・キシ，竹内博明日本語版監修・監訳，山本千紗子監訳（2004）看護倫理のための意思決定10のステップ，日本看護協会出版会．
3. 小西恵美子，八尋道子，小野美喜，中島尚子（2007）「和」と日本の看護倫理，生命倫理，17（1），pp.74-81.
4. J. S. ミル著，塩尻公明，木村健康訳（1971）自由論，岩波文庫．
5. 厚生労働省（2008）「終末期医療に関する調査」結果．
 http://www.mhlw.go.jp/shingi/2008/10/dl/s1027-12e.pdf（2010年1月現在）

第7章
倫理的責任

1 専門職と社会的倫理

　看護は専門職である．専門職はつねにその社会的倫理を行使することが求められている．社会的倫理とは，「社会秩序に関する問題や社会政策の立案を扱っており，人間社会を形成していく上で道徳的によいこと，正しいこととは何かということを主要な課題としている」といわれている[1]．専門職の社会的倫理は個々の専門職者が行使するというより，専門職組織によって実行される．マーシャ・ファウラー（Fowler, Marsha）によると，専門職組織の倫理的役割と責任は，「専門職としての看護の意味と価値構造を保持し，発展させ，主張すること．社会の中で看護専門職の社会的倫理を行使すること」である[2]．

1.1 専門職の社会的役割

　社会は看護専門職に対して次のような社会的役割を期待する．第1は，実践に必要な知識と技術を与えることである．つまり，すべての看護者（ここでは，保健師，助産師，看護師すべてを指す）が一定水準の知識と技術をもち，看護の質が維持されることである．第2は，看護者は道徳的でよい意思をもつ人であり，助けを求める人に対して誠意をもって対応してくれると信じることができるということである．第3に，看護者は専門職にふさわしい倫理的指針をもって，他人が見ていないところでも倫理的指針にそって行動することができるということを信じられることである．これら3つのことはすべて社会が看護専門職に対してもつ信頼であり，これらのことを社会が信じることができなければ，看護という専門職は成り立たないといえる．このような社会の看護専門職への信頼は社会的契約であり，この社会的契約を履行する責任が専門職にはある．

　専門職である看護者は，看護基礎教育を受けた後も，仕事を続けている限り生涯にわたって学び続け，看護の知識基盤である看護学を発展させ，看護職の倫理綱領を守ることを動機づける組織に属していなければならない．個々の看護者が属する専門職組織は，どこの国にも存在し，専門職の社会的倫理を行使する組織として機能している．日本では社団法人日本看護協会が最大の専門職組織である．世界の国・地域の専門職組織は国際看護師協会（International Council of Nurses，以下ICNという）という国際組織を形成し，世界レベルで看護の価値を広く世界に主張している．

1.2 看護専門職組織の役割

　専門職組織には権力構造と意味・価値構造の2つの主要な構造があるといわれる[3]．意味・価値構造の役割は，「その専門職の意味，価値，および倫理を保持し，発展させ，外に向けて主張すること」[3]であるといわれ，医師，弁護士などほとんどの専門職組織が，独自の倫理的指針を定めて，その指針を通して，自分たち専門職がどのような倫理的責任を果たそうとしているのかを社会に向けて主張している．看護の専門職組織も例外ではなく，ICNは「ICN看護師の倫理綱領」を1953年に採択し，2005年に改定した．また，日本看護協会は1988年に「看護師の倫理規定」を策定し，2003年に改定して「看護者の倫理綱領」と改めた．

　専門職組織の最終的な目標は，その職業の倫理的価値をふまえた社会の変化にあるといわれるが，このような最終的目標を達成するようになるまでに，専門職組織は少しずつその関心領域を変化させていく[4]．看護のように実践を基盤にした組織は，まずはじめは臨床実践の向上を

めざして組織に属する看護者の継続教育を行う．次に，教育と実践の基準を策定することに活動の焦点が移り，次第に看護の対象である患者や看護者に影響する政策に目を向けるようになる．組織は時間の経過とともに，実践から社会へと関心を広げていくという発展をたどる．

　看護の専門職組織は，自ら掲げた倫理綱領にそって，看護者が看護実践を行うことにより看護の質を維持し，社会的役割を果たすことができる．また，看護者は組織に属することにより，倫理綱領のもとに団結し，看護者の倫理的責任を果たしていくことができる．日本看護協会の「看護者の倫理綱領」（2003年改訂）には，看護を行う際の倫理的行動や態度に直結することだけではなく，専門職としての責任を果たすために求められる行動も規定されている．

　7条には，「看護者は，自己の責任と能力を的確に認識し，実施した看護について個人としての責任を持つ」とある．これは，看護者は自分が実施しようとする業務の意味を理解し，自分にその業務を行うだけの能力があるか，責任がもてるかということをつねに考えながら実践することの重要性を示している．

　8条には，「看護者は常に個人の責任として継続学習による能力の維持・開発に努める」とある．これは，看護者には自ら進んで能力を維持し，高める努力が必要であることを示している．

　10条には，「看護者は，より質の高い看護を行うために，看護実践，看護管理，看護教育，看護研究の望ましい基準を設定し，実施する」とある．これは，看護者が個人的に行うというよりも，専門職組織の重要な役割であり，専門職の要件の一つである．基準を設けることにより，看護の質を維持し，向上させる．

　11条には，「看護者は，研究や実践を通して，専門的知識・技術の創造と開発に努め，看護学の発展に寄与する」とある．これも専門職の要件の一つである．看護の知識基盤である看護学の発展は，看護の水準を高めることになる．

2　責任とは何か

　「責任」ということばを広辞苑で引くと，「人が引き受けてなすべき任務」と「政治・道徳・法律などの観点から非難されるべき責・科」という2つの意味が示されている．つまり「責任」という言葉には，なすべきことをなすだけでなく，その結果も引き受けるという意味がある．「責任をもつ」「責任をとる」という表現はそれぞれこの2つの意味をあらわしている．また，法律上の責任は主として対社会的な刑事責任と対個人的な民事責任に大別される．

　「責任」によく似た概念に「責務」がある．広辞苑で「責務」を引くと，「責任と義務．また責任として果たすべきつとめ」とある．「義務」は「自己の立場に応じてしなければならないこと，また，してはいけないこと」「人が自己の好悪にかかわりなくなすべきこと，またなすべからざること」とある．サラ・フライ（Fry, S. T.）は，重要な倫理的概念の一つとして「責務」について説明している[5]．それによると，「責務」には回答可能性と責任という2つの大きな特性があるといわれ，「責務」とはどのように責任を遂行することができるかということに答えられることであると定義している．看護を実践する時に看護者は，看護行為を選択，決定し，実行するが，これらの選択および看護行為を実践の基準や倫理規範に基づいて行うことが看護者の責務となる．

　サラ・フライの定義では，看護行為の選択の理由や行為のプロセスについて，どのように行ったか，あるいはどのように行うのかを説明する責任にも言及していると思われる．いわゆる，説明責任（accountability）といわれる責任である．看護ケアを提供するときには，患者の病状，

病気が患者の生活に与える影響，患者の心理・社会的な状況など統合的に患者の状態をアセスメントして，患者の抱える問題を明らかにし，どんなケアが必要かを決定して，適切な方法でケアを提供するという看護のプロセスをたどる．説明責任は，このような看護のプロセスに責任をもつという意味がある．これは，インフォームドコンセントが患者の知る権利を擁護する重要な行為であり，看護者をはじめすべての医療者にインフォームドコンセントの適切な遂行が要求されていることから，指摘できる説明責任を超えて，看護職の倫理的責任として重要な概念である．

専門職として看護者の遂行すべき責任には，2つのレベルがある．1つは倫理的責任，もう1つは法的責任である．倫理的責任は，法律によって規定されているのではなく，専門職として果たすべきことを為すよう求められる責任で，看護者の倫理綱領や一定の看護実践の基準などによって規定される．平野は，看護者の倫理的責任について「患者にとって最善の結果を生じるよう一つひとつの行為・判断を誤りなく行う責任，最善を尽くす責任」ではないかと述べている[6]．他方，法的責任は，看護者の免許と業務に関する法律に基づく強制力をもつ責任である．

3 看護者の倫理的責任

1953年にICNが定めた「ICN看護師の倫理綱領」（2005年改訂）では，その前文に看護者の基本的責任として，①健康の増進，②疾病の予防，③健康の回復，④苦痛の緩和という4つの要素をあげている．これらの基本的責任を果たすために，看護者は，個人，家族，地域社会に看護ケアを提供することを期待されている．

また，日本看護協会の定める「看護者の倫理綱領」（2003年改訂）の前文には，看護者を「看護職の免許によって看護を実践する権限を与えられた者」ととらえ，その社会的な責務を果たすために，看護の実践にあたっては患者の人権を尊重することが求められていると書いてある．

倫理綱領は，看護者が看護を実践するにあたって，何が自分たちの基本的責任であるか，その責任を果たすためにどのように行動すればよいのかを示す行動指針であり，自分の看護実践を振り返る際の基盤を提供するものであり，看護の実践について看護者が専門職として引き受ける責任の範囲を社会に示すものである．このように看護者の倫理的責任は，看護の実践の行動指針である倫理綱領に明示されている．

3.1 健康の増進

日本国憲法の第25条1項には，「すべての国民は，健康で文化的な最低限度の生活を営む権利を有する」とあり，健康な生活は国民の権利であることが明記されている．健康であることは，人々の基本的権利の一つと認められている．人間の安全保障という考え方がある．人間の安全保障とは，人間の生にとってかけがえのない中枢部分を守り，すべての人の自由と可能性を実現することで，かけがえのない中枢部分とは人間の生命，生活および尊厳である．貧困や紛争，感染症などによって健康が脅かされると，人間の安全保障は実現されない[7]．安全が保証されている状況で，人々は基本的人権を保障され，保健医療と教育を含め生活を支えるための資源と基本的ニーズを得ることができる．

このように，健康は人々が生きていく上で最も重要な価値であるといえる．その人間にとって価値ある健康を損なわないように，適切な生活習慣や行動を身につけて，人々が自分自身で

健康を維持していけるように支援する責任が看護者にはある．また看護者には，人々が健康を維持していくために，健康教育，健康相談，保健指導，環境の整備などを実施する責任がある．

3.2 疾病の予防

サラ・フライは，疾病の予防はすべての医療従事者にとって最も基本的な倫理的責任であると述べている[8]．看護者が倫理的意思決定を行うときによりどころとする指針に無害の原則という道徳原則がある．看護者は人々に害が及ぶことを予防したり，害を及ぼすリスクを避けたりする責任がある．このような観点から考えると，病気にならないように予防することは，看護者が果たす倫理的責任といえる．特に，三大死因といわれる，がん，心疾患，脳血管疾患はいずれも生活習慣病といわれ，運動や食事などの生活習慣の改善やストレスの予防によって防げる可能性がある．病気を予防することは，健康な生活を保障するだけでなく，精神的にも経済的にも社会的にも人々に利益をもたらすだろう．他者の利益のために行動するという道徳的義務である善行の原則に関連する看護者の責任でもある．

3.3 健康の回復

病気や障害から回復して健康を取り戻すことは，多くの患者にとって共通した目標である．看護者は患者が健康を回復していく時に重要な役割を担う．看護者は，どんな健康状態の人であっても，その人がその人らしく生活していけるように健康の回復を援助する責任がある．患者が健康を回復する過程で看護者は必要なケアを提供するが，その際には生命や人間の尊厳を尊重すること，患者の人権や基本的権利を擁護すること，患者の自己決定や自律を尊重することなど，多くの倫理的課題に対応しなければならない．

3.4 苦痛の緩和

患者の苦痛を緩和することは，看護者の重要な役割であり，倫理的責任であることは明らかである．苦痛を緩和することは，人間の尊厳を守り，患者にさまざまな利益をもたらすが，この責任を遂行することは容易なことではない．患者が経験する苦痛は，身体的な痛みからスピリチュアルペインまでさまざまで，看護者が患者の苦痛を和らげるためには，患者に関心を向けて患者の体験する世界に共感し，患者の人間としての尊厳を守ることへのコミットメントを示すことが重要である．一日中痛みを感じて苦しまなくてはいけない患者は，人としての尊厳が傷つけられたり，痛みがなければできるかもしれないさまざまな楽しみや生活の営みをあきらめたりしなくてはいけないかもしれない．このような状況は基本的人権や権利が奪われてしまうことでもあり，苦痛の緩和は，患者の権利の擁護者である看護者の倫理的責任である．

4 看護者の法的責任

看護職の業務は，保健師助産師看護師法（以下，保助看法という）に規定されている．看護者は保助看法を遵守して看護を実践する責任がある．保助看法の目的は，保健師，助産師および看護師の資質を向上させることが第一で，資質の向上をもって医療および公衆衛生の普及・

向上をはかることである．保助看法において，保健師は「保健師の名称を用いて保健指導に従事する者」（第2条），助産師は「助産又は妊婦，じょく婦若しくは新生児の保健指導を行うことを業とする女子」（第3条），看護師は「傷病者若しくはじょく婦に対する療養上の世話又は診療の補助を行うことを業とする者」（第5条）と定義されている．

これらの業務のうち，保健指導は保健師の名称を用いなければ誰でも行える業務である．他方，助産師と看護師の業務は，それぞれ助産師と看護師の資格をもっていなければこれを行うことはできない．また，保助看法には業務の制限について第37条に「主治の医師又は歯科医師の指示があった場合を除くほか，診療機械を使用し，医薬品を授与し，医薬品について指示をし，その他医師又は歯科医師が行うのでなければ衛生上危害を生じるおそれのある行為をしてはならない」と規定されている．

看護師の業務は「療養上の世話」と「診療の補助」と抽象的な表現で規定されているが，具体的な業務が何かは明示されていないので，看護師の業務の範囲をめぐってはいろいろな解釈が行われてきた．例えば，昭和26（1951）年に国立鯖江病院で起こった看護師による静脈注射の医療事故の裁判の際には，静脈注射は看護師の業務かどうかについて議論があり，裁判所と厚生省（当時）の解釈が違ったという例がある．厚生省は薬剤の血管注入による身体に及ぼす影響が甚大であることと技術的に看護師が行うことは困難であることから，保助看法第5条に規定する看護師の業務の範囲を超えるものであるという解釈であったが，裁判では静脈注射は看護師の業務の範囲であるという判断が出た．しかし，50年を経て，厚生労働省は平成14（2002）年9月30日付けで「看護師等による静脈注射について」という通知を出し，静脈注射は看護師の業務の「診療の補助」の範囲に属するものとして扱うと解釈を変更した．解釈を変更した理由は，多くの病院で看護師が静脈注射を行っていたという実態と，看護教育が充実して看護師の知識や技術が向上していることであった．

このように看護師の業務は，そのときどきの医療の状況によって，また医療機関によって，あるいは看護師の能力によってできることや行っていることが変わる．最近では，医師不足や専門看護師や認定看護師の育成と普及を背景に助産師や看護師の業務範囲を拡大していく方向で議論が進められている．日本学術会議の健康・生活科学委員会看護学分科会は，平成20（2008）年8月28日に「看護職の役割拡大が安全と安心の医療を支える」と題する提言を公表した．そこでは，「看護職はキュアとケアを統合させた役割を果たす職種であるが，看護師等の業務や裁量の幅を従来よりも広くすれば，現在の医療危機および健康格差の問題の緩和に貢献できることが多い」[9]という認識を背景に，国民が安全で安心な医療を受けるためにはどのような看護者の役割拡大が可能なのかを検討し，現行の法解釈の範囲で看護者ができる役割拡大，専門看護師等高度な看護実践を行うことのできるスペシャリストの業務と裁量について提言している．

いずれにしても，看護者は法律に規定されている業務の範囲で実践を行い，その業務については法的な責任を負っている．近年，看護師が当事者となる医療事故が増えており，裁判で刑事責任を問われる事例も多くなっている．法的責任をもつ以上，専門職としてその責任を果たしていくために，看護者の適正な配置など看護提供体制を整備し，看護者の労働環境を整えて医療事故防止につとめることや看護教育の内容や研修などを充実させることが極めて重要である．

引用文献

1) Davis, A. J., Tschudin, V., Raeve, L. de編，小西恵美子監訳，和泉成子，江藤裕之訳（2008）看護倫理を教える・学ぶ―倫理教育の主点と方法，p. 34，日本看護協会．
2) 前掲書1），p. 28．

3) 前掲書1), p. 30.
4) 前掲書1), p. 34.
5) サラ・T. フライ, メガン-ジェーン・ジョンストン著, 片田範子, 山本あい子訳 (2010) 看護実践の倫理：倫理的意思決定のためのガイド 第3版, p. 52, 日本看護協会.
6) 小西恵美子編 (2007) 看護倫理　よい看護・よい看護師への道しるべ, p. 98, 南江堂.
7) 人間の安全保障委員会, 緒方貞子, アマルティア・セン著 (2003) 安全保障の今日的課題—人間の安全保障委員会報告書, p. 11, 朝日新聞社.
8) 前掲書5), p. 105.
9) 日本学術会議, 健康・生活科学委員会看護学分科会 (2008) 提言：看護職の役割拡大が安全と安心の医療を支える, p. ii.

第8章
看護倫理に基づくケアリング

1 ケア／ケアリング

マデリン・M. レイニンガー（Leininger, Madeleine M., 1997）は，ヒューマンケアリングこそが看護の本質であるといった最初の人である．

彼女は，ケアとケアリングを区別して以下のように定義している．

ケアとは「人間の状態や生活様式を改善・向上させる必要がある人，またはその必要性が予見される人に対して行われる援助，支持の行動，力を発揮させることにつながる経験や行動に関する抽象的または具体的な現象」である．また，ケアリングとは「人間の状態を改善したり，生活様式を向上させる必要があると思われる，またはその必要性が予見される個人や集団，または死に直面している個人や集団に対して援助し，支持し，力を発揮させることを目的として行われる活動」である[1]．

この定義でわかるように，レイニンガーはケアを現象ととらえ，ケアリングを活動ととらえている．従って，ケアは「この患者のケアは，日常生活の自立を目標にしている」というように使い，ケアリングは「私はこの患者が自立できるようにケアリングしている」というように使われる．

この章では，ケアとケアリングをレイニンガーの定義に基づいて使っていく．

1.1 ケアの2つの意味

語源的には，ケア（care）は，古代ローマのラテン語の文献に見られるクーラ（cura）に由来し，矛盾する2つの基本的な意味をもつ．「ケアを負わされる」という場合には，悩み，トラブル，心配事を表している．他方，他者の幸福への配慮を意味することもある．他者の意味とかかわるのは，他者を気づかう意識や専心といった，ケアのもつ肯定的な意味合いである[2]．

この矛盾する2つの意味をもつケアについて，多くの哲学者たちが探究してきた．例えば，マルティン・ハイデガー（Heidegger, Martin）にとっては，ケアという概念は彼の哲学上の思考体系の核心に位置するものであり，彼の生涯にわたる関心事は存在の意味に関する哲学的問いであった．ハイデガーはクーラの神話から根拠を得て，この世界の中に生きている限り人間は憂い（関心）のうちに存在の根源を持っているが，人間が真に成り得るものとして完成するということは関心の仕事であるとして，人間という存在を理解するうえでケア（Sorge；関心（ドイツ語））が中心的な考えであることを示した[3]．彼は，配慮としてのケア（Besorgen）と待遇としてのケア（Füsorge）を区別している．前者の配慮としてのケアは他の人のニーズに対して多少機能的な方法で世話をすることを意味し，精確を期して慎重に行われるが質を求められることはほとんどない．後者の待遇としてのケアには病者への看護が含まれ，このケアには両端に位置する2つの様態がある．その1は，相手の中に飛びこんで相手の代わりに苦労を取り除いてやるものである．このような待遇ではケアの対象は支配され依存させられているので，その人は用具的存在にされてしまい，これは事物に対する配慮になってしまう．その2は，相手に代わって飛び込むというよりは，「相手の『苦労』を取り除いてやるためではなくて，むしろ本当の意味で『配慮』すべきこととしてあらためて彼に返還してやるため」[4]に率先して相手を解放するケアである．この率先する待遇としてのケアこそが，本来あるべきケアである．

さらに，ケアの不安と配慮という二重の意味に関するハイデガーの考えを解説した文章から引用する．

不安や心配という意味のケア（Sorge）が表すのは，私たちの生存をめぐる苦闘や，仲間の人

間存在間の中での有利な立場をめぐる苦闘である．（略）しかし同時にケアは，配慮，あるいは「ケアすること」(caring for) という側面ももっている．つまりそれは，地球や私たちの人類同胞に対して，単に「世話をする」というのとは違って，注意を向けること，養育すること，ケアすることなのだ．しかしながら，不安をもって行うケアが，完全になくなることはない．日常の世界では，私たちは不安としてのケアと配慮としてのケアの二重の感覚から逃れることはできない．こういった存在を受け入れながら，私たちは深い両義性にさらされるのだ．その両義性は，心配としてのケアが私たちを逃避へと向かわせ，配慮としてのケアが私たちのあらゆる可能性を開くことができるというものだ[5]．

2つの意味をもつケアの主に肯定的な面について探究し，意味づけている哲学者もいる．

1.2 ミルトン・メイヤロフのケア

ミルトン・メイヤロフ（Mayeroff, Milton）は，1971年に発表した著書「ケアの本質」(原書名：On caring) のなかでケアする経験およびケアされる経験について詳細に記述している．彼は，この著書の冒頭で「一人の人格をケアするとは，最も深い意味で，その人が成長すること，自己実現することをたすけることである」[6] と，ケアリングの本質についての彼の考えを明らかにしている．

ケアリングは1つの過程であり，相互信頼と深化していく関係を通して，時の経過とともに成長するものである．さらに，ケアする対象は，人だけではなく，心に描く構想や哲学的あるいは芸術上の概念，特定のコミュニティなども含まれるが，それはどれでもよいような抽象的・一般的なものではなく，常に特定の誰かであり，特定の何かである．

ケアされることによって，人は自分自身や他の誰かをケアすることができるようになり，自分自身の生活に責任をもつようになり，自律的な生き方ができるようになる．メイヤロフが考える自律とは，「自己の生の意味を生きることである．それは，私が生きている社会的・物質的条件によって設定されたある範囲の中で，私が自分の思うままに生きることをさすからである」[7]．

また，ケアする人にとっても，「ケアすることは，ケアすることを中心として彼の他の諸価値と諸活動を位置づける働きをしている」[8] ので，ケアすることによって世界の中に"自分の落ち着き場所にいる"という安定を得ることができ，「他の人々に役立つことによって，その人は自身の生の真の意味を生きて」[8] いくことができる．

ハイデガーやメイヤロフの研究に影響を受けながら，多くの研究者たちが看護における中心概念としてケア／ケアリングの考えを深化させている．

2 近代看護の倫理的基盤

それまで医学の補助的役割・機能しか与えられていなかった看護を，「疾患ではなく病人を看る」として，医学とは別の役割・機能をもつものとして明確に位置づけたのは，19世紀のイギリスに誕生したフロレンス・ナイチンゲール（Nightingale, Florence）であった．

2.1 ナイチンゲールのケア

ナイチンゲールは，看護実践の対象をさまざまな健康の水準にあるすべての人，家庭や職場，

地域社会などで生活する個人および集団であるとし,それらの人々の生活を支援する看護の特性を示して,その後の看護が専門的職業へと発展する基礎をつくった.

ナイチンゲールが示した看護には,ケアリングの技術と同時に,看護への専心,病む人の身体および精神への心のこもった関心・配慮が必須のこととして,その核心に位置づけられている.すなわち,近代看護はその始まりの時点から,現代風にいえば「ケアリング」の道徳的な精神を基盤とするものであった.

その精神は,彼女の著作やナイチンゲール看護師学校の卒業生らの活躍を通して欧米諸国へ伝えられ,さらに近代看護教育が始まった明治時代のわが国にも欧米から来日した看護教員らによって伝えられて,患者への配慮・気づかいとして,今日に至るまで連綿として受け継がれている.

しかし,この古い時代における"配慮・気づかい"は,現代の内容とは基本的に異なり,女性の徳や慈善としての配慮であった.

2.2 現代的ケアの契機

古い時代の看護における"配慮・気づかい"の現代との違いについては,西欧諸国においても同様であった.例えば,1965年版の「国際看護倫理規定」(International Code of Nursing Ethics)では,「看護師は医師の指示を知的に,かつ忠実に実行する義務がある」とされていた.1973年の「看護師のための看護規範国際委員会」(International Council of Nurses' Code for Nurses)が定めた規定で,ようやく「看護師の主な責任は,看護ケアを必要としている人物の上にある」[9]とされたのである.このことからも理解できるように,1970年代初頭までは,看護師は患者に対して一義的に配慮し責任を負うと社会に公式に表明してはいなかったことになる.医師への服従から患者に対する責任へと焦点が移ったのは,一般に,補助的奉仕者という看護師の立場に変化が起こり,一定の倫理的な自律性が認められたからだと解釈されている[9].このような状況から,看護職が,患者の人間としての尊厳や自律など現代では常識とされている倫理的な概念についての明確な理解をもったうえでの配慮・気づかいという認識をもつようになったのは1970年代以降と推測される.

さらに,1980年代になると,高度経済成長や科学技術の発展に伴う医療の高度化に対応して生命の質QOLが問われるようになり,キュア(cure;治療)中心であった医療の考え方に変化が求められるようになった.看護の領域では,患者との相互作用をマニュアル化したり,看護師の人員不足で患者に関わる時間が不足するなかで人間を全体的にとらえられるのかという懸念も生じて,臨床と理論を結びつける概念としてケアリングが重視されるようになった[10].

2.3 「正義」重視の医療倫理への挑戦

医学の領域では古代から,ヒポクラテス(Hippokrates)の"誓い"に表現されている道徳的配慮と知識・技術的訓練という2つの要素が医師に求められていた.20世紀に入ると医学や周辺諸科学の発展につれて,病態生理の知識と診断技術がより重視されるようになり,医師に求められる能力は「知識と技術的な優秀さ」という部分が強調され,道徳的配慮の重要性が相対的に軽視されるようになった.その結果,科学的な診断や治療に関する能力が医師の必須の徳性となり,医学はキュア(cure;治療)に代表されるようになった.

ラテン語のキュアは,「curateという単語からきており,それは『ケアすること,注意を払うこと,関心を示すこと,忙しく人のためにケアをすること,業務のある側面に人のケアや注意

を向けること，注意深く専心すること』をさして」[11]いた．本来は，このようにケアリングから派生して"配慮や気づかい"を含む用語であったキュアは医学の発展の中で客観的なデータによって定義されるようになり，患者個人への配慮や気づかいという面でのケアは評価されない雰囲気がつくられていった．

　その一方で，医学と周辺諸科学の急速な発展は倫理・道徳的な面でさまざまな課題を社会につきつけることになり，医療における倫理的課題に関して多くの議論を引き起こすことにもなった．これらの議論は，例えば，臓器移植に関連して有限な資源の公正な配分やインフォームドコンセント，あるいは知る権利などについて，正義（公正）や自律などの倫理原則を用いたり，権利や義務などの用語を用いたりして盛んに行われるようになった．特に，近年の医療の倫理では，「原則主義」として知られる倫理理論が主に使われている．なかでも，トム・ビーチャム（Beauchamp, Tom L.）とジェームス・チルドレス（Childress, James F.）の「生命医学倫理」が有名である．ビーチャムとチルドレスは，自律尊重・無危害・仁恵・正義の4つの原則と，そこから導き出された真実告知や機密保持などの規則に基づき，さらに特定の倫理的状況の独自性も考慮に入れた意思決定の方法を提示している．彼らの理論は，1979年の初版以来，多くの批判に応えて，絶えず内容を修正し続けていることによって，広く使われるようになっている．

　しかし，「正義」や「権利」に基礎づけられた倫理理論は，現実の課題に「対応能力のある現存する成人間の関係をモデルにして構築され」[12]ている．自律は権利であり，他人が本人の同意を得ずに何かをすることは，たとえ善意からであったとしも，その人の自律を冒すリスクを負うことになる．自律的な人は自分で意思決定し，その意思を表明できるからである．しかし，人は期待されるほど自律的でなかったり，状況によっては自律的になれなかったりもする．多くの人間関係，特に医療における人間関係には，傷つきやすい人，依存的な人が含まれている．「正義」を重視する倫理理論では，自律して相互作用をもつ両者の関係性は平等であるという前提があるが，医療者・患者関係における平等は理念的には認められるとしても，現実的には，専門知識・技術をもっている医療者よりも，病気や障害を抱え専門知識をもたない患者とその家族の方がより傷つけられやすい立場にあり，両者の関係は平衡とはいえない．したがって，患者やその家族は，医療の場では傷つきやすい弱者として配慮されなければならない．その配慮の仕組みとして，インフォームドコンセントや倫理委員会などさまざまなことが用意されているので，関係性の傾きを少なくすることはできるものの，それをなくすことはできない．

　ケアリングの支持者は，保健医療の場で，正義や自律を基盤にすることには異論を唱える．そして，ケアリングの立場では，弱く，傷つきやすい存在である患者との関係を，正義とは異なる視点から形成しようとする．

3 ケアの倫理

　「ケアの倫理」という表現は，発達心理学者であるキャロル・ギリガン（Gilligan, Carol）に由来する．

　ケアの倫理は，正義の倫理が重視する一般化・普遍化を否定し，個別で特定の人やものなどへの気づかいを大切にしている．

　以下に，看護倫理の重要概念であるケアリングの発展に，大きな影響を与えたキャロル・ギリガンとネル・ノディングズ（Noddings, Nel）のケアの倫理について触れる．

3.1 ギリガンのケアの倫理

ギリガンは，1982年に「もうひとつの声：男女の道徳観の違いと女性のアイデンティティ」（原書名：In a different voice: psychological theory and women's development）という著書を出版して，師であるローレンス・コールバーグ（Kohlberg, Lawrence）の道徳性発達理論に異議を唱え，女性と男性では道徳性発達の過程に違いがあると主張した．コールバーグの理論では，人の道徳性は「正義の原則」を頂点とした階層的な発達を示すといい，この理論を適用すると一般的に女性は男性よりも低く位置づけられてしまう．そのようにみえるのはコールバーグの理論が男性的な道徳意識の発達を普遍化しようとしているためであるとして，ギリガンは，女性は道徳的な葛藤場面で正義に基づいて考えるのではなく，個人的な関係性の維持を重視し，他の人の苦しみや悩みに対して感性豊かに応答する傾向が強いと主張した．女性は，誰もが応答され，無視されたり傷つけられたりすることはないという「応答と責任」を志向する「ケアの倫理」に基づいて行動するといい，ケアの倫理に対して正義を基盤とするコールバーグの倫理を「正義の倫理」とよんだ．

ケアの倫理は，正義の倫理が表明する「どの人もケアされる権利をもつ」というような普遍的な定式化や，普遍的なケアリングという考えを否定する．このようなあまりにも抽象化・一般化された表現は，結局，具体的な目の前に存在する特定の他者へのケアを保証しないからである[13]．ケアリングの対象は，常に特定の誰か，特定の何かという具体的なものである．

ギリガンの問題提起以来，伝統的な正義の概念を中心とした「正義の倫理」対「ケアの倫理」の論争が活発に繰り広げられることになった．

3.2 ノディングズのケアリング

ギリガンが主張した「ケアの倫理」は，文字通り「もうひとつの声」であって，ケアによって基礎づけられた倫理の「正義の倫理」に対する優越を説いたわけではなかった．これに対して，教育学者であるネル・ノディングズは，「ケアこそが一切の倫理の基盤である」と，ケアの倫理の道徳的優越性を主張した[14]．

ノディングズは，「倫理的な行動の本当の源泉は，人間の情感のこもった反応にある」[15]といい，ケアリングの重要概念として「専心没頭」（engrossment）と「動機の転移」（motivational displacement）をあげた[16]．専心没頭は，自分の人格を投げ入れる能力としての共感とは異なり，「自分自身の中に他のひとを受け入れ，その人と共に見たり感じたりする」[17]という受容する能力であり，「他のひとの現実性（reality）を理解し，できるだけ入念にその人が感じるままを感じとる」[18]という状態をさす．また，動機の転移は，極端な形で生じた場合は「親が子の『ために生きる』のだと語っている」ような類のことで，「私を動機づける活力が他の人に注ぎ込まれるようなときに生じるものである」[19]としている．

ノディングズのケアリングは，「相手，つまりケアされるひとの『福利，保護，向上』のために，相手を『受容し，敏感に反応し，関わり合うこと』」である[20]．

また，ノディングズは，「ケアしたい」と思う自然的ケアリングと，「しなければならない」からするような倫理的ケアリングとを区別する．自然的ケアリングは，母子関係に象徴される，愛からまたは自然な心の働きからケアする者として応答するような関係である．倫理的ケアリングは，母子関係に遡る過去のケアされた経験の記憶と意識的な選択とに依存している．倫理的ケアリングが求められる際に生じるかも知れない「ケアしたくない」という欲求を克服する契機は，自分がケアされた経験の記憶，やさしさの記憶から生じる欲求である．この2つのケア

リングの関係については，自然的ケアリングは，「『前道徳的なよさ』として，すなわち，道徳的なよさを伴う領域にあって，徐々に道徳的なよさになっていくもの」[21]といい，道徳的なものとは認められないが道徳とは全く関係のないよさであるはずもないとする．また，倫理的なケアリングが自然なケアリングよりも高次であるという立場に立つわけでもない．「ケアリングに基づく倫理は，ケアする態度を維持しようと努力し，したがって，自然なケアリングに依存しているのであって，それを超えているのではない」[22]からである．

このように，人が自然の願望に逆らって道徳的に行為することを選ばなければならないときにのみ，すなわち倫理的ケアリングのみを道徳的行為と認めて，自然的ケアリングを道徳的なものと見なさないかのような論法については，看護の立場からアン・ビショップ（Bishop, Anne）らが反論している．その理由は，「この論法は，看護師は，患者のうちのだれかを自然にケアしていないときにだけ倫理的であり得るという奇妙な結論をもたらすことになる．私たちは，自然なケアリングから発する行為とケアする人になりたいという願望から発する行為の双方を，倫理的なるものとして解釈することによって，この突飛な結論を避けることができる．そうすることによって，看護倫理は，ケアする看護師になりたいという願望からと同様に，自然なケアリングから発するクライエントの安寧の促進をも含むものとなる」[23]からである．

3.3 ケアの倫理への批判

ケアの倫理についてはさまざまな批判があり，特にフェミニズムの立場からは，女性の倫理と男性の倫理とを区別する考えは，ジェンダーとしての女性性を強調することによって社会的に不利な状況にある女性の立場を固定化させるリスクを伴うと批判されている．

また，ヘルガ・クーゼ（Kuhse, Helga）は，倫理にはケアと同時に普遍的な原則も必要である．原則がなければ，何についてケアすべきかを示すこともできないし，ケアの概念は空虚なままであるという．さらに，看護師が普遍的な原則を敬遠するならば，患者ケアに関する倫理的な議論に加わることもできずにケアの提供者としての役割を果たすこともできなくなると警告している[24]．

また，ノディングズのような"情感のこもった反応に倫理的行動の源泉"を求めるようなケアの視点は，ケアの対象を身近な人間関係に限定してしまうことによって，ケアとケアする者を私的な領域へ閉じ込めてしまうと懸念される．「実際に，正義の倫理に依拠する論者の多くは，ケアの倫理は家庭や友人関係という狭い世界のみに妥当するとして，2つの倫理の棲み分けを提唱している」[25]．しかし，2つの倫理を公私の領域に振り分ける，すなわち，ケアの倫理を私的な狭い領域のみに閉じ込めるという考え方は，すべての人が人生のいずれかの時期に必ず，家庭や職場・学校，病院などでのケアを必要としていることを考えると現実的ではない．

ギリガンがケアの倫理を提唱して以後四半世紀にも渡って論争が続けられるなかで，ギリガンやノディングズを第一世代として，ケアの倫理の第二世代といえる研究者たちが発言するようになった．第二世代の論者は，ケアを正義の倫理に同化する解釈には反対しつつ，ケアの正義に対する優位を主張せずに，ケアと正義との有意義な関係を模索し続け，「第一世代がケアと正義の対比を強調したのに対して，第二世代が示した処方箋は，ケアは正義によって補完されなくてはならないというもの」であった[26]．

4 看護学におけるケアリング

　ギリガンやノディングズが著書を出版する前から，看護の本質を追究する研究の中で，ケアリングについての探究は始まっていた．例えば，マデリン・レイニンガーは，文化人類学の手法を取り入れて患者とその家族の価値観や人間関係のあり方の研究を通して，ヒューマンケアリングこそが看護の本質であると主張し，多くの研究者や実践家がそれを受け入れている．

4.1 ケアリングの多様な概念

　多くの研究者たちが，ケアリングとは何か，ケアの倫理とは何かについての明確な定義をしないままに，ケア／ケアリングは看護の本質であり，ケアの倫理は重要であるといっている．このような状況について，ジョーン・パレイ（Paley, John）（2006）は，ケアリングを明らかにしようとするよりはむしろ，ケアリングを褒めたたえることに終始しているようであると厳しく批判している．そして，ケアの倫理に「理性」を取り込むことによってのみ，専門職としての倫理と認められるようになるだろうと指摘する[27]．

　ジャニス・モース（Morse, Janice）ら（1991）は，曖昧なケアリングの概念を明らかにするために，ケア／ケアリングについての論文や理論を分析した結果，それほど厳密ではなく変更可能な分類であるとしながらも，ケアリングは5つの主要な概念に分類できると報告している[28]．

　その5つの概念とは，①人間の特性としてのケアリング，②人間の道徳的義務としてのケアリング，③情動としてのケアリング，④対人的相互作用としてのケアリング，そして，⑤治療的介入としてのケアリングである．

　①人間の特性としてのケアリングは，人類はケアにたずさわる人々が常に存在し，ケアリングを継続してきたが故に生き延びてきたとして，ケア／ケアリングは私たちが生きている限り続けられることであるという．例えば，キャロル・モンゴメリー（Montgomery, Carol）は，「人類の進化の過程で身体的な構造の制約が生じ，人は未成熟な状態で誕生し虚弱な状態が長期間続くことになった．したがって，私たちの基本的な社会機構は，種の存続に必要なケアリングを中心に組織されている」という[29]．人間の特性としてのケアリングという概念は，レイニンガーをはじめとして多くの研究者が受け入れている．

　②人間の道徳的義務としてのケアリングは，道徳的徳であり，患者にとっての善と人間としての尊厳を守られるように配慮してケアすることとして考えられている．次項で触れているジーン・ワトソン（Watson, Jean）やパトリシア・ベナー（Benner, Patricia）らも，このような考えをもっている．

　③情動としてのケアリングは，患者にケアするときの看護師を動機づける患者への共感や同情のような感情としてとらえている．

　④対人的相互作用としてのケアリングは，看護師と患者の相互の努力に基づく．看護師も患者もお互いにコミュニケーションをとり，信頼し尊重し合い，かかわり合うというような関係性のなかで生じる．

　⑤治療的介入としてのケアリングは，看護実践の技術的な側面，例えば，タッチングやコミュニケーションなどの具体的な実践が含まれるが，ここでも単にサービスを提供するということではなく，患者の肯定的感情を引き出したり，自立の促進を意図したり，その人の尊厳を守るような気づかいを必須の条件としている．

以下に，ケアリングの実践・研究に強い影響を与えているジーン・ワトソンとパトリシア・ベナーが，ケアリングについて，どのように述べているのかを示す．

4.2 ジーン・ワトソンのケアリング

ジーン・ワトソン（1988）の立場は，現象学的－実存（主義）的であると同時に「精神的」（spiritual）でもある．さらに，近年は「トランスパーソナル」なケアに融合してきている[30]．彼女は，「看護におけるヒューマンケアとは，感情とか，関心，心構え，人のためになりたい願望といったものではない．看護を道徳的理念からみた場合に，ケアといわれるのであって，そこにおいては，人間的尊厳を守り，高め，維持することが目的とされている」[31]という．ワトソンによると，ケアリングは道徳的営みそのものであり，看護のあるべき姿であり理想であるととらえている[32]．そして，看護師は本来倫理的な存在であり，その特徴は，ケアの対象をこの世に1人だけの独自のかけがえのない存在として，その感情も含めて理解しようする．しかし，一方ではケアしない看護師もいる．「ケアしない人は，相手をかけがえのない存在というようには応対せず，相手の感情をみようともせず，他の人と違った目ではみない」[33]．後者の看護師は，倫理的なケアをしていないという意味で真の看護師とはいえない．

ワトソン（1999）のヒューマンケアの概念は，トランスパーソナル・ケアリング・ヒーリングモデルへと展開され，ケアリングは人間関係を超え，看護の領域をも超えて「人間や惑星の生き残りのための道徳的使命としてのケアリング」へ，ヘルスケア全体の概念へと変化している[34]．

4.3 パトリシア・ベナーのケアリング

パトリシア・ベナーとジュディス・ルーベル（Wrubel, Judith）（1989）は，現象学の立場からケアリングを研究している．彼女らは，ケアリングを「人が何らかの出来事や他者，計画，物事を大事に思うということを意味する」[35]用語として使っており，「他者が自分の世界をどのように体験するのかということへの関心を引き起こすような他者への関与の一形式として定義づけている」[36]．

さらに，ベナー（1999）は，臨床における倫理的推論について正義の倫理が追究してきた方法論（本書第6章で解説）についてケアリングの立場から言及し，「医療の倫理ではこれまで，患者の自律性やインフォームドコンセント，公正，有益性，非有害性を保証するといった，手続き上の問題に焦点をあててきた」[37]と指摘する．彼女らは，これらの重要性は認めつつも，それだけでは優れた実践を生み出すことにはならないと主張する．優れた実践を導き出す倫理的な力となるものは，内発的動機づけと，他者の苦悩を和らげようとする人間的牽引力である．また，「看護という実践にはある卓越性［卓越した人間性］が体現されているということ，したがって看護実践とは一種の道徳的技能であって，単なる応用科学や技術ではない」[38]とする．ベナーらが提唱するケアリングは徳論の一部とみることもできる．

また，ベナーらは，ケアの倫理と正義の倫理とを比較して，ケアの倫理は正義の倫理への補完物ではなく，より基本的な倫理なのだという．それを医療行為に例えて，権利を主張し正義を追求することは病巣への治療行為と同じようなことで，ときには侵害的でもある．このような治療行為は必要なことではあるが，実施するにあたってはその基盤に気づかいと責任の倫理がなければならないと説明する．

さらに，正義の倫理が，発達の究極目標を自律としていることについても異議を唱え，気づ

かいと相互依存こそ究極目標であるべきだと主張する．その理由として，自律の強調は「個人を孤立させ，他者との関わりを断ち切らせる」というリスクを伴うが，「人が他者を気づかい，他者から気づかわれていると感じることができれば，個々人にも社会総体にも安らぎとしての健康がもたらされる．気づかいは世界内存在という人間のあり方にとって最も基本的な関係」であることをあげている[39]．

4.4 看護倫理とケアリング

サラ・フライ（Fry, S. T.）は，国際看護師協会（International Council of Nurses；ICN）の要請に応じて「看護実践の倫理：倫理的意思決定のためのガイド」(1994)を出版した．この著書の第3版（2008）で，フライはケアリングを次のように説明している．ケアリングは，「他者との関係の1つで，どのようにその人々が彼らの世界を経験しているかについての関心を示すこと．健康や安寧，他者の人間としての尊厳を温存したり保護したりする行動によって表現される．他者との特別な関係（母と子，看護師と患者など）の個人の道徳的責務／責任」である[40]．ここでは，ケアリングは関係であることと，他者への関心と行動を伴うこと，道徳的責務であること，そして，その関係性は看護独自のものではないことが示されている．

また，看護実践上の倫理的意思決定を支える重要概念として，アドボカシー，責務と責任，協力，そしてケアリングの4項目をあげている．

さらに，「看護倫理の理論は倫理原則を含み，看護師は実践で倫理的意思決定を正当化するのに倫理原則を活用することができる」[41]とも述べており，看護実践に必要な倫理原則として善行と無害・正義・自律・誠実・忠誠という5項目をあげている．

このようにみていくと，看護倫理は，ケアの倫理を重視しつつ，倫理原則をも活用することで倫理的正当性を保障するということになり，先に述べたケアの倫理の第二世代の考え方に近いと理解できる．

ケアリングについては，看護の重要概念の1つとされており，看護とケアリングを同一視する考え方とは異なる観点に立っていることがわかる．

看護倫理は開発途上の学問であり，ケアの倫理も「展開不足の理論」[42]と指摘されながらも，「ケアや関心を中心とする道徳は，建設的かつ釣り合いの取れた仕方でヘルスケアに役立つ可能性がある」[43]と肯定的な評価も受けており，今後の進化が期待される．

5 ケアリングがもたらすもの

ケアリングは，人間としての尊厳を守り，ニーズを満たすために，その人を気づかって行われる活動であるが，メイヤロフが示しているように，ケアする人にとっても同様の実りをもたらす．

次にあげるエピソードにおいて，清水奈緒美看護師の語りは，ベバリー・ダイク看護師が語るミドリのエピソード[44]にみられるような劇的な要素も少ないし，ロビン・クレイマー看護師が語るラーラの思い出[45]のように関与した人々からの多様な語りによって構成されているわけではない．リーダーナースとしての立場から語っているので，患者との具体的な交流の場面は語られていないが，通常の臨床で，看護師たちがチームとして機能しケアした結果，一人の女性が生を安らぎのなかに完結させることを支援でき，同時にケアする看護師としての自己を確認

できたエピソードとして紹介する.

　清水看護師は，がんセンターに勤務するエキスパートナースである.

エピソード　その人らしい人生の終わりを支えるケアリング

　ある日，私が日勤の看護チームのリーダーとして医師が出した指示を確認していたとき，Aさんへ翌日に抗がん剤治療の指示が出ているのをみつけ，「あれ？」と思いました. Aさんは50代の女性で，悪性リンパ腫再発の患者さんです. 3週間前に何度目かの抗がん剤治療を行い，その後に腫瘍崩壊が原因と考えられる消化管出血を起こし，やっと落ち着きを取り戻したところでした. 確かに腫瘍増大による腹部痛が増強しつつありましたが，再度抗がん剤治療を行えば消化管出血を起こし，それが致命傷になる可能性があります. しかし，Aさんやご家族と主治医が話し合った様子はありません.「Aさんと家族がリスクを承知していて，同意したうえでの指示なのかな？」と疑問に思ったのです.

　Aさんは，約1カ月前に緊急入院したのですが，その日に一緒に勤務していた私の同僚が，「お久しぶり」とAさんに声をかけると，Aさんも「またお世話になります. 戻ってきちゃった」と，腫瘍で膨れ上がった腹部を抱えて身をかがめながら，看護師を気づかうようにほほ笑んでいました. 私は，この病棟に転勤してきたばかりでAさんとはこの時が初対面でした.

　Aさんは悪性リンパ腫の化学療法を受けたあと再発し，健康保険が適用されない治療に賭けて数日前に他の病院に転院しましたが，転院後治療に入る前に，腹部の腫瘍増大による苦痛が増し，さらに黄疸が出現したことで当院を再受診し，その日のうちに再入院になったのでした.

　Aさんは「こんなに苦しくちゃしょうがない」「わがままいって先生にも迷惑かけちゃった」と話していました. 私は，その時，どんなにかAさんが残念な思いでいるだろうと感じましたが，Aさんの潔さにこちらが支えられる思いをしたのが印象に残っていました.

　私は，そのようなAさんであればこそ，なおのこと，十分な説明をしないままに治療を始めるのはおかしいと思いました. そこでAさんのプライマリー・ナースであるB看護師と話し合って，"Aさんは自己決定できる人なので，その意向を確認する必要があることを主治医にわかってもらおう" ということになり，B看護師が中心になって，主治医と話し合いました. 私はチーム・リーダーとして，その場に同席してB看護師を支援しました.

　話し合いでは，主治医に消化管出血が再度生じる可能性について聞きました. 主治医は「再び消化管出血が起こる可能性はあるし，それが致命傷になる可能性はある」と答えました.「患者さんとご家族に，この治療のリスクのことは話したのですか？」と聞くと,「それは話してない」といわれました. 私は一瞬頭に血が上るような気がしましたが，できるだけ冷静に「先生，私たちは患者さんの代わりに死ぬこともできないし，代わりに生きることもできないですよね. リスクがある治療をやるかやらないかは，患者さん自身に選んでいただくことが大事じゃないでしょうか」と詰め寄りました. 主治医はしばらく考えた後,「でもね，この治療以外，Aさんにできる治療はない. この治療をやらなければほかに何もできない. 治療ができないなんてこと，かわいそうでいえないよ」といいました. 私は，はっとしました. 主治医も苦しんでいたのです. 思えば，医師は患者を治すことが使命と期待されています. 特にこの医師は,「もう打つ手はない」と他の医師がいったケースでも絶対あきらめず，何度か絶体絶命の患者さんの状態を改善させてきたことがありました. 私は急に，申し訳ない気持ちと，納得できた感じがしました.「先生はそう思っていたんですね. すみません」といい,「それでは，Aさんをよくわかっているご主人に，リスクや腫瘍を小さくする治療の選択肢は他にないことを先に話し，Aさんに話すかどうか，ご主人の意見を聞きませんか」と提案しました. 主治医はそれに応じてくれました.

　ご主人への説明の場面には，B看護師は同席できずに私が同席しました. 私は，彼が主治医にきちんと疑問点を質問できているかに配慮しながら橋渡しをしました.「ここまでの説明で気がかりなことや聞き

たいことはありませんか？」などの私の問いかけに，彼は「例えば治療しなくても，このままこの病院で診てもらえるのでしょうか」など主治医に確認しながら説明を聞いていました．その後，「先生には本当によくしてもらった．他の病院から戻ってきたのにすぐに入院させてくれて，治療してもらって本当に感謝している．でも，私の目からみるともう治療に耐えられる体力は残っていないように思う．本人も治療に耐える自信は揺らいでいる．彼女は少しでも長く生きたいと願ってきたけれど，命を短くする危険があるなら治療しないことを自分で選びたい」と話されました．また「彼女は自分で何でも決めてきた自立心の強い人だから，治療の不利益が大きいことをどうぞ話してやってください．先生には絶対の信頼をもっているから，治療できなくてもここで診てもらえるなら，いたずらに不安にはならないと思う」と話されました．その日のうちに，主治医からAさんに説明することにして，面談は終了しました．私は状況を受け持ちのB看護師に伝えました．

Aさんへ説明するときにはAさんと深いかかわりをもつB看護師が同席し，病室で主治医がリスクと可能性を説明しました．私はその場に同席できなかったのですが，B看護師の話によると，ご主人は説明の間，臥床したまま話を聞いているAさんに寄り添うようにそばにいらしたそうです．主治医はときどきいいよどむような間合いをはさみながら，Aさんにリスクと可能性を説明しました．説明を聞いた後Aさんは，主治医とB看護師の顔をかわるがわるみながら「なるほど．デメリットが強いんですね．……仕方ないですね」といって，寂しそうな表情ながら笑顔を浮かべておられるそうです．そして疼痛コントロールを主体とした治療を行い，化学療法はしないことをその場で決定されました．

私はその話を聞いて，Aさんがご自分で決める機会を提供できたことに安堵したと同時に，この選択をご自分でなさったAさんの心中を思うと胸が詰まる思いもしました．

その後のAさんの様子は，折に触れて家族への感謝を表現し，医療スタッフにも感謝の言葉を話されたり，これまでと同じように家族や知人と冗談をいったり，家族の心配をしたりしながら笑顔で過ごされていました．

ある日，Aさんが，歌手である友人の歌をもう一度聴きたいという願いをもっておられることが看護チームに伝わってきました．Aさん自身は一般病棟の病室ではそんなことは無理だと思っておられるようでしたが，私たちはその願いをかなえてあげたいと思いました．病室でのミニコンサートを計画して，ご家族とともにみんなで準備をしました．近くの病室に入院中の他の患者さんたちへも説明して了解を求めました．

ところが，コンサートの数日前に，Aさんの血圧が下がり，意識レベルも低下してしまいました．Aさんとの約束では，自然に逆らわないで逝くことになっていましたが，主治医が中心になってご主人と相談し，昇圧剤を使用することになりました．私は，そのとき勤務ではありませんでしたが，その引き継ぎを受けて，とても適切な処置をしてくださったと思いましたし，なんとかコンサートまでAさんの命があってほしいと願いました．

ずっと，意識が混濁していたAさんは，当日は不思議と意識レベルが回復し，コンサートが実現しました．友人の歌手の方は，Aさんに「あなたにお礼を言う機会をくれてありがとう」といわれていたそうです．

その数週後，その歌手の歌声のテープが流れる病室で，家族からの感謝の言葉に送られてAさんは永眠されました．

いろいろと悩みながら主治医との調整をしたのですが，Aさんは，病気が進行しても健康保険が適用されないような治療を受けてまで頑張ろうとする方なので，今回の治療に関してもきちんと説明し，本人の意向にそうようにすべきだと思ったのです．最初の話し合いでは私が頭にきて詰め寄るような場面もありましたが，主治医にも言い分があり，Aさんのことを思って，絶望させたくないという思いでいたことを話してくれたことで理解できました．Aさんとしっかり話ができたことで，ご本人やご家族，お友達の方々も思い残すことのない最後の日々を過ごされただろうこと，ホスピスでもない普通の病棟でミニコンサー

トを開くなど，Aさんの願いを実現するようなケアリングができたことで，看護師としての仕事への満足感をもつことができました．このことは，私にとってもB看護師にとっても，とてもよい経験になったと思っています．

　Aさんとのかかわりを通じて，看護職として倫理的であること，患者の権利を擁護するということの意味と意義とを実感しました．そして何よりも看護することの喜びを感じ，看護師であることへの誇りをもつことができましたし，忙しい病棟でもチームで協力することで何とか日常よりも一歩踏み込んだケアリングができることもわかり，自信をもつことができたと感じています．

＊このエピソードの掲載についてご遺族へ了解を求めましたところ，ご快諾いただきました．Aさんのご冥福をお祈りするとともに，Aさんへのケアリングを通じて得たことを，Aさんからの贈りものとしてこれからも大切にして，看護に専心していきたいと思っています．

　清水看護師が語る状況では，主治医も看護師たちもAさんをケアしたいという意思をもっている．医師との話し合いで同意が得られた背景には，互いにケアする人であったことがあげられる．"互いにケアする"ということは，患者へのケアのみならず，協働者へのケアも含まれている．また，「自己決定」という共通の言語があったこともあげられるだろう．

　しかし，ケアする人としてのそれぞれの感情・気づかいの内容は，ケアの両義性を示しているようだ．生きるためにどのような治療法でも試みようと積極的な姿勢をみせるAさんに対して，主治医は「治療法がないなんて本人にはいえない．治療することで本人の希望を支えたい」といって，Aさんに事実を話すことを回避しようとしている．事実を知ることでAさんが生きる希望を失ってしまうかもしれないという危惧や不安が，"話すことを避ける"という主治医の態度として表現されている．

　一方，看護師は，ケアの気づかいの面に関心がある．その問題意識の発端は，「Aさんに十分な説明をしないままに治療を始めるのはおかしい」と思ったことである．それは，Aさんの自己決定権が侵害されているという認識と同時に，彼女は正確な情報を得て自分で判断することを望むだろうし，悪いニュースでもきちんと受けとめられる人であるという信頼感に基づいて，「Aさんは自己決定できる人なので，その意向を確認する必要がある」と表現されている．この信頼は，新しい治療法を求めて転院したAさんが，それに挑戦することすらかなわずに戻ってきた最初の出会いのときに生まれている．緊急入院したときのAさんの様子を看護師は，「腫瘍で膨れ上がった腹部を抱えて身をかがめながら，看護師を気づかうようにほほ笑んでいました」と表現している．この表現から，そのときには明確に意識していなかったかもしれないが，"失意の底にあり，膨れあがった腹部を抱えて，なおも看護師を気づかうほほ笑みをみせる"Aさんから，看護師らへのケアリングの姿勢を感じとっていることが伺える．

　患者という立場になると，それまで自律的に生きてきた人であっても，しばしば主体性の喪失を体験したり，周囲の動きから切り離されて疎外感を味わうことになったりする．このAさんの場合も，そのようになりかねない状況にありながら，しかし，"他者を気づかう者"としての主体性は保ち続けている．そのようなAさんに対して看護師がもった印象である．その結果が，「Aさんの潔さにこちらが支えられる思いをしたのが印象に残っていました」という語りになっている．

　また，Aさんへのケアリングのまなざしは継続して注がれていることが，「これまで通りに，笑顔で過ごされている」という語りから知ることができる．看護師は誰でも観察はするが，その観察した結果の考察の仕方によって，ケアリングとしての観察か単なる業務としての距離をおいた観察かに分かれる．"これまでと同じように笑顔でいる"という観察の前提には，現実を

知らされたときのAさんを「寂しそうな表情ながら笑顔を浮かべておられた」と表現してAさんの笑顔の底に潜む悲しみを感性でとらえていること，さらに，「（治療をしないという決断を自分でした）Aさんの心中を思うと胸が詰まる思い」がしたという表現と一緒に考えると理解できる．ターミナルの時期に入ったことを自覚したAさんは悲しみや苦悩を抱えながら，"にもかかわらず"笑顔で過ごしている．そのような彼女に対する敬愛の念が込められており，ケアリングの表現ととらえることができる．

また，Aさん自身も「看護師を気づかう表情を見せたり，家族や医療スタッフへの感謝を表現したり，冗談をいったり」して応答する者として行動し，それが看護師によって受けとめられて，看護師らのケアへの意欲を支えている．

Aさんへのケアリングの過程が始まった時点での看護師らの課題は，Aさんの自律・尊厳をどう守るのかということであったが，Aさんと事実を共有するようになってからの課題は「Aさんのニーズにどう応えるか」ということに変わった．Aさんのニーズが，親しい友人との関係を継続させたい，彼女の歌を聴きたいということであると知ったときに，ケアする看護師らにとって，そのニーズを満たすことが自分たちのニーズになった．家族をも巻き込んだ共同作業の結果は，Aさんのニーズを満たし，みんなが望んでいたような「家族の感謝の言葉に送られた」悲しみのなかにも慰めがある最期を迎えることで結実した．

死が避けられないものであれば，その場は親しい人々に囲まれた穏やかさや優しさに包まれたものであってほしいと人は願うのだが，そのような死の場面は通常の臨床ではそれほど多くはない．だからこそ，看護師らの働きによってそれが可能になったことで，看護師自身のニーズも満たされて，そのような仕事をやり遂げた自分に誇りをもつことができたのである．

引 用 文 献

1) アン・マリナー・トメイ，マーサ・レイラ・アリグッド編著，都留伸子監訳（2004）看護理論家とその業績 第3版，医学書院，pp. 517-518.
2) スティーブン・G. ポスト（原編），生命倫理百科事典翻訳刊行委員会編（2007）生命倫理百科事典，丸善，p. 862.
3) マルティン・ハイデッガー著，細谷貞雄訳（1994）存在と時間．上，ちくま学芸文庫，筑摩書房，pp. 414-418.
4) 前掲書3），p. 167.
5) 前掲書2），p. 867.
6) ミルトン・メイヤロフ著，田村真，向野宣之訳（1987）ケアの本質：生きることの意味，ゆみる出版，p. 1.
7) 前掲書3），p. 161.
8) 前掲書3），p. 15.
9) ヘルガ・クーゼ著，竹内徹，村上弥生監訳（2000）ケアリング：看護婦・女性・倫理，メディカ出版，p. 41.
10) 筒井真優美（1993）ケア／ケアリングの概念，看護研究，26（1），pp. 2-13.
11) 前掲書2），p. 887.
12) 品川哲彦（2007）正義と境を接するもの：責任という原理とケアの倫理，p. 5，ナカニシヤ出版．
13) 前掲書12），p. 158.
14) 前掲書12），p. 172.
15) ネル・ノディングス（1984）立山善康，林泰成，清水重樹ほか訳（1997）ケアリング：倫理と道徳

の教育―女性の観点から，p. 4，晃洋書房.
16) 前掲書15)，p. 25.
17) 前掲書15)，p. 46.
18) 前掲書15)，p. 25.
19) 前掲書15)，p. 51.
20) 前掲書12)，p. 174.
21) 前掲書15)，p. 132.
22) 前掲書15)，p. 125.
23) アン・ビショップ，ジョン・スカダー著，田中美恵子監訳（2005）全人的ケアのための看護倫理，pp. 66-68，丸善.
24) 前掲書15)，p. iv.
25) 前掲書12)，p. 196.
26) 前掲書12)，p. 198.
27) Ann J. Davis, Verena Tschudin, Louise de Raeve編，小西恵美子監訳，和泉成子，江藤裕之訳（2008）看護倫理を教える・学ぶ：倫理教育の視点と方法，pp. 147-164，日本看護協会出版会.
28) Morse, J. M., Bottorff, J., Neander, W., Solberg, S. (1991) Comparative analysis of conceptualizations and theories of caring., Image J Nurs Sch, 23 (2), pp. 119-126.
29) キャロル・レッパネン・モンゴメリー著，神郡博・濱畑章子訳（1995）ケアリングの理論と実践：コミュニケーションによる癒し，p. 14，医学書院.
30) ジーン・ワトソン著，稲岡文昭，稲岡光子訳（1992）ワトソン看護論：人間科学とヒューマンケア，p. iv，医学書院.
31) 前掲書30)，p. 38.
32) 前掲書30)，p. 50.
33) 前掲書30)，p. 45.
34) ジーン・ワトソン著，川野雅資，長谷川浩訳（2005）ワトソン21世紀の看護論：ポストモダン看護とポストモダンを超えて，p. 129，日本看護協会出版会.
35) パトリシア・ベナー，ジュディス・ルーベル著，難波卓志訳（1999）現象学的人間論と看護，p. 1，医学書院.
36) 前掲書23)，p. 177.
37) パトリシア・ベナー，パトリシア・リー・フーパー-キリアキディ，スダフネ・スタナード著，井上智子監訳（2005）ベナー看護ケアの臨床知―行動しつつ考えること，p. 25，医学書院.
38) 前掲書35)，p. 24.
39) 前掲書35)，p. 401.
40) サラ・T. フライ，メガン-ジェーン・ジョンストン著，片田範子，山本あい子訳（2010）看護実践の倫理：倫理的意思決定のためのガイド 第3版，p. 268，日本看護協会出版会.
41) 前掲書40)，p. 41.
42) トム・L. ビーチャム，ジェイムズ・F. チルドレス著，立木教夫，足立智孝監訳（2009）生命医学倫理 第5版，p. 453，麗澤大学出版会.
43) 前掲書42)，p. 455.
44) パトリシア・ベナー編著，早野真佐子訳（2004）エキスパートナースとの対話―ベナー看護論・ナラティブス・看護倫理，pp. 47-57，照林社.
45) 前掲書35)，pp. 327-340.

参 考 文 献

1. 朝倉輝一（2009）道徳教育とケアの倫理，沖縄大学人文学部紀要第11，pp. 31-42.
2. Anne Boykin, Savina O., Schoenhofer著，多田敏子，谷岡哲也監訳（2005）ケアリングとしての看護：新しい実践のためのモデル，西日本法規出版.
3. アン・J. デーヴィス監修，見藤隆子，小西恵美子，坂川雅子編（2002）看護倫理：理論・実践・研究，日本看護協会出版会.
4. ドローレス・ドゥーリー，ジョーン・マッカーシー著，坂川雅子訳（2007）看護倫理3，みすず書房.
5. キャロル・ギリガン著，岩男寿美子監訳，生田久美子，並木美智子共訳（1986）もうひとつの声：男女の道徳観のちがいと女性のアイデンティティ，川島書店.
6. 林泰成（1998）ケアリング倫理と道徳教育—ネル・ノディングズのケアリング論を中心に，上越教育大学研究紀要，17（2），pp. 589-601.
7. 石本傳江（2000）患者の利益擁護者としての看護　ヘルガ・クーゼの看護倫理論：ケアリングとアドボカシーとの架橋（2），Quality Nursing，6（4），pp. 347-351.
8. 操華子，羽山由美子，菱沼典子ほか（1996）ケア／ケアリング概念の分析—質的・量的研究から導き出された所属性の構造，聖路加看護大学紀要，22，pp. 14-28.
9. 宮内寿子（2008）ケアの倫理の可能性，筑波学院大学紀要第3集，pp. 101-113.
10. 大關和（ちか）（1974）覆刻版　實地看護法，医学書院.
11. M. シモーヌ・ローチ著，鈴木智之，操華子，森岡崇訳（1996）アクト・オブ・ケアリング：ケアする存在としての人間，ゆみる出版.
12. 佐藤幸子，井上京子，新野美紀ほか（2004）看護におけるケアリング概念の検討—わが国におけるケアリングに関する研究の分析から，山形保健医療研究第7，pp. 41-48.
13. 高田珠樹（1996）ハイデガー：存在の歴史，現代思想の冒険者たち8，講談社.

第9章
看護倫理と看護研究

1 看護研究における倫理的配慮とは

　看護の学会で研究を発表し，あるいは，学会誌に投稿すると，どのように倫理的配慮が実施されているかをチェックされることが多い．昨今，多くの学会誌が，所属機関の倫理委員会の承認を求めている．過去には，研究の成果の意義を重視するあまり，対象者の人間としての尊厳をないがしろにする傾向があったように思われる．

　確かに，研究者として，研究対象者の安全保持だけでなく尊厳を遵守しプライバシーを保護するのは当然のことである．看護研究の多くは，臨床の場との関連で実施され，病気や障害をもつ人々，高齢者，意思決定のできない人々などが研究の対象になる．したがって，安全の確保と研究参加への自由な意思決定の確認が大事であろう．また，教育の場では，教員が安易に学生を研究対象にして研究を進めることが多い．しかし，学生と教師の関係は，臨床での患者と看護師に相当する．つまり，学生は教師からみると弱者になることを，研究を行う教員は留意しなければならない．

　研究者は，研究における倫理的配慮に関する諸概念，すなわち，倫理の原則，人間の尊厳，インフォームドコンセント，個人情報，プライバシーの保護，匿名性などの言葉を一応理解している．しかしながら，具体的にどのような行為を研究の進行過程でとる必要があるのかとなると，知識が不十分で予想外に実行されていないのが実情ではないだろうか．

　そこで，本章では，以下の7項から，看護倫理と看護研究について述べる．

　1. 調査，面接，実験などの研究法を用いた場合，実際には倫理的配慮とはどのようなことを意味しているのかを列挙する．2. 看護研究における倫理的配慮のガイドラインとなる倫理原則，研究対象者の権利，インフォームドコンセントについて述べる．3. 看護学においてもEBNとの関連で介入研究が多くなってきていることをふまえて，臨床研究に関する倫理指針について概説する．4. 研究者にとって避けては通れない倫理審査委員会について，倫理委員会の役割，倫理委員会への申請書や研究計画書の例をあげ，文書作成上の注意事項を説明する．5. 研究の進行過程で必要な倫理的配慮をあげる．6. 研究者のモラルについて述べ，最後に7. 最近の看護研究における倫理上の課題にも触れたい．

2 調査，面接，実験などの研究法における倫理的配慮

2.1 看護師を研究対象とした調査研究の場合

- 調査を実施する前に，研究者は看護部に依頼し，了承を得る．さらに，看護師長会において，各科の看護師長の了承をとる．そのためには依頼状の文書を郵送し，アポイントのとれた日時に会い，資料を用いて説明をする．
- 研究の対象となる個々の看護師に対しては，以下について，文書あるいは口頭で説明する．
  ① 看護研究の目的や方法
  ② 研究への協力は強制ではなく自由意思であること
  ③ 中断したい場合はそれができること
  ④ 調査は勤務成績には関係がないこと
  ⑤ データによって個人が特定されないように匿名にすること

⑥ 得られたデータは統計的に処理し研究目的以外には使用しないこと
⑦ データの保管や管理は厳重に取り扱い，研究終了後にシュレッダーなどを用い完全に廃棄すること
⑧ 研究成果の公表の仕方

- 看護師個人のプライバシーを保護するために，質問紙は無記名にする．
- 質問紙には，いつでも連絡がとれるように研究者の所在を明記し，問い合わせに応じる．
- 調査研究において，既存の尺度を使用するときには，尺度を開発した研究者の許可をとる．その尺度が海外で開発され翻訳されている場合には，開発者と翻訳者両方の許可をとる．

2.2 看護師を面接対象にした場合の倫理的配慮

- 面接の依頼状を看護部長と看護師に送る．そこには，面接の趣旨，その時期，面接の内容，面接時の倫理的配慮などについて明記する（具体的な内容は，文章の終わりにある資料1「面接調査の依頼状」（看護師用）を参照されたい）．
- 面接調査は業務評価とは関係がないこと，面接への協力は自由意思であること，承諾した後でも途中辞退や拒否は可能であること，プライバシーを配慮するための対処（具体的には，プライバシーを守るために個室で面接を短時間で行うこと，録音をする場合には同意を得ること），などを伝え，実行する．
- 資料2に示したような面接に関する同意書を必ず得ておく．具体的な同意書の内容としては，研究の目的，研究協力の任意性と協力の撤回の自由，研究方法，個人情報の保護，研究成果の報告などである．さらに，面接の実施，面接の録音，成果の学会発表，学会誌への投稿などについて，説明をして同意を得る．
- 得られたデータは鍵のかかる場所に保管し，研究目的以外には使用しないこと，研究終了時，逐語録はシュレッダーにかけ，テープなどは粉砕処理して破棄することを伝え，実行する．
- 学会などでの発表では個人や施設が特定されるような情報は公表しないことを伝え，実行する．

2.3 看護の対象者（患者や家族）を実験対象にした場合の倫理的配慮

- 原則として研究よりも看護ケアの提供を優先する．ケアの効果をみる研究において，通常であれば対照群に提供されるはずのサービスが対照群に提供されない場合がある．こうした対照群への利益不供与の問題を解決するためには，実験変数を導入する前に対照データを収集するか，あるいは実験終了時に当該の利益を対照群の人々に提供する．
- 実験の目的，方法と手順，実験中に予測されるリスク，潜在的な危害，不快な状態，副作用，研究対象者に生じる結果や成果，などについて説明する．特にリスクと利益について説明する．
- いずれの時点でも実験の参加を中止できることを伝える．
- 実験群か対照群のいずれにも割り当てられる可能性があることを説明する．

3 看護研究における倫理指針

　看護学の発展のためには研究は不可欠であるのはいうまでもない．最近ではエビデンスに基づくケア実践が強調され，看護師によるケア介入研究が増加している．また，看護系大学の増加に関連して教育研究者らの研究も盛んとなり，さまざまな研究が積極的に取り組まれている．こうした現状は看護学の発展からみると，大いに結構なことである．看護の発展は看護研究の貢献に大きく依存しているからである．このことは，ICN（国際看護師協会）による「看護師の倫理綱領」第3項「看護師と看護専門職」においても，また，日本看護協会の「看護者の倫理綱領」11条[*1]においても強調されている（巻末付録4，7参照）．しかしながら，その一方で，研究は承認された倫理基準に従って行われるべきであることも強調されている[1]．確かに研究の推進に積極的になることは歓迎すべきことではあるが，研究対象者の権利が保障された上での研究であることはいうまでもない．

　看護研究における倫理的配慮の基本となる，ICNが1996年に発表した「看護研究のための倫理のガイドライン」（2003年に「看護研究のための倫理指針」に改訂）をもとに，日本看護科学学会の看護倫理検討委員会が「看護系大学における看護の倫理審査体制の試案」を発表している[2]．そこでは，研究を導き指針となる倫理の6原則，研究対象者の4つの権利保障，インフォームドコンセントなどが強調されている．

3.1 研究における倫理の原則

　ICNの「看護研究のための倫理指針」では，ヘルシンキ宣言やニュルンベルク綱領をもとに以下の6原則があげられている[3]．

(1) 善行（beneficence）
　本来，研究は善いことでなければならないという意味である．すなわち，研究は研究対象者や社会に対して善いことを行うことである．例えば，実験研究の被験者になることによって，定期的にヘルスアセスメントを受けるという利益が得られることも善意に含まれる．

(2) 無害（non-maleficence）
　研究は研究対象者に有害なことは行わないという意味である．したがって，研究者は研究中にどのようなことが起こりうるのかをよく知っており，それに対する具体的な対応も考えられていなければならない．

(3) 忠誠（fidelity）
　研究対象者と研究者との間によい信頼関係をつくりあげながら進めることを意味する．研究に協力をしていただいているという気持ちや，研究によって得られた成果を研究対象者にフィードバックするなど，研究者には謙虚で誠実な態度が求められる．

[*1] 看護者の倫理綱領第11条：看護者は，研究や実績を通して，専門的知識・技術の創造と開発に努め，看護学の発展に寄与する．

(4) 正義 (justice)

研究はすべての研究対象者に対して偏りがなく正当であること，つまり対象者やグループによって差をつけないという意味である．

(5) 真実 (veracity)

研究対象者に正直に真実を述べることを意味する．研究に関して既にわかっていることや，可能性のある潜在的なリスクや利益をすべて知らせることである．研究に関する情報についてはすべて知らせることは，研究者として当然な倫理的責任であるが，患者の病名告知に関しては，どのように，どの程度なのかはよく検討して対処する必要があろう．そのときどきの状況によって，病名告知のあり方の善し悪しは異なってくることに留意すべきである．

(6) 守秘 (confidentiality)

研究対象者の個人情報や研究中に得られたデータの機密を守ることである．つまり，だれにも個人情報をもらさないということである．なお機密保持と匿名性の確保とは異なることに留意する．匿名性とは，データ源である研究対象者の氏名やアドレスなどの属性に関するデータを公表しないことである．例えば，データに対してＩＤ番号などを用いてグループ化して，個人が特定できないようにすることである．

3.2 研究対象者の権利

これらの倫理原則に基づいて，不利益を受けない権利，情報公開の権利，自己決定の権利，プライバシー・匿名性・機密性保持の権利，などの4つの権利が保障されなければならない．

(1) 不利益を受けない権利

研究対象者になることによって，被害を受けない権利である．例えば，治験などに参加することによって副作用の危険性が高いと予測される研究には参加する必要はない．むしろそのような研究が許されるべきではないというものである．

(2) 情報公開の権利

研究対象者には，研究の潜在的リスクと利益について完全な情報を得る権利がある．研究対象者が参加を躊躇することを恐れて，研究に関する情報を知らせないということがあってはならない．情報を公開しているつもりでも，研究対象者が理解できなければ意味がない．全面的な情報の開示と同時に，その情報は相手に十分に理解できることが重要である．

(3) 自己決定の権利

研究に参加するかどうかはその人自身が決定することができるという権利である．すなわち，強制されることがあってはならないということである．その前提として，上記の情報公開の権利を守らなければならない．研究に参加することによって受ける潜在的なリスクと利益について，完全な情報のもとに十分な説明を受ける．また，たとえ研究対象者になっても研究の途中で拒否することができるという権利も含まれている．

(4) プライバシーの権利

研究対象者に対する質問に，その人のプライバシーに関するものがあると認められたとき，

その質問に答えることを拒否できることを保障する権利である．また，研究のために提供した研究対象者の個人情報を機密扱いにして保障し（機密性の保持），個人データからその人が特定されないように匿名性が確保されることを権利として保障する．

これらの6つの倫理の原則と4つの研究対象者の権利は，医療やケアを受ける患者や家族，また指導を受ける学生のためのものである．これら研究の対象者になる人々は，医療やケアの提供者からみると弱い立場にある（脆弱性）ことを，研究者はつねに留意しなければならない．また，これらの原則や権利が保障されるには，こうした研究対象者に与えられた権利を理解できる知的能力をもっていなければならない．こうした観点についてはまだまだ多くの課題が残されている．

表9-1 研究対象者の権利の保障

1. 不利益を受けない権利	研究参加によって被害を受けない
2. 情報公開の権利	研究参加によるリスクと利益のすべての情報が与えられる
3. 自己決定の権利	研究に参加するかどうかは自分で決める，強制されない，研究の途中でも拒否できる
4. プライバシー・匿名性・機密保護の権利	プライバシーの保護，すべてのデータは秘密を保障され，個々のデータから個人名が特定されない

3.3 疫学研究におけるインフォームドコンセント

文部科学省と厚生労働省から出された疫学研究[*2]に関する倫理指針において，インフォームドコンセントは次のように定義されている．

「研究対象者となることを求められた者が，研究者等から事前に疫学研究に関する十分な説明を受け，その疫学研究の意義，目的，方法，予測される結果や不利益等を理解し，自由意思に基づいて与える，研究対象者となることおよび資料の取扱いに関する同意をいう」[4]．

1) インフォームドコンセントの3つのポイント

インフォームドコンセントを行うプロセスにおいて，①研究対象者に提供される情報の種類を制限しない，②同意の前提として対象者が理解できていること，③同意に対して対象者は自由な選択ができることなどが保障される[5]．

もう少し具体的に説明すると，第1のポイントは，研究の全体についての情報が研究対象者に提供されなければならない．どのような研究で，研究対象者にどのようなことが行われようとしているのかを知ってもらうことが重要である．特に研究に参加することによる利益とリスク，どのような不都合や不快な症状，潜在的な危害があるのか，などに関する情報の提供が必要である．

第2のポイントは，研究全体についての説明が研究対象者に理解できることが肝心である．したがって，説明は，対象者一人ひとりが理解できることばで，専門用語でなく平易な言葉で行わなければならない．また，質問にも十分に納得できるように答える必要がある．

最後のポイントは，提供された十分な量の情報をよく理解した上で，強制ではなく対象者の

[*2] 疫学研究：明確に特定された人間集団の中で出現する，健康に関するさまざまな事象の頻度および分布，並びにそれらに影響を与える要因を明らかにする科学研究を意味する．

自由意思で選択することを保障していることである．過剰な報酬は暗に強制になっていることもあることに注意する．また，暗黙の強制，例えば，研究に参加しないことによって，治療やケアに差し支えるのではという不安，成績に影響するのではないかという不安，などを与えてはならない．

もし，自分自身で意思決定ができない状況にある者が研究対象者である場合には，代理人による同意が必要である．例えば，子どもや知的障害者，老人，意識障害者らが対象者になるときは代理人の同意が必要である．こうした人々が研究の対象の場合，細心の注意が必要である．

2) インフォームドコンセントを保障するための3原則

上記のインフォームドコンセントのプロセスを保障する根拠として，「倫理原則」「法原則」「科学原則」の3原則があることが，ICNのガイドラインにおいて強調されている[3]．

「倫理原則」とは，全面的に情報を開示して対象者自身で強制されることなく自由に意思決定できることを保障されていることを意味している．「法原則」には，介入研究によっては特別の法律，例えば，臓器移植法などによって，条件が定められていることや，意思決定できない対象者には，代理人からの同意をとることを義務づけていることなども含まれているといえるだろう．「科学原則」とは，研究対象者に研究全体を説明するには，研究分野の専門的な知識だけでなく，実践的な知識など幅広い学際的な科学知識が研究者に求められていることを意味している．

3) インフォームドコンセントの2つの手続き

インフォームドコンセントは，倫理審査委員会において倫理審査申請書および研究計画書を提出して審査を受け承認を得るという手続きと，もう1つは，研究対象者に研究に関する説明をして，自由意思で研究参加を決定してもらい同意書に署名を得るという手続きで行う．

前半の手続きは倫理審査委員会がその役割を受け持っており，実際の研究はこの委員会の承認を得た後，実行に移すことになる．したがって，審査の終了を待たずに研究を進めるべきではない．倫理審査委員会が所属機関にない場合には，研究者は細心の注意を払って，倫理審査委員会が審査している次の2点を，研究者自身で確認しなければならない．その1つは，研究者はインフォームドコンセントに必要な倫理原則に従っているか，もう1つは，計画している研究において，利益がリスクを上回っているか，である．

後半の手続きにおいて，研究計画書や申請書に記載されているように説明をして，同意書を得ることになるが，この同意書は研究を依頼した所属機関長や看護部長からだけでなく研究対象者から得るのが原則であることはいうまでもない．

4) 意思決定の困難な対象者のインフォームドコンセント

インフォームドコンセントを行う上で，自分自身で意思決定のできる研究対象者は問題ないが，それが難しい対象者には慎重な対応が必要となる．例えば，乳児や幼児などの子ども，老人，末期患者，意識障害者，精神障害者，精神発達障害者などは，研究の目的や方法などの説明を受けてそれを理解して同意するということは困難である．こうした人々が研究対象者の場合には，親や後見人などによる代理人の同意が必要である．

また，医療施設や福祉施設，あるいは学校などで治療や看護，生活援助，教育を受けているという思いから自分の立場を弱く受けとりがちな患者や学生，経済援助を受けている人々，少年院や刑務所などに収容されている人々などは，自由意思で決断することは難しい状況に置かれていることに留意しなければならない．

4 臨床研究に関する倫理指針

医学研究に関する倫理指針として厚生労働省は，①ヒトゲノム・遺伝子解析研究倫理指針，②疫学研究倫理指針，③遺伝子治療臨床研究倫理指針，④臨床研究倫理指針，⑤手術等で摘出されたヒト組織を用いた研究開発の在り方，⑥ヒト幹細胞を用いる臨床研究に関する指針，⑦厚生労働省の所管する実施機関における動物実験等の実施に関する基本指針，⑧異種移植の実施に伴う公衆衛生上の感染症問題に関する指針などの8つの倫理指針をインターネット上に告示している[6]．臨床研究は一般的に医学系研究を意味していることが多いが，看護学や健康科学に関する研究も含まれている．昨今，エビデンスに基づく看護介入ということで介入研究が多くなってきているが，臨床研究の定義[*3]から，看護の介入研究[*4]もこの臨床指針に従う必要があることは明白である．そこで，平成16年厚生労働省から出された臨床研究に関する倫理指針[6]のうち，重要と考えられるものを中心に概説する．

4.1 臨床研究における被験者と個人情報

臨床研究の被験者には，患者やその家族などの臨床研究を実施される者，学生や健康者など臨床研究の実施を求められた者，研究に用いる血液，組織，細胞，排泄物，診療データ（死亡者のデータを含む）などが含まれる．代諾者とは，被験者の意思および利益を代弁できると考えられる者であって，被験者にインフォームドコンセントによる同意書を与える能力のない場合に，被験者の代わりに，研究者等にインフォームドコンセントによる同意書を与える者である．

臨床研究における個人情報とは，研究中で得られた情報に含まれる個人に関する情報で，氏名，生年月日，その他の記述文書により特定の個人を識別できるものを意味している．また，他の情報と容易に照合することができることで，特定の個人を識別可能にする情報も含まれている．

個人情報の保護に関する研究者の責任として，以下の事項があげられている．

1. 臨床研究の結果を学会発表や学会誌で報告して公表する場合には，被験者を特定できないようにする．事例研究などで特定できないようにすることが困難な場合，被験者から同意を得る．
2. 偽りや不正な手段で個人情報を取得してはならない．
3. 個人情報の漏洩や紛失，完全管理のための処置をとる．
4. 被験者の同意なしに第三者に個人情報を提供してはならない．
5. インフォームドコンセントで特定した利用目的以上に，個人情報を取り扱ってはならない．

研究者の責務としては，被験者の生命，健康，プライバシーおよび尊厳を守ることが第一にあげられる．また，研究者は，被験者に対して，研究の実施に関して必要な事項について十分に説明して，書面による同意を受けなければならない．

研究責任者には，以下のような責務がある．

[*3] 臨床研究：医療における疾病の予防方法，診断方法および治療方法の改善，疾病原因および病態の理解，ならびに患者の生活の質の向上を目的として実施される医学系研究であって，人を対象（個人と特定できるデータを含む）とする研究である．

[*4] 介入研究：疫学研究のうち，研究者等が研究対象者の集団を原則として2群以上のグループに分け，それぞれに異なる治療方法，予防方法その他の健康に影響を与えると考えられる要因に関する作為または無作為の割付けを行って，結果を比較する手法によるものである．

1. 被験者へ説明する内容，同意の確認方法，臨床研究にともなう補償の有無，インフォームドコンセントの手続きに必要な事項を臨床研究計画書に記載する．なお，臨床研究計画書に記載する事項を表9-2にあげた．
2. 臨床研究にともなう危険が予測され，安全性を十分に確保できると判断できない場合には，原則として実施しない．そのためには，研究が終了するまで，危険の予測や安全性の確保に必要な情報について把握して，研究の安全性を確保しなければならない．
3. 臨床研究の実施あるいは継続には，臨床研究機関の長の許可を受けなければならない．
4. 臨床研究を適正に実行するために必要な専門的知識と臨床経験を十分にもっていなければならない．

表9-2　臨床研究計画書の記載事項

- ◆被験者の選定方針
- ◆研究の意義，目的，方法，期間，参加による利益，起こりうる危険や不快な状態，研究終了後の対応，研究にかかわる個人情報の保護の方法
- ◆共同臨床研究機関の名称
- ◆研究者氏名
- ◆インフォームドコンセントの手続き
- ◆インフォームドコンセントのための説明事項と同意書
- ◆研究の資金源，起こり得る利害の衝突，関連組織とのかかわり
- ◆研究にともなう補償の有無
- ◆被験者から同意書を受けることが困難な場合，研究の重要性，被験者の参加が必要不可欠な理由と代諾者の選定方針

また研究責任者には，個人情報保護の観点から，①研究者に対して適切な監督が義務づけられている．またそのために，②厳重管理する手続き，設備，体制の整備も求められている．③個人情報に関して，被験者の問い合わせにいつでも応じることができるように，研究チームの名称，個人情報の利用目的，開示の求めに応じる手続き，苦情の申し出先や問い合わせ先などを準備しておくことなどがあげられている．

4.2 臨床研究における倫理審査委員会

倫理審査委員会とは，臨床研究の実施または継続の適否やそのほかの必要事項について，被験者の個人の尊厳，人権の尊重その他の倫理的観点および科学的観点から調査審議するため，臨床研究機関長の諮問機関としておかれた合議制の機関である．倫理委員会は，学際的，多元的な視点から審査するために，医療関係者だけでなく，自然科学の有識者，法律の専門家，人文・社会科学の有識者，一般の立場の代表者，外部委員を含み男女両性で構成される．

4.3 臨床研究におけるインフォームドコンセント

表9-3には臨床研究におけるインフォームドコンセントの説明事項をあげた．被験者から同意書を受ける手続きには以下の4点が強調されている．

1. 研究者は，臨床研究の目的，方法，および資金源，起こり得る利害の衝突，研究者と関連組織のかかわり，期待される利益とリスク，研究中にともなう不快な状態，研究終了後の対応，補償の有無，その他の必要事項について十分に説明しなければならない．
2. 被験者が経済上または医学上の理由により不利な立場にある場合には，特に被験者の自由意思の確保に十分配慮しなければならない．
3. 被験者が1.の内容を十分に理解したことを確認した上で，自由意思による同意の意思を文書で受けなければならない．
4. 同意したことについて，不利益を受けないでいつでも撤回する権利を有することを説明しなければならない．

　被験者が疾病などで同意の意思を与えることができないと客観的に判断される場合や，被験者が未成年（20歳未満）の場合，代諾者から同意の意思を受けなければならない．そのためには，その臨床研究の重要性，被験者の参加が必要不可欠である理由および代諾者の選定方針を，臨床研究計画書に記載し，倫理審査委員会による承認および臨床研究機関の長の許可を得なければならない．さらに被験者が未成年者の場合わかりやすい言葉で理解を得られるような説明が必要であること，また16歳以上であれば被験者と代諾者とに説明をし同意書を得る必要性が追加されている．

表9-3　臨床研究におけるインフォームドコンセント事項

◆研究参加は任意であること
◆同意しなくても不利益な対応を受けないこと
◆同意した内容はいつでも不利益を受けることなく撤回できること
◆被験者に選ばれた理由
◆当該臨床研究の意義，目的，方法，期間
◆研究者の氏名，職名
◆予測される当該研究の結果，参加による期待される利益と起こり得る危険，ともなう不快な状態，研究終了後の対応
◆研究計画や研究方法に関する資料の入手または閲覧方法
◆個人情報の取り扱い，提供先の機関
◆被験者を特定しないで，研究成果を公表される可能性があること
◆研究にかかわる資金源，起こりうる利害の衝突，研究者らの関連組織のかかわり
◆研究にともなう補償の有無
◆問い合わせ，苦情の窓口の連絡に関する情報
◆被験者から同意書を受けることが困難な場合，研究の重要性，被験者の参加が必要不可欠な理由と代諾者の選定方針

5 倫理審査委員会

5.1 機関内倫理審査委員会

　倫理審査委員会は，海外では，Institutional Review Board（IRB），あるいはResearch Ethics Committee（REC）とよばれている．文部科学省から出された疫学研究に関する倫理指針において，倫理審査委員会とは，研究の実施の適否やその他研究に関し必要な事項について，研究

対象者の個人の尊厳および人権の尊重その他の倫理的観点から審議するため，研究機関の長の諮問機関として置かれた委員会であると定義されている[6]．2004年の看護系大学協議会の調査から，倫理審査委員会の設置状況をみると，看護系大学78校の内68校が設置されており，また，医療機関では48.5％であることが報告されている[7]．

看護学研究における倫理審査委員会の目的は，研究対象者の権利への侵害を未然に防ぎ，もし侵害のある恐れのある場合には個人の自己決定権を最大限に保障することにある[2]．さらに倫理審査委員会には研究者が研究対象者の権利を守ることを保障するための責任がある．こうした目的や責任を果たすために，審査委員には倫理的問題や研究課題に関する科学的でより専門的な知識が求められる．したがって，倫理審査委員会の組織は，専門知識をもつ看護実践者，研究手法の専門家，倫理学専門家，法学者，地域社会リーダー，看護専門領域の代表者などのさまざま領域から構成される必要があろう．審査される対象者は，大学の研究教育者だけでなく，大学院生，研究生，学生なども含まれる．また，病院やその他の医療機関の看護職者など，人間を対象とした研究を企画している者すべてが含まれる．

申請書の提出時期は，研究計画者ができた時点である．所属の大学や病院などに設置されている倫理審査委員会に申請書を提出し審査を受け承認を得た後，研究を実施することができる．研究に既に着手している段階で申請書を出す研究者らがいるが，研究対象者の権利を守るために，また研究者自身の研究を適切に進めるためにも，審査を受けた後に着手するべきである．

5.2 機関内倫理審査委員会の審査基準

審査は，研究の全プロセスの概要を示した研究計画書全体について，研究対象者の人権擁護の視点から行われる．具体的には，以下の6つの観点から審査され，これらがすべて満足できるものだけを承認するべきであると，ICNの「看護研究のための倫理指針」においては強調されている[8]．

1. 研究対象者のリスクを最小にするため，適切な研究計画書を準備し，研究対象者を無用なリスクにさらさない手順になっているか．
2. 研究対象者のリスクは，研究対象者が受ける利益と研究成果として得られる知識の重要性と比較して妥当であるか．
3. 研究対象者の選択は公平で正当になっているか．
4. 研究対象者や代理人から，書面による同意書を得ているか．
5. 研究対象者の安全対策が適切に研究計画書に含まれているか．
6. 研究対象者のプライバシーを保護し，データを機密にする対策が適切にされているか．

インフォームドコンセントに関しては，倫理審査委員会では，研究計画書，同意書の書式，等を添付した審査申請書を審査する．基本的には，次の2つの観点から同意が得られているかを審査する．1つは，研究の目的，方法，結果の公表などの研究計画が，研究対象者に知らされ，同意が得られているか，である．もう1つは，研究に参加することによるリスクと利益について，その領域の専門家により，理解できる内容と言葉で説明された上で，同意が得られているか，である．

さらに，もう少し具体的な事項をあげると以下のようになる．
① 参加しない権利があることが知らされているか

② 研究対象になるかどうかの意思決定が強要されていないか
③ 研究対象者やその家族への心理面への配慮がなされているか
④ 研究結果の公表においてプライバシーや機密性，および匿名性が守られているか．

さらに，特殊な審査事項としては表9-4がある．意思の確認が困難な対象者，すなわち，乳児や幼児，高齢者，意識障害者，重症患者，などの場合，どのように同意をとっているのか，代理人としての第三者がどのように確認しているのか，などが加えられる．

表9-4 倫理審査委員会の審査基準

◆研究対象者の人権が擁護されているか
◆研究対象者の尊厳が尊重されているか
◆研究対象者の自由意思が尊重されているか
◆個人のプライバシーが保護されているか
◆研究に対する同意を得るプロセスが理解できるように進められているか
◆安全性に配慮されているか

5.3 倫理審査申請書

審査の申請書に必要な情報として，①申請者の身分，②研究のテーマ，目的，方法など，③研究者の研究歴および研究方法に関する能力，④研究における倫理的配慮を要すると考えられる問題，⑤これまでの申請状況，などの項目があげられている[2]．

本章の終わりにある資料3と資料4は筆者らが作成し倫理審査委員会へ提出した倫理審査申請書と研究計画書である．

6 研究プロセスに沿った具体的な倫理的配慮

6.1 準備段階

ここでは，まず，研究の意義や必要性を確認できていることが大切である．研究はまず無害と善行の原則に則って行わねばならない．研究によって身体的だけなく心理的な影響がないことを確認する．そのためには，研究テーマに関する専門的知識や具体的な研究方法を十分にもっているかの確認が重要である．また，特に研究のリスクと利益のバランスをよく捉えて，利益がリスクを超えているときにはじめて研究に着手することができる．リスクの方が高ければ研究を断念するべきであろう．

6.2 研究計画書と倫理審査申請書の作成段階

研究計画書と倫理審査申請書には，研究の目的や方法などの概要と同時に，研究の全過程において，どのように倫理的配慮を研究対象者に行うのか，また，どのようにインフォームドコンセントを行うのか，について文書で説明する．そしてそれらを所属機関の倫理審査委員会へ提出して審査を受け，承認を受ける．

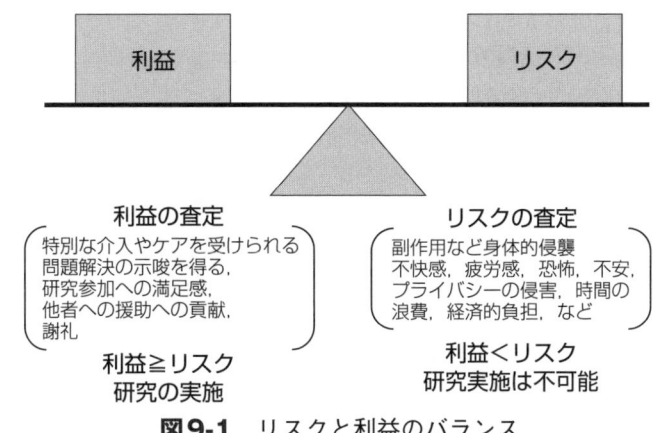

図9-1 リスクと利益のバランス

(利益の査定: 特別な介入やケアを受けられる, 問題解決の示唆を得る, 研究参加への満足感, 他者への援助への貢献, 謝礼)
利益≧リスク　研究の実施

(リスクの査定: 副作用など身体的侵襲, 不快感, 疲労感, 恐怖, 不安, プライバシーの侵害, 時間の浪費, 経済的負担, など)
利益＜リスク　研究実施は不可能

6.3 研究実施の段階

①研究実施施設の許可を得る．
②研究対象者に次のことを説明する．
　(1)研究の目的，方法，実験などの具体的な手順
　(2)研究参加による利益とリスク，不利益，不自由，不快感
　(3)不参加でも不利益を受けないこと
　(4)参加の途中で拒否できること，などを具体的に，その対象者にとってわかりやすい言葉で説明する
　(5)説明したことが確認できるように文書を準備する
　(6)説明者は断りにくい関係の研究者であってはならない
③ 研究参加への同意の確認
　(1)研究対象者の自由意思による決定には十分な時間を配慮する
　(2)研究対象者本人の自由意思によって決定したことを確認する
　(3)準備した同意書で同意を得る．それができないときは口頭による同意を得て，それを記録に残す

6.4 データ収集の段階

研究計画書や同意書をもとにデータを収集する
①実験研究
　(1)研究のデータ収集よりも看護ケアの提供を優先する
　(2)研究対象者の安全と安楽を最優先し，リスク，不自由，不利益を最小にする
　(3)いつでも研究参加の途中拒否が可能であることを伝え，それを保障する
　(4)対象者の抵抗感などに敏感に対処する
　(5)対象者に異常な影響が出現した場合には研究を中止し速やかに対処する
②質問紙法：次のことを文書または口頭で説明して実行する
　(1)看護研究の目的や方法
　(2)研究への協力は強制ではなく自由意思であること
　(3)中断したい場合はそれができること

⑷調査は勤務成績には関係がないこと
⑸データによって個人が特定されないように匿名にすること
⑹得られたデータは統計的に処理し，研究目的以外には使用しないこと
⑺データの保管や管理は厳重に取り扱い，研究終了後にシュレッダーで完全に廃棄すること
⑻研究成果の公表の仕方
⑼看護師個人のプライバシーを保護するために，質問紙は無記名にする
⑽質問紙には，いつでも連絡がとれるように研究者の所在を明記し，問い合わせに応じる
⑾質問紙の配布や回収でプライバシーの保護と匿名性に注意する
③面接法
　⑴業務評価とは関係がないことを説明する
　⑵面接への協力は自由意思であること，承諾した後でも途中辞退や拒否は可能であることを説明する
　⑶プライバシーを守るために個室で面接を短時間で行うこと，録音をする場合には同意を得ること，などを伝え，実行する
　⑷面接に関する同意書を必ず得ておく
　⑸得られたデータは鍵のかかる場所に保管し，研究目的以外には使用しないこと，研究終了時，逐語録はシュレッダーにかけ，テープなどは粉砕処理して破棄することを伝え，実行する．

6.5 データ収集後の段階

　研究対象者からの質問に答える．研究参加によって対象者に不利益を防ぐ．介入研究によって有効性が明らかになった場合には，対照群にも有効な看護介入を提供する．収集したデータの保管や管理は厳重に取り扱い，研究終了後にシュレッダーなどを用い完全に廃棄する．データは匿名にして外部記憶装置（メモリーディスク）に保管する．

6.6 研究結果の公表の段階

　研究の諸段階において，発表や論文に記載する倫理的配慮の内容には，
① 研究協力の依頼者数，同意者数，調査用紙の回収率
② 自由意思による研究協力，同意，研究途中の拒否の自由
③ 倫理審査委員会の審査による承認など
以上のことを含む．その他に注意を要することとして，研究対象者が特定されないように最小限度の情報とし，発表や論文の作成にはプライバシーや匿名性には十分配慮する．
　なお，研究筆頭者とは研究の実施者であり，論文の作成者である．共同研究者とは研究に実際にかかわった人である．

7 研究者のミスコンダクトとモラル

　ミスコンダクト（misconduct）とは不正行為を意味し，捏造（fabrication：F），改ざん（falsification：F），盗用（plagiarism：P）すなわちFFPを中心とした非倫理的な行為を意味している．不法性や違法性というよりも倫理性や道徳性を重視しており，社会規範から逸脱した

行為であると日本学術会議ではとらえられている[9]．表9-6以外のミスコンダクトとして，重複発表，不適切なオーサーシップ，引用の不備・不正，新規性の詐称，誇大な表現，都合のよい誤解をさせる表現，一般化できない特殊事実を普遍的属性をもつかのように強調することも意図的に歪曲された行為，ミスコンダクトととらえられている．オーサーシップの問題とは，実際には論文作成に貢献していない人を著者に加えることである．直接研究には関与していない人を，仲間という理由やギフトとしてあるいは儀礼的に著者に入れることは，誤ったオーサーシップといえる．

また許容されるオーサーシップとしては，研究の初めから参加し，データ収集とその解釈に責任を果たし，原稿作成にも参加し，出版には同意していること，などがあげられている[10]．

研究プロセスに沿って，ミスコンダクトとして考えられるものを以下にあげた．

① どのような研究をするのかを決める段階において
　(1) 研究対象者に害やリスクをともなう研究
　(2) 研究対象者に負担をかける意味のない研究
　(3) 人道に反する研究
② 文献レビューにおいて
　(1) 偏った文献検索
　(2) 表示なしで文献を引用
③ 研究方法において
　(1) 他の研究者が開発した測定尺度を許可なく使用
　(2) 外国の尺度を許可なく翻訳して使用
　(3) 研究協力者や研究対象者にインフォームドコンセントがない
　(4) 同意書（承諾書）を作成していない
　(5) 身体的な危害や，不安，不快な体験など，実験参加の意思に影響をおよぼすようなことが考えられることに関連して，いつわりをいう[11]
　(6) 研究対象者のプライバシーの保護がないこと
　(7) 偏ったデータの収集
　(8) 強制的なデータの収集
　(9) 実験への参加を勧誘するために，過度の謝礼や不適切な金銭的な謝礼[11]，その他の見返り
　(10) データの捏造
　(11) 結果を操作するためにデータを作為的に分析
④ 結果・考察において
　(1) 作為的に結果を強調
　(2) 作為的な読み違い

表9-6 研究者のミスコンダクト

◆捏造（ねつぞう：Fabrication）
　存在しないデータ，研究結果などを作成すること
◆改ざん（かいざん：Falsification）
　研究資料・機器・過程などを変更する操作を行い，データ，研究活動によって得られた結果を真正でないものに加工すること
◆盗用（とうよう：Plagiarism）
　他の研究者のアイデア，分析・解析方法，データ，研究結果，論文または用語を，当該研究者の了解もしくは適切な表示なく流用すること

（研究活動の不正行為に関する特別委員会（2006）研究活動の不正行為への対応のガイドラインついて，研究活動の不正行為に関する特別委員会報告書，文部科学省のホームページより転載）

(3)作為的に考察を保留
⑤成果の発表において
　　(1)作為的に肯定的な部分のみを発表
　　(2)研究対象者の機密を発表
　　(3)協力した研究者を作為的に排除
　　(4)同一の研究結果を複数の学会に発表あるいは投稿

8 研究と倫理的配慮における課題

　多くの看護系学会では，学会発表や論文審査において倫理的配慮がなされているかどうかの査読が実施されるようになってきている．研究における倫理的配慮に対する関心と認識が高まってきているのである．しかしながら，まだまだ十分であるとはいえない．所属する機関内倫理審査委員会で実施される審査は形式的・手続き的なところもある．審査委員の理解不足や認識不足もあって，研究目的や方法に対するコメントや文章の手直しの入ったものが戻ってくることも現実にはある．逆に非常に細かい審査内容であったり，不明瞭な理由で差し戻しが何度も繰り返される場合もある．審査委員は，倫理審査は研究そのものの適切さや妥当性を審査するものではないことを認識しなければならない．看護研究における倫理指針は何に基づいて，何を審査するのか，具体的にどのような倫理的配慮が実施されなければならないか，を十分にわかっている者が倫理委員になるべきであろう．

　昨今，看護研究では，質的研究が多くなり，被験者の内面へアプローチし，心理的な側面の分析が増えている．しかし，心の奥にあるものをカウンセリングや面接や口述で取り出す研究手法は，被験者のプライバシーに直接かかわるところでのデータ収集であり，心理的な圧迫感や侵襲ははかりしれないものがある．こうした研究における倫理的配慮はどのように対処するべきなのか，まだまだ課題が残っているように思われる．

　臨床研究においても介入研究が増加しているが，わが国の文化的背景では，まだ患者と医師，患者と看護師，生徒（学生）と教師，という関係ではどうしても縦の関係となりやすいだろう．自由意思での研究参加が原則であるといえ，まだまだ徹底されないのが現状である．治療を受け，ケアを受ける立場の患者や家族からすれば，よい患者となって，少しでもいい医療やケアを願うのが人情であろう．こうした課題にどのように対処することができるのか，ジレンマを感じる．

　研究者のモラルについては，新聞やテレビなどのメディアで盛んに報じられている．時には常識を越える問題が起こっているのも事実であるが，文部科学省や厚生労働省などの研究費補助金の審査の在り方なども検討の必要があろう．補助金の種類もさまざまで，高額になってきているが，若手の個人研究にこれほどの高額研究費が必要なのかと疑問に感じる場合もある．また，研究費の使用方法に非常に細かい使途制限があり，しかも実質的支給は遅い上に，年度内に完全使用済みをなかば要請したり，種々のアルバイト使用制限があって，なかなか使いづらいという印象を受けている研究者が急増している．不正防止のためとはいえ，大学によっては「不正告発窓口」などをおいているところさえあり，不信の構造が垣間見えるだろう．こうした現状には，研究者としてあまりにも情けないと閉口している研究者も増えている．研究者には自省しなければならないところも多いが，一部の問題から全てが拘束的，管理的になっていくのは，"角を矯めて牛を殺す"ようなものであろう．

引 用 文 献

1) 日本看護協会　やさしく読み解く「看護者の倫理綱領」11条.
   http://www.nurse.or.jp/rinri/basis/easy/two.html
2) 日本看護科学学会看護倫理検討委員会報告（1998）看護系大学における研究の倫理審査体制の試案，日本看護科学会誌，18（1），pp. 60-70.
3) 国際看護師協会　看護研究のための倫理のガイドライン（1997）インターナショナルナーシングレビュー，20（1），pp. 60-66.
4) 文部科学省・厚生労働省　疫学研究に関する倫理指針，2007年改正.
   http://www.mhlw.go.jp/general/seido/kousei/i-kenkyu/ekigaku/0504sisin.html
5) P. J. ブリンク, M. J. ウッド，小玉香津子，輪湖史子訳（1999）看護研究計画書作成の基本ステップ，p. 193，日本看護協会出版会.
6) 厚生労働省　臨床研究に関する倫理指針，2004年改正.
   http://www.mhlw.go.jp/general/seido/kousei/i-kenkyu/rinri/0504sisin.html
7) 髙田早苗，勝原裕美子，川上由香ほか（2007）医療機関における看護研究倫理審査の実態，看護研究，40（5），pp. 27-35.
8) 国際看護師協会，日本看護協会訳（2002）看護研究のための倫理指針 Council for International Organizations of Medical Sciences（CIOMS）. International Ethical Guidelines for Biomedical Research Involving Human Subject, Geneva.
9) 日本学術会議　学術と社会常置委員会（2005）科学におけるミスコンダクトの現状と対策　科学者コミュニティの自律に向けて.
   http://www.scj.go.jp/ja/info/kohyo/pdf/kohyo-19-t1031-8.pdf
10) 勝原裕美子（2007）研究者のモラルとミスコンダクト，看護研究，40（5），pp. 3-11.
11) American Psychological Association著，江藤裕之，前田樹海，田中建彦訳（2002）APA論文作成マニュアル，p. 328，医学書院.

参 考 文 献

1. 小西美智子編（1997）看護研究へのアクセス　研究を始める前に，廣川書店.
2. 小笠原知枝，松木光子編（2007）これからの看護研究　基礎と応用 第2版，ヌーヴェルヒロカワ.
3. インターナショナルナーシングレビュー（1997）特集　研究におけるモラルと倫理，20（1）.

資料1　面接調査の依頼状（専門看護師・認定看護師・臨床看護師宛）

平成○年○月○日

○○病院　○○病棟
　○　○　　様

所属機関：＿＿＿＿＿＿＿＿
氏名：＿＿＿＿＿＿＿＿

看護診断の実態に関する面接調査のお願い

　○○の候，ますますご清栄のこととお慶び申し上げます．
　さて，私共は臨床実践における看護過程や看護診断のあり方を検討するために，看護診断に関する実態調査を行っております．特に，看護の専門領域ごとの実態については，これまで十分には調査されてきておりません．そこで，日頃，専門性を発揮して看護ケアを行っている看護師の皆様に対して，下記の通り面接調査を実施して，看護実践における看護過程の展開の仕方やそれに対するご意見をお聞きし，専門領域における看護過程の指針を具体的に明らかにしていきたいと思っております．
　ご多忙中，誠に恐縮ですが，研究の趣旨をご理解いただき，ご協力の程よろしくお願い申し上げます．

記

1．面接調査の時期　　平成○年○月○○月
　　　　　　　　　（詳細はご協力いただける皆様方に個別にご連絡を差し上げます．）
2．面接内容　　　　　看護過程の実施状況（看護診断，看護問題，共同問題，診断指標，関連因子，看護介入 など）に関する調査
3．面接における倫理的配慮
　1）本調査は業務評価とは全く関係はありません．
　2）この面接への協力は自由意思によって決めていただき，一旦承諾された場合でも，途中辞退や拒否をして頂いても不利益を被ることはありません．
　3）面接はプライバシーの守れる個室で行い，面接時間は30～60分程度で終えるよう，インタビューガイドに沿って実施します．また，同意を得た場合にのみ，面接内容を録音させていただきます．
　4）面接により得られたデータは鍵の掛かる場所に保管し，研究の目的以外に使用しないこと並びに研究終了時に逐語録はシュレッダーにかけ，テープは粉砕処理をして確実に廃棄することをお約束致します．
　5）研究結果は，専門の学会，または学術雑誌に発表させて頂きますが，プライバシーを守り，個人や施設が特定されるような情報は一切公表致しません．

> お手数ですが，同封のはがきにご協力の有無と連絡先をご記入の上，○月○日までにご投函をお願い申し上げます．後日，こちらから連絡させて頂き，面接の日程と場所などをご相談させて頂きたいと存じます．

　なお，この調査に関するご質問等がございましたら，下記にお問い合わせ下さい．
　ご協力よろしくお願い申し上げます．

所属：＿＿＿＿＿＿＿＿大学
氏名：＿＿＿＿＿＿＿＿
連絡先：＿＿＿＿＿＿＿＿
電話＆FAX：＿＿＿＿＿＿＿＿

資料2 面接調査の同意書

<h2 style="text-align:center;">看護診断についての面接調査に関する同意書</h2>

　　○○○　　　大学
　　○○○○　　殿

看護診断に関する面接調査に協力するにあたり，以下の項目について説明を受け，了解いたしました．

1．研究目的
2．研究協力の任意性と協力の撤回の自由
3．研究方法
4．個人情報の保護
5．研究成果の報告

面接調査に協力するにあたり，以下の項目について同意します．

1．インタビューの実施
2．インタビュー内容の録音
3．成果の学会発表，学術雑誌への投稿

　　平成　年　月　日

　　　　　　　　　施設名　_____

　　　　　　　　　氏名　　_____

　　　　　　　　　説明者氏名_____

資料3　倫理審査申請書

　　　　△△△△△△部
　　　　　△△△倫理委員会委員長　殿

　　　　　　　　　　　　　　　　申請者
　　　　　　　　　　　　　　　　　所　属　　○○○○○○
　　　　　　　　　　　　　　　　　氏　名　　○○○○○○　印

　　　　　　　　　審　査　申　請　書
　　　　　　　　下記について審査を申請します．

　　　　　　　　　　　　　　　　所属長の氏名　　○○○○○○　印

1．課　題　名　エキスパートナースの看護の実態に基づく専門分野のスタンダード看護診断と看護介入
2．研究者所属・職・氏名　_____　教授　○○○○○○
3．研究の目的及び実施計画の概要 　（目的，対象者及び概要）

①目的：1）がん看護，慢性期看護，老人看護，ターミナルケアの4つの特定分野のエキスパートナースが，その分野の患者・家族のどのような問題に関心を持ち，いかに対処しているかについての実態を究明する．2）臨床看護師が認識する看護診断の重要度と使用頻度を明らかにし，上位10位の看護診断と共同問題を抽出する．3）上記1）と2）の結果に基づき，特定領域の看護診断と診断指標，関連因子，リスク因子，看護介入を明らかにするための測定尺度を作成する．

②対象者：1）面接調査では，4分野のエキスパートナース60名（専門看護師／各5名，認定看護師／各5名，看護診断に卓越した臨床看護師／各10名）を対象者とする．2）質問紙調査は，看護診断を使用している臨床経験3年以上の看護師1000名を対象に実施する．

③対象者の抽出方法：1）面接調査：専門看護師と認定看護師の登録者より無作為に各領域5名に依頼する．看護診断に卓越した臨床看護師については，協力病院の責任者（看護部長）に研究の主旨や倫理的配慮などについての説明を行い（資料①），臨床経験5年以上で，看護診断に関する継続学習の機会を持ち，看護診断の知識を十分に有することを条件として対象者抽出を依頼する．2）質問紙調査：臨床経験3年以上の看護師で看護診断を実施している施設の対象者を抽出する．

④依頼方法：面接対象者については，研究目的，研究概要，研究成果の公表と報告，研究協力の自由，プライバシー保護のための対策，調査データの取り扱いと破棄，研究者の連絡先を明記した依頼状を郵送して研究協力者を募る（資料①面接調査の依頼状（看護部長宛），②面接調査状の依頼状（専門看護師・認定看護師・臨床看護師宛）および資料⑤質問紙調査依頼状）．その後，直接に依頼状による説明を行い，調査協力を依頼する．質問紙調査対象者については，研究目的，研究概要，倫理的配慮を所属病院の看護部長に説明して了解を得た後，対象者とは利害関係のない研究協力者が，研究概要を詳細に記した依頼状を添付して，調査への協力を依頼し，質問紙の回答と返送により同意を確認する．

⑤同意を得るための説明内容：面接および質問紙調査の対象者への依頼状には，研究目的，研究の意義，倫理的配慮（研究協力と中断の自由，プライバシー保護のための対策，調査データの取り扱いと廃棄），研究者の連絡先と問い合わせ先，研究成果の発表について明記し，同意書（資料③面接調査の同意書）を用いて調査の協力を依頼する．

⑥データの内容と収集方法：1) 面接調査：関連文献の検索によって看護診断と介入の活用状況に関する情報を収集し，(1) 看護診断と看護介入の活用状態，(2) 実際の職務内容，(3) 他の医療職者との連携関係などについての情報を収集するための半構造化面接調査のためのインタビューガイド（資料④インタビューガイド）を使用し，それに基づく面接を実施する．また対象者に同意が得られた場合には，面接内容をテープに録音する．2) 質問紙調査：臨床看護師が認識する看護診断の重要度と使用頻度に関する実態調査のための自作の質問紙（資料⑤，資料⑥質問紙調査用紙）を用いて，対象者にとって第三者である研究協力者が5医療施設で一斉調査を実施し，郵送法による回収とする．

⑦データの分析方法：1) 面接調査の結果：専門領域ごとに逐語録を作成する．診断で重視されている看護診断ラベルを整理分類する．次に診断ラベルごとに関連因子，リスク因子，診断指標，成果目標，介入を整理分類する．さらにどのような状況下で看護診断が活用されているかを分析しまとめる．2) 質問紙調査の結果：専門看護分野ごとに抽出された重要な診断ラベル1位から10位までの，関連因子，リスク因子，診断指標を明確にする．また，医療環境による影響などの分析も加える．

（研究実施期間：平成○年○月○日〜平成○年○月○日）

4．研究実施に当たっての倫理上の問題点

　面接調査においては，録音テープや逐語録の紛失やプライバシーの侵害が生じるリスクが皆無とは言えないと考えられる．これに対しては，倫理的側面を配慮したガイドラインに基づき，厳重にテープ類を保管し，研究終了後にはすみやかにテープの消去や廃棄をするなどデータの管理には十分に配慮する．また，その他の問題が生じたときには，主担当を中心に，各専門分野担当者らと慎重に協議し対処する．

　質問紙調査に関しては，質問紙の回答に伴う時間的制約を課せられることでの心理的な負担を感じる可能性がある．また，データの紛失のリスクも考えられる．

　上記の点については，以下のように配慮する．

1) 面接は個室において，対象者と研究者1名で行い，対象者の承諾を得てから面接内容を録音する．面接内容の匿名性と守秘性を保証し，録音テープにはコード番号のみを表示する．
2) 質問紙調査においても，所属施設の責任者（看護部長）に研究依頼を行うが，調査協力は自由意思によって行うことができるように匿名性を保持し，回収は対象者各自による郵送法とする（資料⑤⑥）．
3) 調査に先だち，対象者に紙面と口頭で研究目的，調査協力の自由，無記名で実施されて統計的に処理されることによる匿名性，情報の守秘，研究終了後の録音テープの消去，研究成果の公表に関する倫理的配慮および研究者の連絡先を説明の上（資料②③⑤），同意書に署名を得る（資料③）．
4) 面接テープおよび逐語録，質問紙は，鍵のかかる保管庫で管理し，データの閲覧は研究者のみに限定する．録音テープと逐語録は，研究終了後に録音データを消去し，逐語録をシュレッダーにかけてから廃棄する．
5) 研究成果の公表に際して，対象者が特定されるような記述は一切しない．

5．研究の実施場所
質問紙調査の実施は，以下の施設に依頼する．
　　・＿＿＿＿＿＿病院　　・＿＿＿＿＿＿病院　　・＿＿＿＿＿＿病院
　データの分析は，○○○○○○の研究室で行う．

資料4　研究計画書

※【研究実施計画書】

研究課題名：エキスパートナースの看護の実態に基づく専門分野のスタンダード看護診断と看護介入
研究組織： 　　主任研究者：○○○○○○，＿＿＿＿＿＿＿大学○○学部，教授　　（Tel：　　　　　　，e-mail：　　　　） 　　分担研究者：○○○○○○，＿＿＿＿＿＿＿大学○○学部，助教授（Tel：　　　　　　，e-mail：　　　　） 　　研究協力者：○○○○○○，＿＿＿＿＿＿＿病院，看護部，看護師　（Tel：　　　　　　，e-mail：　　　　）
研究の背景： 　看護師は患者の問題やニーズを診断して，ケア計画を立案し，それをもとに看護活動を行っている．しかしながら，現在のようにますます入院期間が短縮されてきている現状では，多くの情報を得て問題を特定する看護過程のプロセスにおいて，看護診断をして看護介入を具体的に進めることは困難である．この状況を改善するためにクリティカルパスが導入されてはいるが，患者や家族の健康上の問題を正確に診断した上での，具体的なケアの提供は十分ではない．とくに，医療の場が臨床から在宅へと拍車をかけて移行しているターミナルケアや在宅ケアなどでは重要な課題になっている．患者のQOLを高めるようなケアの質保証は，その領域の専門的な看護師により検討された標準的な看護診断と看護介入の開発により可能であると考える．（以下省略）
研究計画 1.　目　的：1) がん看護，慢性期看護，老人看護，ターミナルケアの4つの特定分野のエキスパートナースが，その分野の患者・家族のどのような問題に関心を持ち，いかに対処しているかについての実態を究明する．2) 臨床看護師が認識する看護診断の重要度と使用頻度を明らかにし，上位10位の看護診断と共同問題を抽出する．3) 上記1) と2) の結果に基づき，特定領域の看護診断と診断指標，関連因子，リスク因子，看護介入を明らかにするための測定尺度を作成する． 2.　対　象 　1) 面接調査では，4分野のエキスパートナース60名（専門看護師／各5名，認定看護師／各5名，看護診断に卓越した臨床看護師／各10名）を対象者とする． 　2) 質問紙調査は，看護診断を使用している臨床経験3年以上の看護師1000名を対象に実施する． 3.　方　法 　1) 対象者の抽出方法：(1) 面接調査：専門看護師と認定看護師の登録者より無作為に各領域5名に依頼する．看護診断に卓越した臨床看護師については，協力病院の責任者（看護部長）に研究の主旨や倫理的配慮などについての説明を行い（資料①），臨床経験5年以上で，看護診断に関する継続学習の機会を持ち，看護診断の知識を十分に有することを条件として対象者抽出を依頼する．(2) 質問紙調査：臨床経験3年以上の看護師で看護診断を実施している施設の対象者を抽出する． 　2) 依頼方法：面接対象者については，研究目的，研究概要，研究成果の公表と報告，研究協力の自由，プライバシー保護のための対策，調査データの取り扱いと破棄，研究者の連絡先を明記した依頼状を郵送して研究協力者を募る（資料①②⑤）．その後，直接に依頼状による説明を行い，調査協力を依頼する．質問紙調査対象者については，研究目的，研究概要，倫理的配慮を所属病院の看護部長に説明して了解を得た後，対象者とは利害関係のない研究協力者が，研究概要を詳細に記した依頼状を添付して，調査への協力を依頼し，質問紙の回答と返送により同意を確認する． 　3) 同意を得るための説明内容：面接および質問紙調査の対象者への依頼状には，研究目的，研究の意義，倫理的配慮（研究協力と中断の自由，プライバシー保護のための対策，調査データの取り扱いと廃棄），研究者の連絡先と問い合わせ先，研究成果の発表について明記し，同意書（資料③）を用いて調査の協力を依頼する． 　4) データの内容と収集方法：(1) 面接調査：関連文献の検索によって看護診断と介入の活用状況に関する情報を収集し，（ⅰ）看護診断と看護介入の活用状態，（ⅱ）実際の職務内容，（ⅲ）

他の医療職者との連携関係などについての情報を収集するための半構造化面接調査のためのインタビューガイド（資料④）を使用し，それに基づく面接を実施する．また対象者に同意が得られた場合には，面接内容をテープに録音する．(2) 質問紙調査：臨床看護師が認識する看護診断の重要度と使用頻度に関する実態調査のための自作の質問紙（資料⑤⑥）を用いて，対象者にとって第三者である研究協力者が5医療施設で一斉調査を実施し，郵送法による回収とする．

　5) データの分析方法：(1) 面接調査の結果：専門領域ごとに逐語録を作成する．診断で重視されている看護診断ラベルを整理分類する．次に診断ラベルごとに関連因子，リスク因子，診断指標，成果目標，介入を整理分類する．さらにどのような状況下で看護診断が活用されているかを分析しまとめる．(2) 質問紙調査の結果：専門看護分野ごとに抽出された重要な診断ラベル1位から10位までの，関連因子，リスク因子，診断指標を明確にする．また，医療環境による影響などの分析も加える．

4. 期待される成果
　1) スタンダード看護診断と看護介入の開発により，患者のもつ問題を短期間に的確に診断して看護介入を容易にする指針となることが期待される．
　2) 看護診断と共同問題及び看護介入のスタンダードを開発することにより，看護師による看護介入レベルを一定水準以上に維持することが可能になる．（以下省略）

研究の意義
　専門的な知識と体験の豊富なエキスパートナースによる看護の実態に基づいて，専門看護分野における標準的な看護診断と共同問題を究明することから，正確性と妥当性を高めることが可能になる．

研究の社会的意義
　社会的ニーズの高い看護専門領域を4つあげ，その領域での標準的な看護診断と共同問題を特定すると同時に，その原因となる関連因子とリスク因子，その症状である診断指標，それを解決するための看護介入を系統的に分析・解明することを目的としている点にある．

倫理的問題点
1. 被験者のプライバシー確保に関する対策
　1) 面接は個室において，対象者と研究者1名で行い，対象者の承諾を得てから面接内容を録音する．面接内容の匿名性と守秘性を保証し，録音テープにはコード番号のみを表示する．
　2) 質問紙調査においても，所属施設の責任者（看護部長）に研究依頼を行うが，調査協力は自由意思によって行うことができるように匿名性を保持し，回収は対象者各自による郵送法とする．
　2) 調査に先だち，対象者に紙面と口頭で研究目的，調査協力の自由，無記名で実施されて統計的に処理されることによる匿名性，情報の守秘，研究終了後の録音テープの消去，研究成果の公表に関する倫理的配慮および研究者の連絡先を説明の上（資料②③⑤），同意書に署名を得る（資料③）．
　3) 面接テープおよび逐語録，質問紙は，鍵のかかる保管庫で管理し，データの閲覧は研究者のみに限定する．録音テープと逐語録は，研究終了後に録音データを消去し，逐語録をシュレッダーにかけてから廃棄する．
　4) 研究成果の公表に際して，対象者が特定されるような記述は一切しない．

2. 研究結果の被験者への報告について
　本研究の結果については，報告書を作成し，研究協力者および施設に配付する．

3. 被験者に不利益が生じた場合の措置
　対象者に倫理的問題点や何らかの不利益が生じた場合には，依頼状に研究者の連絡先を明記しておくことにより，いつでもただちに対応できるようにする．対象者には，調査への協力は強制ではなく自由意思であること，業務評価に無関係であること，調査に協力しない場合でも不利益を被らないこと，調査で得られた情報の守秘について事前に十分に説明をする．質問紙は対象者の時間的制約を考慮して，目的に合わせた質問項目に限定する．

添付資料　①面接調査の依頼状（看護部長宛），②面接調査の依頼状（専門看護師・認定看護師・臨床看護師宛），③面接調査の同意書，④インタビューガイド，⑤質問紙調査　依頼状，⑥質問紙調査用紙

第10章
看護倫理と法的問題

1 倫理と法

1.1 守秘義務

　看護職者（保健師，助産師，看護師および准看護師の有資格者を意味し，以下，看護者とする）には，2003年の日本看護協会による「看護者の倫理綱領」の5「守秘義務の遵守と個人情報の保護」において，看護を提供する際に知り得た情報の取り扱いには細心の注意を払う必要があると解説されており，医療の専門家としての倫理的行動が求められている．

　この守秘義務は倫理的要請だけではなく，最低限遵守すべき社会の規範である法においても規定されている．すなわち，表10-1に示すように，保健師，看護師および准看護師の守秘義務は，保健師助産師看護師法（昭和23（1948）年制定，以下，保助看法と略する）第42条の2に，また，助産師の守秘義務は，医師と同様に，刑法（明治40（1907）年制定）第134条に規定されており，この義務に違反した場合には，いずれも6カ月以下の懲役または10万円以下の罰金という刑が科せられる．また，この守秘義務違反があった場合には，罰金以上の刑に処せられるため，保助看法第14条の，免許の取り消しや業務の停止の対象となる．このように，看護者には高い倫理性に加え，専門家として守るべき最低限の義務が法によって定められている．

1.2 免許制度

　人々の生命という崇高な価値を守るために，国は医療従事者に対する免許制度を導入した．法治国家のわが国において，誰もが医療行為を行ってよいのではない．人の生命にかかわる医療行為を行うことは，通常，禁止されている行為であり，国家がある人々に限って特定の行為を許すのが免許制度である．したがって，原則的に保助看法に規定する看護者の資格要件を満たす者が，自ら申請し，免許を付与された後に，はじめて有資格者として看護を提供できるの

表10-1　守秘義務に関連した法規

保健師助産師看護師法	**第42条の2「秘密を守る義務」** 保健師，看護師又は准看護師は，正当な理由がなく，その業務上知り得た人の秘密を漏らしてはならない．保健師，看護師又は准看護師でなくなった後においても，同様とする．
	第44条の3 第42条の2の規定に違反して，業務上知り得た人の秘密を漏らした者は，6月以下の懲役又は10万円以下の罰金に処する． 2　前項の罪は，告訴がなければ公訴を提起することができない．
刑法	**第134条「秘密漏示」** 医師，薬剤師，医薬品販売業者，助産師，弁護士，弁護人，公証人またはこれらの職にあった者が，正当な理由がないのに，その業務上取り扱ったことについて知りえた人の秘密を漏らしたときは，6月以下の懲役又は10万円以下の罰金に処する．
	第135条「親告罪」 この章の罪〔秘密を侵す罪〕は，告訴がなければ公訴を提起することができない．

その他，感染症の予防及び感染症の患者に対する医療に関する法律第74条においても，「感染症の患者であるとの人の秘密を業務上知り得た者が，正当な理由なくその秘密を漏らしたときは，6月以下の懲役又は50万円以下の罰金に処する」と規定されており，守秘義務に対する刑事罰がある．

である．

　この資格要件には，受験資格として規定の学業を修めたことを必要とし，これは，一定水準の医療および看護に関する知識および技能を修得したことを保証するものである．この水準の保証は，より質の高い看護を提供する看護者の倫理的行動の基礎となるものであり，また，法的にも看護者に課される注意義務を表すものでもある．

1.3 法の種類

　法規にはさまざまなものがあるが，人々の幸福を追求する権利[*1]や，健康で文化的な最低限度の生活を営む権利[*2]を定める憲法は，国の最高法規である．その他，財産や身分に関することを定める民法および犯罪や刑罰を定める刑法のように条文化された法律以外にも，判例法とよばれるものがある．判例は，裁判所が行った判断（判決）のうち，先例となるものをいう．最高裁判所などの上級裁判所の重要な判決は，同様な事件において，それ以後の下級裁判所の判断を拘束するので，判例もまた法律と同じような効力をもつ．

　また，法規ではないが，法令の円滑な実施を行うために，行政機関が所管の機関に対して発する文書通知がある．これを通達または通知という．旧厚生省は，昭和26（1951）年に看護婦が静脈注射をすることに関する通達[1]により，「静脈注射は，薬剤の血管注入による身体に及ぼす影響の甚大なこと，および技術的に困難であることなどの理由により，医師または歯科医師が自ら行うべきもので，保助看法第5条に規定する看護婦の業務の範囲を超えるものである．したがって，同法第37条の適用範囲外の事項である」としていた．この通達は実質的に拘束力をもち，看護師は静脈注射を行うことに違法性を感じていた．しかし，平成14（2002）年に厚生労働省（以下，厚労省と略する）はこの解釈を変更して，看護師の静脈注射を認めた[2]．これは，厚労省の研究班が調査した結果[3]，医師の94%が看護師に静脈注射を指示し，看護師，准看護師の90%が日常業務としていた実態に基づく変更である．この理由を，現在の看護教育においては静脈注射に関する看護師の判断力，技術力は養われており，注射針の性能も向上して血管内への薬剤注入がより確実になったためとした．このように，法規以外にも，看護師の業務内容を具体的に拘束するものがある．

2 倫理と医療法

　表10-2に示すように，看護者に求められる倫理に関する条項が，法律上，明文化されたのが，医療法（昭和23（1948）年制定）である．同法は平成4（1992）年に大きく改正され，「医療提供の理念」として，生命の尊重および個人の尊厳の保持が新たに追加された．この規定が設けられた背景には，科学技術の進歩にともなう医療の変化と，医療事故報道にみられる人々の医療不信がある．この改正は，現代医療が医師のみならず，他の医療従事者との間のチーム医療で提供されている現状と合致したものであり，また，医療を受ける者（患者に限らず，健康人をも含む概念であるが，以下は患者と表する）とすべての医療従事者との信頼関係の必要性を規定したものである．

---

*1　憲法第13条の自己決定権を含む幸福追求権．
*2　憲法第25条の健康権，生存権．

表10-2　倫理と医療法

医療法	第1条の2「医療提供の理念」1項
	医療は，生命の尊重と個人の尊厳の保持を旨とし，医師，歯科医師，薬剤師，看護師その他の医療の担い手と医療を受ける者との信頼関係に基づき，及び医療を受ける者の心身の状況に応じて行われるとともに，その内容は，単に治療のみならず，疾病の予防のための措置及びリハビリテーションを含む良質かつ適切なものでなければならない．
	第1条の4「医師等の責務」2項
	医師，歯科医師，薬剤師，看護師その他の医療の担い手は，医療を提供するにあたり，適切な説明を行い，医療を受ける者の理解を得るよう努めなければならない．

　平成4年の医療法改正の前に，人々の医療不信を軽減するために，平成2（1990）年に，日本医師会は第2次生命倫理懇談会において，「説明と同意」についての報告を行い，患者が医師より十分な説明を受けたうえで，その同意に基づき医療を提供するという，いわゆるインフォームドコンセントの推進を宣言した．このインフォームドコンセントは表10-2に示すように，平成9（1997）年，医療法の第1条の4として追加された．ここで重要な点は，インフォームドコンセントが医師のみならず，看護者を含めたすべての医療従事者に課せられたことである．ただし，この義務違反に対する罰則規定はない．

3　医療法と保健師助産師看護師法

　前述したように，医療は従来の治療中心の医師対患者という単純な医療提供の形ではなく，高度化，複雑化および拡大化した医療に対応すべく，医療チーム対患者という構造でとらえられることとなった．この場合，医療の受け手は傷病者に限定されず，疾病の予防を含むため，すべての人を対象とする「医療を受ける者」という表現となっている．これは，今日の，あらゆる健康レベルの人に医療を提供するという，包括医療の概念に基づくものである．
　この点は，業務に関して全く改正のない保助看法の規定と矛盾する．すなわち，看護者の定義を表10-3に示す．同法第5条に規定する看護の対象者は，傷病者もしくは褥婦である．これに対し，医療法第1条の2は，医療従事者の業務範囲を，疾病の予防からリハビリテーションを含む，

表10-3　保健師助産師看護師法による看護者の定義

	保健師	助産師	看護師	准看護師
免許付与者	厚生労働大臣	厚生労働大臣	厚生労働大臣	都道府県知事
定義	第2条 保健師の名称を用いて，保健指導に従事することを業とする者	第3条 助産又は妊婦，褥婦若しくは新生児の保健指導を行うことを業とする女子	第5条 傷病者若しくは褥婦に対する療養上の世話又は診療の補助を行うことを業とする者	第6条 医師・歯科医師または看護師の指示を受けて，傷病者若しくは褥婦に対する療養上の世話又は診療の補助を行うことを業とする者

なお，「業」とは報酬を受けるかどうかにかかわらず，人々に対し，反復継続の意思をもって一定の行為を行うことである．

とする．したがって，一医療従事者である看護師が行う看護の対象者は，単に治療を受ける人ではなく，健康人からリハビリテーションを受ける人を含む，と拡大されたのである．

結局，看護師が健康人に対して行っているヘルスアセスメントなどは，保助看法上，業務の範囲外の医療提供となるが，医療法上は，当然，その範囲内となり，これは現実の医療に対応したものといえよう．このような看護の対象者に関する法律の規定の相違は，看護者の業務の遂行に混乱を生じさせることとなる．例えば，ヘルスアセスメントに基づく疾病の予防に関する医療情報の提供は，対象者にとって有益なものであり，倫理的にも遂行されるべき援助であるが，保助看法上は，看護師の業務の範囲内とは解釈できない．現行法にはこのような問題点がある．

4 保健師助産師看護師法違反

有資格者でなければ看護を行ってはならない，と保助看法は定める．したがって，患者の心身に侵襲を加える可能性のある注射や胃管の交換などを，無資格者の看護助手が継続的に行っているのは，明らかに保助看法違反である．

事例　保健師助産師看護師法違反：看護助手の容疑

警察署は，A市の診療所に勤務する看護助手2人を保助看法違反の疑いで逮捕した．2容疑者には，平成16（2004）年10月上旬から11月下旬まで4回にわたり，入院患者4人に対し，注射や胃に栄養分を送るチューブを交換するなどした疑いがある．両者は容疑を認めているが，医療ミスなどは報告されていないという．

同署によると，診療所は19床で，医師1人，看護師（准看護師含む）7人，看護助手3人が勤務している．2容疑者は勤続約10年である．マネジャーは「（2人は）以前も病院に勤務していたことがあり，知識も豊富だったため任せてしまった．」と話す．平成16年11月以降に配置転換してからは医療行為をしていなかったという[4]．

看護助手は無資格者であるが，医療提供においては，チームの一員として業務に従事している．看護者を含めた有資格者には，無資格者に委譲できる行為と委譲してはいけない行為を判断する義務がある．この判断に誤りがあり，委譲してはいけない行為を無資格者に指示した場合には，有資格者に法的責任が問われる可能性がある．

5 医療行為

5.1 医療行為の正当性

人々の生命，身体に大きな影響を与える医療を提供するためには，免許が必要であり，無資格者が医療行為を行うことは，法律違反である．しかし，有資格者においても，次の3つの要件を満たしてはじめて医療行為は正当なものとなる．すなわち，①医学的適応性，②医療技術の

正当性，および③患者の自己決定である[5]．医療行為は健康の回復，保持および増進のためになされるが，心身へ危害を加える可能性を内包するため，医療として相当なものでなければ許されない．また，先進的医療であっても，認められた方法で行わなければ許されない．さらに，医療提供を受けるか否かは患者が決めることであり，患者の同意がなければ違法となる．

看護行為も医療行為の一部であるため，これらの要件を満たす必要がある．

5.2 診療の補助と医師の指示

保助看法第5条は，看護師の業務を「療養上の世話」と「診療の補助」と規定している．「療養上の世話」は看護師の専門的判断で実施できる業務であり，看護水準の向上とともに拡大される業務内容といえる．

これに対し，同条には「診療の補助」とは何か，医師の指示が必要か否かも明示されていない．そこで，他の医療従事者の「診療の補助」に関する法律をみると，「医師の指示の下」（診療放射線技師法（昭和26（1951）年制定），理学療法士及び作業療法士法（昭和40（1965）年制定），臨床工学技士法（昭和62（1987）年制定），救急救命士法（平成3（1991）年），「医師の指示監督の下」（臨床検査技師等に関する法律（昭和33（1958）年），および「医師の具体的な指示を受けなければならない」（臨床工学技士法・救急救命士法）との規定がある[*3]．

ただし，保助看法第37条（表10-4）では，「医師の指示」があった場合，または臨時応急の場合に，看護師は医療行為を行うことができると規定されている．しかし，同条文では，「指示」が，包括的指示か，具体的指示か，あるいは指示監督の意味か，を特定していない．このことは，看護師が業務を遂行するうえで，さまざまな不都合を生じさせ[*4]，看護師の法的な責任の所在を曖昧にする．

したがって，「診療の補助」業務に関する行為の責任は，「指示」をした医師にあるのか，これを受けた看護師にあるのか，が常に問題となる．「指示」が具体的であればあるほど，医師はその内容に責任が問われ，他方，看護師はその指示を正確に遂行したかどうかに責任が問われる．これに対し，「指示」が包括的であればあるほど，医師の責任は不明確になり，他方，看護師はその指示に対する主体的判断が問われるのである．この結果，看護師はその判断に対する責任が問われる．これは通常，具体的な指示がない場合，その指示を受ける者が専門家として，その状況に対処する能力があると推定されるからである．

このように，「指示」が具体的か，包括的かによって責任の所在が左右されるが，そもそも医師の「指示」は，医師の裁量の問題である．どのような「指示」をなすべきかを決定するのは医師自身であり，医師は「指示」に関する全ての責任を負う立場にある．これに対し，看護師は，

表10-4 保健師助産師看護師法第37条「医療行為の禁止」

保健師，助産師，看護師又は准看護師は，主治の医師又は歯科医師の指示があつた場合を除くほか，診療機械を使用し，医薬品を授与し，医薬品について指示をし，その他医師又は歯科医師が行うのでなければ衛生上危害を生ずるおそれのある行為をしてはならない． ただし，臨時応急の手当をし，又は助産師がへその緒を切り，浣腸を施しその他助産師の業務に当然に付随する行為をする場合は，この限りでない．

[*3] 薬剤師の場合は，処方せんが医師の指示となるため，書面による医師の指示の下，調剤を行っている．

[*4] 医師は看護師に対し，患者の氏名，その内容，時間等を指示簿に記載し，検査・与薬などの指示をする．しかし，このような個別具体的な指示ばかりではなく，「便秘時には下剤使用可」，「発熱時に解熱剤使用可」のような，患者を長時間観察する看護師の判断に与薬行為が委ねられることもある．

「指示」に基づく医療行為において，患者の状態を判断し，適切な医療行為を実施し，異常状態を発見した場合に，医師への報告義務が生ずる．

6 医療事故と医療過誤

　看護者は患者に対し，倫理的に「無害」な援助を提供し，「善行」をなさなければならない．しかし，看護者も人間であるため，過ちを犯す．そこで，問題となるのが医療事故である．

　一般的に，患者に行った医療行為において，何らかの身体的損害（例えば，神経麻痺）および精神的損害（例えば，苦痛）等が生じた場合，医療事故が発生したという．この場合，医療従事者（看護者）の行為に誤り（過失）があったと裁判所が認定した場合，医療過誤が生じたことになる．したがって，裁判所が医療従事者の過失を認定しない限り，医療過誤とは言えない（図10-1）．

　なお，看護者の過失は，その医療行為および看護行為において果たすべき注意義務に違反した場合に認定される．すなわち，その事故発生当時の医療水準および看護水準に照らし，当該看護者は，損害の発生を予想することが可能であったか（予見可能性），その予想ができる場合，損害という結果の発生を防ぐことが可能であったか（結果回避義務），を検討し，可能であった場合に「過失があった」と判断される．さらに，その過失と不幸な結果である身体的または精神的損害との間に「因果関係があった」と判断された場合に，はじめて過失による法的責任が課せられる（図10-2）．

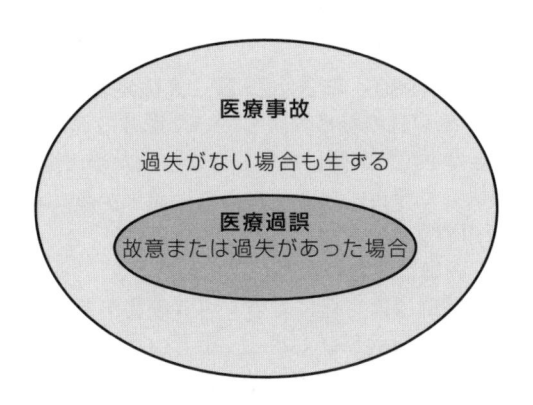

図10-1 医療事故と医療過誤

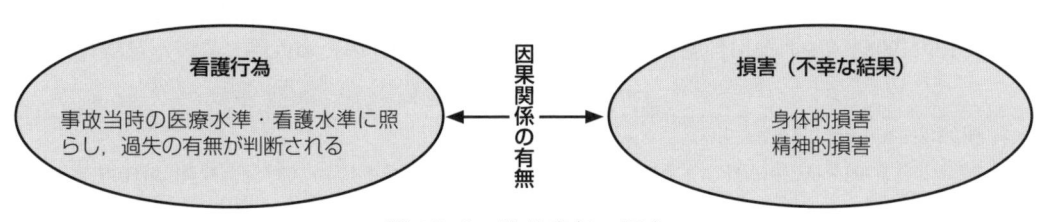

図10-2 法的責任の認定

一例をあげると，看護師の観察が不十分であり過失があったと認定された場合でも，急性心不全による死亡という損害の間に因果関係がない，すなわち，この死亡は看護師の過失があったとしても防ぐことはできなかった，と裁判所が判断した場合には，看護師および使用者である病院に法的責任はないとなる．

ここで，重要な点は，過失の認定である．すなわち，事故発生当時の医療水準が問題となる．最高裁判所は，医療水準は全国一律ではなく，所属する医療機関の性格，その地域の医療環境の特性等の諸般の事情を考慮して判断されるものであるとした[6]．

7 法的責任

看護者の誤った行為によって医療過誤が生じた場合，看護者には，金銭的解決である民事責任（損害賠償責任），懲役刑など国家が個人の責任を問う刑事責任[*5]，および免許の取り消しなどの行政上の責任が問われる．これは，他の医療従事者も同様である．

7.1 民事責任

看護者が関与した医療事故裁判例（以下，判例とする）において，看護者に過失があったと認定され，損害との間に因果関係があったとして，民事責任が問われた多くの場合[*6]，看護者ではなく看護者を雇用する使用者である病院等に損害賠償の責任[*7]が課されてきた．これに対し，日本看護協会は平成13（2001）年より看護職賠償責任保険を導入した．この背景には，今後，看護者個人に対し，民事責任が課せられる可能性が増大するとの危機感がある．

● 術後の観察ミス（平成11（1999）年2月25日，大阪地裁判決）

平成8（1996）年6月，腸閉塞症状のため入院していた患者の手術後，当直の看護師は，縫合不全の症状を示す患者の状態の急変を医師に報告しなかったため，救命できなかった．裁判所は，患者の状態変化を看護師が医師に報告しなかったことに過失があったとし，看護師の使用者である医療法人に対し4,275万円の支払いを命じた[7]．

この判例で重要なことは，医師は患者の状態が変化したとき，「直ちに報告せよ」と看護師に指示をしていなかったが，看護師には当然に報告すべき義務があると裁判所が判断した点である．すなわち，看護師には医師の指示がなくとも，患者の状態に応じた適切な観察を行うことが求められている．観察時間，観察頻度，内容，方法等を決定するのは看護師自身である．また，看護師には，患者の異常状態を発見した場合には，指示がなくとも直ちに医師へ報告しなければならない義務が課せられている[8]．

● リハビリテーション中の転倒（平成14（2002）年6月28日，東京地裁判決）

平成10（1998）年9月陳旧性脳梗塞にともなうてんかん発作のため入院していた意識レベル1

---

*5 刑法第211条の業務上過失致死傷罪．
*6 多くは民法第709条の不法行為に対する損害賠償責任が問われるが，同法第415条の債務不履行責任が問われる場合もある．
*7 民法第715条の使用者の損害賠償責任．

ないし2の63歳の患者が，椅子座位の姿勢でリハビリテーション中（開始2日目），付き添いの看護師が離れた間に転倒し，硬膜下出血により死亡した．

裁判所は，看護師には見当識障害などのある患者の転倒による受傷を回避する義務があったとして，その過失を認定し，使用者である私立大学に1,590万円の支払いを命じた[9]．

この判例では，患者には見当識障害があり，抗痙攣剤を服薬中でてんかんの発作をいつ起こすかわからない状況であったと認定された．また，看護師の介助で自力起立が可能であったため，立ち上がろうとして身体のバランスを失って転倒する可能性を予見することができたと判断された．したがって，看護師には過失があったと認定された．なお，この場合，看護師は前方だけではなく，壁などを近接させ後方への転倒防止をとることができ，さらにつねに付き添う必要があったと判断された．

● 病室内での転倒（平成15（2003）年9月29日，東京高裁判決）

平成13（2001）年5月，入院した翌日の午前6時頃，多発性脳梗塞の72歳の女性（左上下肢に不全麻痺，独歩は可能，意識は清明）に准看護師はトイレまで同行したが，その後は付き添わなかった．患者はベッドの脇で転倒しており，その後，意識が戻ることなく死亡した．

准看護師が病室まで付き添わなかった過失と転倒の間には因果関係があったとして，裁判所は，使用者である医療法人に対し，夫に323万円余，長女と長男に各148万円余を支払えと命じた[10]．

この判例では，入院後24時間も経過していないため，看護者には患者の麻痺の状態を的確に判断し得る情報はなかったとした．しかし，患者が病室内ではなく，看護者の介助でトイレ歩行が可能と判断したのであるから，看護者はトイレには必ず付き添い，転倒を予防すべき義務があったとされた．

7.2 刑事責任

● 手術患者取り違え（平成15（2003）年3月25日，東京高裁判決）

平成11（1999）年1月，市立大学医学部付属病院で手術患者を取り違えた医療事故で，業務上過失傷害罪に問われた4人の医師と2人の看護師の計6人の被告に対し，裁判所は，麻酔科医を無罪，他の5人の被告を有罪とした横浜地裁判決（2001年9月）を破棄し，罰金50万〜25万円とする有罪判決を言い渡した．看護師2人は，いずれも罰金50万円とされた．

裁判長は「患者の同一性確認を怠った初歩的な過失で責任は重大だが，病院の医療体制自体にも問題がある」と述べた[11]．

● 誤った薬剤投与に関する死亡（平成12（2000）年12月27日，東京地裁判決）

入院患者に対し，血液凝固防止剤（ヘパリンナトリウム生理食塩水）を点滴器具に注入し，ヘパロックを行ったとき，他の入院患者に対して使用する消毒液（ヒビテングルコネート液）と取り違えて用いたため，患者の容態が急変し，死亡した．

この薬剤の準備をした看護師には，禁錮1年，執行猶予3年，実施者の看護師には，禁錮8カ月，執行猶予3年が科された[12]．

● 投薬ミス

市民病院で，平成15（2003）年3月，新生児室に入院中だった生後15日の女児に，37歳の男性看護師がブドウ糖液と誤って塩化ナトリウム液を与薬した．12日後，女児は高ナトリウム血

症による脳内出血で死亡した．

　裁判所は，業務上過失致死罪として罰金50万円を科した．

　なお，市は同看護師を停職3か月の懲戒処分とした．さらに，管理監督責任を問い，市民病院長（当時）を口頭による厳重注意処分，同病院看護部長（同）を口頭による訓告，看護部看護師長（同）を文書訓告処分とした[13]．

7.3 行政上の責任

　保助看法第14条は，看護者が罰金以上の刑に処せられた場合の，免許の取り消しまたは業務の停止等を定める．これは看護者の行政上の責任を問う条文であるが，厚生労働大臣がこの処分の決定を行うときは，医道審議会の保健師助産師看護師分科会の看護倫理部会の答申に基づく．

　人々が看護者に期待する生命尊重の理念や道徳性，倫理性を考慮した行政処分のあり方について，同倫理部会は，表10-5のように，平成14（2002）年に「行政処分の考え方」を示した．この考え方に基づいた答申の内容を表10-6に示す[14]．

表10-5　保健師助産師看護師行政処分の考え方

平成14年11月26日 改正　平成17年　7月22日 保健師助産師看護師行政処分の考え方 医道審議会保健師助産師看護師分科会 看護倫理部会 　当部会は，保健師助産師看護師（以下「看護師等」という．）の行政処分に関する意見の決定に当たり，過去における当部会の議論等を踏まえつつ，昨今の社会情勢や社会通念の変化に対応して，当面，以下の考え方により審議することとする．
1　行政処分の考え方 　保健師助産師看護師法第14条に規定する行政処分については，看護師等が，罰金以上の刑に処せられた場合等に際し，看護倫理の観点からその適正等を問い，厚生労働大臣がその免許を取り消し，又は期間を定めてその業務の停止を命ずるものである． 　処分内容の決定においては，司法処分の量刑を参考にしつつ，その事案の重大性，看護師等に求められる倫理，国民に与える影響等の観点から，個別に判断されるべきものであり，かつ，公正に行われなければならないと考える． 　このため，当部会における行政処分に関する意見の決定に当たっては，生命の尊重に関する視点，身体及び精神の不可侵性を保証する視点，看護師等が有する知識や技術を適正に用いること及び患者への情報提供に対する責任性の視点，専門職としての道徳と品位の視点を重視して審議していくこととする．
2　事案別の考え方 （1）身分法（保健師助産師看護師法，医師法等）違反 　保健師助産師看護師法，医師法等の医療従事者に関する身分法は，医療が国民の健康に直結する極めて重要なものであるとの考え方から，定められた教育課程を修了し免許を取得した者が医療に従事すること及び免許を取得していない者が不法に医療行為を行うことのないよう規定している．また，不法に医療行為を行った際の罰則についても，国民の健康に及ぼす害の大きさを考慮して量刑が規定されているところである． 　行政処分に当たっては，司法処分の量刑の程度に関わらず，他者の心身の安全を守り国民の健康な生活を支援する任務を負う看護師等が，自らに課せられた基本的倫理を遵守せず，国民の健康を危険にさらすような法令違反を犯したことを重く見るべきである．

(2) 麻薬及び向精神薬取締法違反，覚せい剤取締法違反及び大麻取締法違反
　　麻薬等の違法行為に対する司法処分は基本的には懲役刑（情状により懲役及び罰金）であり，その量刑は，不法譲渡，不法所持した麻薬等の量，施用期間の長さ等を勘案して決定されている．累犯者についても重い処分となっている．
　　行政処分に当たっては，麻薬等の害の大きさを十分認識している看護師等が違法行為を行ったこと，麻薬等を施用して看護業務を行った場合には患者の安全性が脅かされること，さらに，他の不特定の者へ犯罪が伝播する危険があること等を重く見るべきである．

(3) 殺人及び傷害
　　本来，人の生命や身体の安全を守るべき看護師等が，殺人や傷害の罪を犯すことは，看護師等としての資質や基本姿勢が問われるだけではなく，専門職としての社会的な信用を大きく失墜させるものである．特に，殺人を犯した場合は基本的に免許取消の処分がなされるべきである．
　　ただし，個々の事案では，その様態や原因も様々であり，行政処分に当たっては，それらを考慮に入れるのは当然である．

(4) 業務上過失致死傷（医療過誤）
　　看護師等の業務は人の生命及び健康を守るべきものであると同時に，その業務の性質から危険を伴うものである．従って看護師等に対しては，危険防止の為に必要とされる最善の注意義務を要求される．看護師等が国民の信頼に応えず，当然要求される注意義務を怠り，医療過誤を起こした事案については，専門職としての責任を問う処分がなされるべきである．
　　ただし，医療過誤は，様々なレベルの複合的な管理体制上の問題の集積によることも多く，一人の看護師等の責任に帰することができない場合もある．看護師等の注意義務違反の程度を認定するに当たっては，当然のことながら，病院の管理体制や他の医療従事者における注意義務違反の程度等も勘案する必要がある．
　　なお，再犯の場合は，看護師としての資質及び適性を欠くものでないかどうかを特に検討すべきである．

(5) 業務上過失致死傷（交通事犯）
　　交通事故による致死傷等に対する司法処分では，警察等への通報や被害者を救護せずそのまま逃走した事犯の場合，厳しく責任を問われている．
　　元来，看護師等は人の心身の安全を守るべきであるにもかかわらず，適切な救護措置をとらなかったり，通報もしなかったということは悪質であり，行政処分に当たっては，看護師等としての資質及び適性を欠くものでないかどうかを十分に検討し，相当の処分を行うべきである．

(6) 危険運転致死傷
　　本来，人の生命や身体の安全を守るべき看護師等が危険運転（飲酒など正常な運転ができない状態での運転等）を行うことは，著しく生命尊重を欠く行為であり，看護師等としての資質や基本姿勢が問われるだけでなく，専門職としての社会的信用を大きく失墜させるものである．司法処分においては，危険運転による死傷事犯を故意犯として捉え，法定刑も大幅に引き上げられたことを当然考慮すべきである．

(7) わいせつ行為等（性犯罪）
　　人の身体に接する機会が多く，身体の不可侵性を特に重んじるべき看護師等がわいせつ行為を行うことは，専門職としての品位を貶め，看護師等に対する社会的信用を失墜させるだけではなく，看護師等としての倫理性が欠落している，あるいは看護師等として不適格であると判断すべきである．
　　特に，看護師等の立場を利用して行った事犯や，強姦・強制わいせつ等，被害者の人権を軽んじ，心身に危害を与えた事犯については，悪質であるとして相当に重い処分を行うべきである．

(8) 詐欺・窃盗
　　信頼関係を基にその業務を行う看護師等が詐欺・窃盗を行うことは，専門職としての品位を貶め，看護師等に対する社会的信用を失墜させるものである．
　　特に，患者の信頼を裏切り，患者の金員を盗むなど看護師等の立場を利用して行った事犯（業務関連の事犯）については，看護師等としての倫理性が欠落していると判断され，重くみるべきである．

(医道審議会保健師助産師看護師分科会看護倫理部会（2005）改正　保健師助産師看護師の行政処分の考え方について，厚生労働省ホームページより転載 http://www.mhlw.go.jp/shingi/2005/07/s0722-15.html)

表10-6 医道審議会保健師助産師看護師分科会看護倫理部会による行政処分に関する答申

平成17年12月20日	平成21年1月28日	平成22年2月1日
保健師および看護師24件 　：免許取り消し　　6件 　：業務停止　　　18件 医療過誤による 　業務停止6月　　　1件 　業務停止3月　　10件 　業務停止2月　　　1件 他の行政指導（戒告）は6件	保健師および看護師16件 　：免許取り消し　　1件 　：業務停止　　　13件 　：戒告　　　　　　2件 医療過誤による 　業務停止3月　　　4件 他の行政指導（厳重注意）は3件	保健師および看護師33件 　：免許取り消し　　9件 　：業務停止　　　22件 　：戒告　　　　　　2件 医療過誤による 　業務停止3月　　　2件 　戒告　　　　　　　1件 保健師助産師看護師法違反による 　業務停止6月　　　1件 他の行政指導（厳重注意）は3件

（厚生労働省ホームページ：医道審議会保健師助産師看護師分科会看護倫理部会議事要旨各年分より転載）

8　倫理的問題に関する裁判例

● 助産師の裁判での供述が名誉毀損であるとした判例（平成7（1995）年2月27日，東京高裁判決）

　第1子を死産した産婦の夫が，分娩介助を担当した助産師の責任を求めた損害賠償訴訟中に，助産師が本人尋問で述べたことが，夫の名誉を毀損したとして別の裁判になった[15]．

　昭和59（1984）年1月，助産院を訪れた夫に対し，胎児の生命に危険があるといけないから，医師の診断を受けるように助産師は指示をした．夫はこの指示を受け入れず，死産になってもいいから助産院においてほしいと述べ，お辞儀をした．助産師は，通常は嫌われ，助産師も使うのを控えた死産という言葉が，親である夫のほうから口に出されたのであっけにとられた，死産という言葉は使いたくない，書くのもいやだから，と2回にわたり詳細かつ執拗に供述した．また，夫の言葉を聞いて，「あきれて言葉がでなかった」「言語道断である」「鬼のような父親である」と述べた．

　東京高裁は，通常の注意力を備えた一般人がこの供述を聞いた場合，夫は自分の考えに固執して同助産院における分娩を望むあまり，死産という通常嫌われる言葉をあえて使用してまで，胎児を死に追いやるような危険な方法をとることを望む，非人間的な考えをする人といった印象を受けると判断した．特に，助産師は，心から母子の安産を願うのだが死産という悲しい結果が万が一生じてもやむを得ないとする，切羽つまった親の気持ちを表現するということをしないで，「死産」という表現を使う人間は非人間的であるというような厳しいコメントをして，夫を非難している．これは，夫の人格的価値についての社会的評価を低下させ，夫の名誉を毀損する供述であると評価できる，とした．また，この表現は，裁判における許容範囲を超えているので，助産師には故意または過失があったとした．したがって，この供述は違法であり不法行為責任を免れないとし，夫は名誉を毀損され精神的苦痛を被ったので，慰謝料として30万円を支払えと助産師に命じた．

　この判例は，通常の医療の実践場面だけではなく，裁判経過の中でも，医療専門家として述べる言葉は真実でなくてはならず，決して人の名誉を傷つけてはならないことを示す，倫理的および法的責任が問われた事例といえる．

● カルテの改ざん

　大学病院で、平成13（2001）年3月心臓手術で人工心肺装置に関する過誤の結果、12歳の患者が3日後に死亡した事故が生じた。手術チーム責任者の医師は、集中治療室（ICU）で看護師長に対し、瞳孔の数値などについて実際とは違う数値に書き換えるよう指示した。同看護師長は同医師に「（改ざんを）しつこく求められ、しかたなく応じた」と供述したという[16]。
　看護師は観察したことを遅滞なく看護記録[*8]等に記述するが、看護記録は看護師の主体的な判断のもと記載されるものであり、医師の指示は必要としない。ここでは、倫理的にも決して許されない改ざんを医師に指示され、看護師が不承不承従った事実がある。なお、改ざんを指示し、自らも改ざんした医師は、証拠隠滅の罪[*9]として、懲役1年、執行猶予3年の有罪となり、その後、医業停止1年6カ月の行政処分を受けている。このように、カルテの改ざんは法的にも厳しく罰せられるものである。さらに、同医師は保険医登録も取り消され、原則5年間保険診療ができなくなった。

9 法的諸問題

　前述したように、保助看法は看護者に対し、専門家としての義務を具体的には規定していない。しかし、この点は、医師も同様であり、医師法第17条は「医師でなければ、医業してはならない」とのみ規定している。したがって、人々が期待する医療水準および看護水準は、専門家自らが律すべきレベルといえる。この場合、専門職団体の活動および各学会の役割は大きい。看護者にはつねに厳しく自己評価をして自己研鑽に励み、より高水準の看護を提供することが求められている。
　また、今後は、保健・医療・福祉の連携と協働の中で、ますます看護者の主体的で専門的な活動が期待される。患者には認知症の高齢者[*10]、乳幼児および小児など、自己決定をすることが困難な者も少なくない。これらの人々の尊厳が保たれるような法整備が徐々になされているが、必ずしも十分でない場合がある。単に法的な基準を満たそうとする看護者は、人々が要請する質の高い看護を提供することはできない。例えば、患者の安全のみを考え援助することは、身体拘束の容認につながる可能性がある[*11]。真に患者の自律を尊重し、患者の自己決定をサポートしようとする看護者は、法的に求められる基準以上のインフォームドコンセントを行うはずである。そのためには、患者のプライバシーを守り、個人情報を保護しながら[*12]、必要な情報開示を行わなければならない。
　法律に従うことは倫理的行動の一部を実施していることであるが、倫理的に実践することはより高次な行動といえる。医療過誤訴訟に巻き込まれないためにも、患者を尊重した看護の提供が重要であり、彼らの福祉を第一に考え、看護倫理の原則に従って実践していくことが重要である。

---

*8　看護記録の記載義務は保助看法には定められていない。
*9　刑法第104条：2年以下の懲役又は20万円以下の罰金。
*10　成年後見制度は判断能力の不十分な成年者（痴呆性高齢者・知的障害者・精神障害者等）を保護するための制度である。
*11　身体的拘束の禁止規定：介護老人保健施設の人員、施設及び設備並びに運営に関する基準（厚生省令第40号、平成11（1999）年3月31日）。
*12　個人情報の保護に関する法律（平成15（2003）年5月制定）。

さまざまな法律は決して，看護者に具体的な行動指針を示しているわけではない．しかし，最低限に遵守すべきことがらを示している．看護者にはこれらの法や倫理のガイドラインを参考に，医療の専門家として，個々の状況を判断して慎重に行動することが求められている．

引 用 文 献

1) 厚生省通知医収517号，昭和26（1951）年9月15日．
2) 厚生労働省医政局長通知医政発，0930002号，平成14（2002）年9月30日．
3) 石本傳江（2004）看護師等による静脈注射実施の現状と課題，年報　医事法学，19，pp. 41-49．
4) 毎日新聞，2005年1月19日．
5) 大谷實（2004）医療行為と法　新版補正第2版，弘文堂法学選書11，pp. 194-195，弘文堂．
6) 最高裁平成7年6月9日第2小法廷判決，判例タイムズ，883，p. 92．
7) 大阪地裁平成11年2月25日判決，判例タイムズ，1038，p. 242．
8) 良村貞子（2001）看護職の観察における専門性—1990年代の民事判例の分析，日本看護管理学会誌，5（1），pp. 193-195．
9) 東京地裁平成14年6月28日判決，判例タイムズ，1139，p. 148．
10) 東京高裁平成15年9月29日判決，判例時報，1843，p. 69．
11) 平塚志保（2003）横浜市大病院患者取り違え事件，年報　医事法学，18，pp. 146-152．
12) 判例時報，1771，p. 168．
13) 毎日新聞，2005年7月5日．
14) 医道審議会保健師助産師看護師分科会看護倫理部会（2005）改正　保健師助産師看護師の行政処分の考え方について　http://www.mhlw.go.jp/shingi/2005/07/s0722-15.html．
15) 東京高裁平成7年2月27日判決，判例タイムズ，883，p. 215．
16) 朝日新聞，2002年6月29日．

参 考 文 献

1. G. コウリーほか著，村本詔司監訳（2004）援助専門家のための倫理問題ワークブック，創元社．
2. 良村貞子（2002）アメリカにおける医療過誤と看護婦の責任，北海道大学図書刊行会．
3. 良村貞子（2004）看護学生による患者情報取り扱いの法的問題と教員に求められる対応，看護展望，29（4），pp. 24-30．
4. 良村貞子，一條明美（2002）医療過誤と看護師の責任—日米比較，綜合看護，37（4），pp. 17-27．
5. 良村貞子（2001）保健婦助産婦看護婦法と医療法にみる看護婦（士）の業務と責任—他のコ・メディカル職に関する法律との比較を通して，旭川医科大学研究フォーラム，2（1），pp. 36-43．

パートⅢ
実践編

第11章
看護実践における倫理的基盤

1 倫理理論の応用

　理論には，もっとも妥当な判断をするための合理的な根拠を与えるという機能がある．何か不都合が生じたり，違和感があるような状況に直面して，それは解決すべき問題なのか，特に対処する必要がないことなのか，問題であるならば道徳的な性質の問題なのか別の種類の問題なのかを判断したり，その判断や対処法が合理的な理由で根拠づけられているのかを検討したりする際に，倫理理論はある程度の方向性を与える機能をもつ．

1.1 事実判断と価値判断

　通常，人が判断するときには，そのことが真か偽か（事実判断），善か悪か（価値判断），快か不快か（美的判断）という3つの判断が同時に働くという[1]．道徳にかかわる判断は，ある選択や行為が正しいか否か，善いことか善くないことかなどにかかわる判断であり，価値判断の一種と考えられている．

　医学における事実判断の例としては，身体の病変像や血液像などの客観的・科学的なデータに基づいて行う鑑別診断や，確定した診断名とその病状などの判断に基づいて最適の治療法を選択する過程などがある．また，看護に関する事実判断の例としては，看護診断や最適の援助法を選択する際にその患者の身体機能的状態や精神・社会的な状態を考慮して適切な方法を探るような判断が該当する．この事実判断に関しては，医師・看護職などの専門家は，専門的教育や訓練を受けており，臨床経験をもつゆえに，そのような背景をもたない一般の人々よりもより適切な判断ができると考えられている．

　一方，価値判断の例は，病気の治療法としていくつかの選択肢があり，それぞれの利害得失を考慮するときに，競合する価値のいずれを選択するのかという判断があげられる．このような判断は個人の人生観の領域に属し，本来は当事者以外には意思決定できない課題が多い．例えば，より長く生きるために（quantity of life）人工呼吸器の装着を選択するのか，家族との会話を楽しむ生活を重視して（quality of life）呼吸器を装着せずに結果的に生きる時間が短くなってもよしとするのかという葛藤が例としてよくあげられる．

　また，快か不快かという美的判断にかかわることは，通常は道徳的な問題と関連のない場合もあるが，医療環境における患者の快・不快はQOL（生活の質）という側面でとらえられて道徳的な問題となることが多い．

　人々の権利意識もそれほど高くなく，インフォームドコンセントの重要性が社会的なコンセンサスを得ていなかった20世紀前半までは，医学に関する専門的知識をもつ医師が患者の病状を診断して最適の治療法を選択し，その結果を患者と家族に十分な説明をしないままに，いわゆる"おまかせ"医療として暗黙のうちに権限を与えられて実施していた．

　このように，医師が事実判断のみならず価値判断の領域にも踏み込んで権威者として振る舞い，それが容認されていた背景には，当時は今日と比較して医療があまり多くの選択肢をもたず，ある程度限られた範囲での治療法を適用していた時代であり，いずれの選択肢を採用しても大きな弊害は生じなかったためとも考えられる．

　しかし，20世紀の半ば以降は，医学の進歩や周辺諸科学における目覚しい技術革新の結果，疾病からの回復，健康の保持・増進，あるいは生命の維持のために役立つさまざまな技術や機器・装置が開発され，健康保険などの社会的システムも整備されて，多くの人が比較的容易に先端的医療を利用できるようになった．その結果として，例えば，人工呼吸器による生命維持や臓

器移植などの医療は人々に大きな幸福とともに新たな倫理的葛藤も経験させることになった．

また，人々が病や障害を抱えた状態でも自分の生き方についての幅広い選択肢をもつようになり，多様な価値を実現することも可能になったが，それらの価値は競合するために，競合する価値を批判的に評価して選択することが必要になった．それに伴って，事実判断と価値判断の区別を明らかにすることの意義と，それらにかかわる意思決定を医師などの医療関係者に委ねておくことの不都合がはっきりと人々に認識されてきた．

このように，医療上，健康生活上の意思決定の過程が多くの課題を抱える複雑な状況になっている現在，患者とその家族にとってはもちろん，医療の専門職である医師や看護職などにとっても厳しい意思決定を迫られる場面に直面し悩むことが増えている．

したがって，患者や家族，医療者に対して，価値判断の領域で支援できる高度の専門的な知識や方法論を提供する学問としての生命倫理学（bioethics）や臨床倫理学（clinical ethics）が求められるようになり，さらに新たな専門職へのニーズも生まれてきている．

1.2 道徳的正当化

具体的な場面で行う判断や行動が道徳的によいかどうかは，それらが妥当だと思えるような根拠に支えられているかどうかを検討するとよい．このような作業を道徳的正当化という．看護や医療の場面で使用される道徳的正当化のモデルにはいろいろなものがあり，そのうちのいくつかのモデルを本書第6章で紹介している．このようなモデルを使用することによって，その状況における道徳的な問題を同定し，対処法を選択する作業をある程度論理的に進めることができる．しかし，道徳的正当化の作業にも限界があり，そのことが道徳的問題への対応に混乱を生じる一因となり課題となっている．

生命倫理学の領域では，1970年代の終わり頃に，医療の倫理的問題へのアプローチとして，4つの原理を枠組みとする「共通道徳（common morality）」の概念をトム・ビーチャム（Beauchamp, Tom）とジェームズ・チルドレス（Childress, James）が提示した．この概念は，医療の倫理的課題に取り組む際に広く使われており，さまざまな議論が交わされて，発展し続けている．ビーチャムらは，自分たちが提示しているこの枠組みの中で行われる道徳的正当化の方法論が，他のモデルよりもよく機能するとしている．

ビーチャムらの共通道徳では，道徳的説明には，自律尊重（autonomy）・無危害（nonmaleficence）・仁恵（善行：beneficence）・正義（公正：justice）の4つの基本原理と，いくつかのタイプの道徳規範（例えば，規則，権利，徳，道徳的理想など）が分析の枠組みとして使われる．

ビーチャムらの「共通道徳」は，嘘をついてはいけない，物を盗んではいけない，他人の権利を尊重しなければいけない，人を殺したり傷つけたりしてはいけないなど，人々が成長する過程で身につけた基本的な道徳的基準と責任であり，世代を超えて受け継がれてきたものである．道徳的に考えたり行動したりすることに価値をおく人は，この基準を守ることで心地よく過ごすことができ，それらの妥当性や重要性には疑いをもたず，これらの規範を冒瀆することは不道徳であり良心の呵責を感じるに違いないと思っている．また，あまりにも基本的であるが故に倫理学の文献でも議論の対象にもならないが，共通道徳は"道徳的であろうとする"全ての人々を拘束する道徳的基盤となり，文化の違いを超えてその要求は受け入れられる．4つの基本原理は，この共通道徳によって正当化される．

また，この基本原理をはじめとして，道徳を構成する規則や権利などは，妥協を許さないような確固とした基準ではないとも考えられている．したがって，正当化は，さまざまな状況で

原理を特定化したり，原理と他の道徳規範との重要性を比較したりするような熟考判断を必要とし，共通道徳は適切な熟考判断の基盤を提供する．彼らが示す正当化の分析の基礎は，W. D. ロス（Ross, W. D.）の暫定義務（prima facie obligations）と現実義務（actual obligations）の間の区別から得たという．

　暫定義務は，特別の状況で，競合する道徳義務のいずれかが優先したりあるいはより重要であったりしない限り，つねに拘束力をもつ．道徳的葛藤状態で，競合する道徳的義務のうち，どれがより重視されるべきかを決める必要があるときに，競合する義務の中で優先する義務と無視してもよい義務とを見極めることで何をなすべきかを検討する．履行すべき義務が複数ある場合に，それらを暫定義務として，それぞれの重要性を比較検討して，その状況での履行すべき義務を決めることができる．

　ビーチャムらはこの例として，精神科医が勤務する同じ病院の従業員である患者の医学情報をどのように扱うべきかを巡って葛藤する場面をあげている．その患者はストレスの強い地位への昇進を望んでいるが，主治医である精神科医は，その昇進は患者にとっても病院にとっても不利益を生じると信じる明確な根拠をもっている．この医師は，この状況で機密保持，無危害，仁恵などの義務を負っている．医師の義務という視点から機密を守るべきか，病院の被雇用者としての義務から機密を破るべきか，管理者だけに少し秘密をもらすことによってこの事態へ対処できるのか，医療上の機密保持という規則への医師としての公約に矛盾することになるのか，葛藤する暫定義務に直面して現実義務を遂行するために道徳的熟考が必要になる[2]．

　また，共通道徳理論（common morality theory）での正当化の過程では，より一般的なもの（原理，規則，理論など）と，より特定的なもの（事例判断，感情，知覚，実践，たとえ話など）は統合的に結びつけられて熟考判断を促すように作用し，いずれも優先的に扱われるべきではない[3]．

　このモデルでは，トップダウンモデル（原則などを事例に適用して考えるような）や，ボトムアップモデル（症例分析法のような）のような推論順序は，存在しないという．

　さらに，「臨床倫理」という領域がビーチャムらとは別の流れとして発展してきた．医療の場で生じる現実的な問題は，倫理原則や倫理理論の適用のみでは解決が難しいさまざまな要素を含んでいる．したがって，患者・家族をはじめとして，医師，看護職や他のコメディカルスタッフ，さらに法律家，哲学者，宗教者などが加わって，問題について多面的な視点から対等な立場で話し合うことにより，より妥当な対処法を得ようという要求に基づき「臨床倫理」は誕生した．それは，「医療行為の方針を決定するために，医学的視点と並んで倫理的視点から個々のケースを分析・比較・検討し，倫理的に適切な判断・評価・選択を行おうとする医療倫理の研究と実践」と定義されている[4]．

　この領域でアルバート・ジョンセン（Jonsen, A. R.）らによって開発された「症例分析法」については本書第6章で詳述している．この方法は現在，わが国の臨床でもかなり使われるようになっているが，絶対的な判断基準になり得るものがないために，倫理的判断が状況に流されるという傾向がある．

　道徳的正当化については，その方法論の開発は発展途上であり，共通道徳の概念をはじめとして，今後も多くの議論が続けられていくだろう．

2 臨床での倫理的実践を支える体制

　倫理的問題は人々の価値観にかかわることであるから，唯一の絶対的正解というものは存在

しないと考えられている．また，そこにかかわるすべての人が満足するような結果が得られるような対応をすることは，かなり難しいことが多いために，関係者に不全感が残ったり，悲観的になったりして，倫理的問題を考えたり，意識的に対応することから免れようという方向に流れそうになったりする．組織の中にそのような風潮を生まないように，臨床での倫理的実践を支える体制を整備することによって，正解は得られなくてもより合理的な対応策はあるはずだという確信をもって，多くの人が納得できる方向を探る努力をするような組織の文化を醸成することは管理者の責務でもある．

2.1 モラル・スペース

看護職者は，患者や家族の幸福と利益を守るために，彼らの言い分をよく聞き，彼らが不当な扱いを受けていたり，彼らの権利が無視されたりしているようなときには，必要に応じてその擁護者となると主張している（ICN 看護師の倫理綱領巻末付録4参照）．

このような擁護者としての役割を果たすためには，その施設におけるモラル・スペースの構築が課題である．モラル・スペースとは，倫理的な意思決定を促し，個人の良心が尊重されるような，組織内に設けられた機構である．それは，特定の部屋のような物理的な空間を意味するのではなく，

・その根底に，医療者と患者の自律性を尊重する姿勢があり
・良心的反対を表明する機構が存在し
・その表明を専従の看護師がバックアップし
・業務に関する良心的な抵抗や考え方の相違が話し合われ
・非公式な話し合いを通して倫理観の違いが検討され
・倫理的な問題がある場合にはつねに話し合いがもたれる

ような，医療環境のことである[5]．

看護職者が患者や家族の擁護者として機能しようとするときに，政治的・経済的な制約も大きいが，それ以外にも，医療組織内のヒエラルキーや権限のあり方が，倫理的実践を阻害する要因となっていることは，多くの看護職者が実感していることである．個々の看護職者の発言力が小さい場合でも，多様な価値観が尊重されるような環境が構築されていることで，患者の権利擁護者としての機能遂行が少しは容易になるだろう．

モラル・スペースが構築された組織内で，臨床倫理相談が行われることも望まれる．臨床倫理相談とは，臨床において具体的な個別の事例について倫理的問題を同定・分析したり，対応策についての助言を与えたりする活動である．臨床倫理相談は，いろいろな方法で提供される．例えば，倫理委員会を組織して機能させたり，施設で働く職員に対する継続的な倫理教育の機会や場を提供したり，各職場単位での臨床カンファレンスや事例報告，あるいはベッドサイドでの倫理回診などがある．

2.2 施設内臨床倫理委員会

倫理委員会は，人を対象とする研究を行う場合や組織における問題の倫理的側面について検討する機関の総称であり，医療機関で機能する倫理委員会には，その機能の面から以下の3種類が考えられる．

・研究倫理審査委員会
・治験審査委員会

・施設内臨床倫理委員会

　研究倫理審査委員会と治験審査委員会は，臨床で患者や家族，医療者などの人を対象に行われる研究にかかわる倫理的側面について審査する委員会である．
　ここでは，施設内臨床倫理委員会について説明する．

(1) 機能

　施設内臨床倫理委員会は，日常業務の中で直面する倫理的課題について検討・助言するための委員会である．名称は，仮に「施設内臨床倫理委員会」とするが，施設によってそのよび方はいろいろである．
　この種の倫理委員会は，基本的に以下のような3つの機能を果たす[6]．
① **教育・研修**：患者ケアの倫理的側面をスタッフ・患者・家族などへ教育・啓発する手段を創造する．これには，倫理委員自体の教育と，医療スタッフや病院職員の教育が含まれる．倫理委員への教育は，生命倫理文献の検討や定期的な講義やディスカッションなどを通じて行われ，医療スタッフの教育は，臨床での倫理回診や事例検討などのコンサルテーション活動を通して行われる．
② **施設の倫理的課題に対する運営方針の見直しや策定**：患者の権利や末期患者の治療に関する施設の方針などを検討する際に率先して活動する．これまでの施設の方針の見直しを依頼されることもある．
③ **臨床相談・事例の検討**：倫理的に難しい問題を含む事例の倫理コンサルテーションを行う．これには，既に対応を終えた事例を反省する意味のコンサルテーションと，現在，問題が生じている事例にスタッフとともに対応するコンサルテーションがある．

(2) 委員の構成

　施設内倫理委員会委員の構成は，臨床倫理の専門家とともに，医師や看護職，病院の事務部門から，また，栄養士や医療ソーシャルワーカー，聖職者，法学者など学際的に構成され，さらに，その施設が属する地域住民の代表や主婦などのような施設の雇用者とは別の医療関係者以外の人々も参加することが望ましいとされている．このような多様なメンバーがそれぞれの立場から意見を述べ合い議論することによって，複雑で多様な臨床倫理の課題に対応する．

(3) 求められる能力

　委員に求められる能力としては，米国生命倫理人文学会（American Society for Bioethics and Humanities：ASBH）が，「保健医療倫理コンサルテーションの基本的資格」という報告書（1998年）で，以下の3つの領域における高度な知識をもつことの重要性を強調した．
　・道徳的推論と倫理理論
　・生命倫理の問題と概念
　・地域の医療機関関連方針や指針
　さらに，以下のような追加領域も示して，倫理コンサルテーションを行うものはその基本的知識をもつべきであるとした．それは，臨床現場，関連保健法，地域医療機関についての知識，患者と治療スタッフの信念と考え方，倫理学や専門職行為の関連指針，認定組織のガイドラインである．このように，広範にわたる専門的知識を必要とするうえに，倫理コンサルテーションの実践には，複雑な人間関係や感情問題が絡んでくることが多いので，関係者からよく話を聴き，関心・尊重・支援・共感をもって対話する対人関係の技術が必要である．
　倫理委員には，このような多様で高度な能力を要求される一方で，現実的な課題として，多

くの倫理委員は，臨床倫理に関する学校教育や訓練を受けておらず，直面する問題に取り組むための準備が不十分であるという指摘もされている[7]．したがって，倫理委員の教育は，臨床倫理委員会の重要な機能になっている．

(4) 看護倫理委員会

看護職者が日常的に経験する倫理的な問題は，医師や薬剤師などの他の医療職のそれとはまた違った側面をもつということで，看護部が主導して「看護倫理委員会」を設ける施設もある．看護職者は，強いパターナリズムを発揮する医師と，自分の意思を明確にすることができなかったり，意思表示をすることをためらったりしている患者や家族の間にいて，患者の権利を擁護する者として機能しようとするときに，さまざまな葛藤を体験することがある．よく機能している看護倫理委員会は，そのような看護職者を具体的な場面で支援してモラル・スペースの構築に大きく貢献でき，患者・家族および看護職者の満足を増すことができる．

また，継続教育として看護職者の倫理的課題への対処能力を向上させることに役立つような研修の企画・運営なども行う．日本看護協会は，「倫理的問題に直面した看護職が，その解決に向けて組織的な検討をすることができるようになる」ことを意図して「臨床倫理委員会の設置とその活用に関する指針」平成18（2006年）を作成し，日常の臨床で生じる倫理的問題に組織的に対応するために委員会を設置して積極的に活動することを推進している．

2.3 臨床倫理相談員

臨床倫理相談員とは，「臨床倫理学の教育を受け，臨床倫理の経験を積んできた専門家であって，患者のケアに倫理的ジレンマが起こった場合に，病床でジレンマの解決を支援してくれるよう求められる人たち」をいう[8]．

前述した施設内臨床倫理委員会は，臨床の倫理的側面について多角的に検討できるという利点も多い代わりに，多くの委員を集めるために委員会開催までに時間がかかり機能的ではないという不利な点もある．アメリカでは，臨床倫理相談員として機能する職種が存在して，主になって臨床倫理相談を処理することでより効率的な対応がされている．現在のわが国の臨床では，このような臨床倫理相談員の育成は進んではいないが，臨床倫理問題に対処する専門家を育成する試みは少しずつ始められている．

臨床倫理相談員が施設内臨床倫理委員会よりも有利に機能する点を以下にあげる．
・緊急の依頼にも即応できる
・カルテの検討や患者の診察をすることで患者の一次データを直接入手できる
・非医療系の倫理委員よりは，臨床倫理についての専門知識がある
・施設内のスタッフの臨床倫理教育に役立つことができる

また，専門看護師（certified nurse specialist）の機能として「倫理調整」の役割が要求されていることから，専門看護師が臨床倫理相談員としての機能を果たすことが期待されている．しかし，先にも触れたように，医療における多職種の専門職者と患者・家族の意見や価値観が錯綜し，人間関係のもつれや利害の衝突，感情的行き違いなどに巻き込まれやすい場面で，関与する全ての人が納得できるような対応策を生み出すことはかなり難しく，冷静に対応できるための準備状態をつくりだすことは大きな困難をともなうものと予測される．

2.4 倫理委員会および倫理相談員制度の課題

　患者の疾病を診断し治療方針を決定する責務を担うのは公式な記録に記載されている主治医であり，看護上の責任を担うのは患者を担当する看護者であることはいうまでもない．したがって，倫理委員会あるいは倫理相談員が提案することは，助言に過ぎない．主治医が意思決定の責任を放棄して，倫理委員会や倫理相談員に治療の決定を委ねてしまうようなことは避けなければならない．医師は，何が患者にとって最善であるかを自分で判断して，委員会の助言に従うか無視するかを自律的に選択しなければならないが，委員会の勧告が主治医に与える影響力の強さを示した報告もある．それは，アメリカのマサチューセッツ総合病院で，「（施設内倫理）委員会は，重症患者に対して心肺蘇生をすることを家族が決断した20の事例について，家族の決定をくつがえすように担当医に勧告したことを報告している．委員会は，どの場合も，心肺蘇生術を施しても無益であろうということを示すデータをあげて勧告を行った．結果的には，どの場合においても，担当医は（委員会の勧告に従って），家族の要望とは反対に，DNR（蘇生処置をしない）指示をした」という報告である[9]．

　このような強い影響力をもつ施設内臨床倫理委員会の委員は，患者の権利と最善の利益をめざして努力しなければならない．患者の代弁者である家族の意向に反する状況が生じる背景には，医学的介入の有効性についての科学的な根拠に基づく判断が大きな要因になるが，それ以外のいくつかの要因も影響を与えるだろう．例えば，委員は，通常，問題を提起している医師や看護者などの同僚である．その人間関係のゆえに，また，その施設の被雇用者であるがゆえに，同僚やその施設の利益と患者側の利益との間で公平性を保つのはかなり難しいと推測される．その困難をどのように乗り越えるか，委員への支援体制をどのように整備するのかが課題の一つである．

　また，さまざまな困難を克服しながら機能する委員会の活動をどのようにして評価するのかという課題もある．

　さらに，委員会活動をどのようにして財政的に支援するのかという課題もある．多くの場合，倫理相談は，患者や医師など助言を求めてくる人々にそのサービスについての支払いを求めていない．その理由としては，倫理相談によって利益を得るのは，相談する人のみではなく患者と医療者の双方であることが多いからである．倫理相談や委員会活動のコストは施設が負担していることが多いが，医療費抑制などの財政的な理由から施設の負担感が強まってきたときには，その活動の成果が明確に評価されない限り，委員会の活動への財政的圧迫が生じることが予測される[10]．

　最後に，最も重要な課題は，先に記したようにかなり広範囲で高度な知識とコミュニケーション技術を必要とする倫理委員を教育する場や吟味された教育プログラムがほとんど存在しないこと，したがって多くの委員は倫理相談をするための専門的な教育を受けておらず，「（合衆国において）倫理委員長の半分は，直面する問題に取り組む十分な準備ができていないと感じると報告している」[11]という現状にどのように対処するかである．

3 専門的，社会・文化的，政治的因子の影響

　倫理あるいは道徳という用語の原語は ethics あるいは morality であり，これらの原義は風俗・習慣ということであったことからも推測できるように，人々の意思決定や行動の倫理的基盤には，その人々が生活する風土や文化の影響も見過ごすことはできない．さらに，専門職とされる集団は，一定の倫理的な行動基準をもち，それに準拠した行動をとるという信頼を社会から

得ているという特長をもつ.

3.1 専門的因子の影響

　医療における専門職の地位は，長年にわたり医師が独占的に担ってきた．しかし，医療の高度化・複雑化，高齢者人口の増大とそれにともなう慢性疾患患者の増加，病気と障害の類型の変化などにより，医療における専門職の中に医師以外に看護職や理学療法士などの職種を含めて考える傾向も生まれてきた．それにともなってこれまでは医師―患者関係の中で議論されてきた倫理的な課題は，これらの医療専門職と患者関係の中でも問われるようになっている．

　看護職が専門職として真に社会から認知され受け入れられるためには，専門職としての社会的役割を果たさなければならない．専門職の社会的役割とは，「その職業に従事する人々に，実践に必要な知識と技術を与えることである．（中略）例えば，社会はその専門職を信頼することができ，その職業のメンバーはすべて，一定水準と質をもった知識と技術，すなわち，専門性を有していると信じることができなくてはならない．社会はその職業のメンバーは道徳的によい意思をもつ人々である．（中略）その職業のメンバーはその専門職にふさわしい徳と倫理的指針をもち，誰も見ていないところでもそれに沿って行動することで特徴づけられる人々である，という信頼をもつことができなければならない」[12]．

　看護職の専門職組織である日本看護協会は，看護専門職としての価値の表明である「看護者の倫理綱領（平成15（2003）年）」や「日本看護協会看護業務基準（平成7（1995）年）」などを定めて会員や社会に提示している．これらの基準に基づいて，看護職者は，個人としても看護職集団としても，「常に，個人の責任として継続学習による能力の維持・開発に努める」（看護者の倫理綱領・第8項）ことを倫理的責務として負っている．また，協会は，さまざまな研修会や講演会などの生涯教育の機会を提供し，メンバーの質の保証に貢献している．

　このような活動は，専門職としての社会的役割遂行という機能を果たし，看護職共同体の意識を高め，協会としての組織自体の発展にも寄与している．

　個々の看護職者は専門職教育の課程を通して，さらに，このような生涯教育の課程を通して，専門職集団としての価値を学習して身につけ，個人的な価値体系の中に組み入れていく．その一例としては，守秘義務の遵守（看護者の倫理綱領・第5項）や患者の権利の擁護者としての役割遂行（看護者の倫理綱領・第4項）などがある（巻末付録7参照）．

3.2 社会・文化的因子の影響

　現在の医療における倫理的思考は，主にアメリカ合衆国における生命倫理の影響を強く受けており，倫理原則の中でも「自律尊重の原則」を重視するような議論が多い．しかし，「自律尊重」については，日本を含む東南アジア地域の文化は西欧諸国，特にアメリカ合衆国とは異なり，個人の自律的な意思決定を普遍的なこととしてはとらえていないのではないかと指摘されている．

　日本人には，自分の考えを主張して周囲の人々との調和を乱したり関係を壊したりするよりは自分の考えを少し抑えても心地よい関係を保とうとしたり，身近な家族に不安を抱かせたりしないことが思いやりであると考え，その思いやりが自律（自己決定）よりも大切なことであると考える傾向があると思われる．

　例えば，「がん告知」に関して，繰り返し実施されている市民対象の意識調査の結果にもその傾向がみえる．「自分ががんになった場合に知らせて欲しい」と答える人の割合は，「家族がが

んになった場合には，本人にそれを知らせる」と答える人の割合よりも，一貫して高いことが知られている．

　厚生労働省が実施した「終末期医療に関する調査」（平成20（2008）年3月実施）図11-1によると，末期状態になり患者本人の意思確認ができなくなった場合の治療については，事前指定書（リビング・ウイル）に従うことを市民の61.9%が支持している．しかし，その事前指定書の有効性の保証をどこに求めるかについては，「法律に求める」という意見よりは，「法律を制定しなくても，医師が家族と相談の上その希望を尊重して治療方針を決定する」という意見が多数派であった．固い法的制度による保証よりは，身近な家族と医師に期待して任せるという態度は，個人の意思を尊重することを大切であると考えながらも，周囲との関係性を重視し調和を乱さないことをより大切にする文化のあらわれととらえることができる．

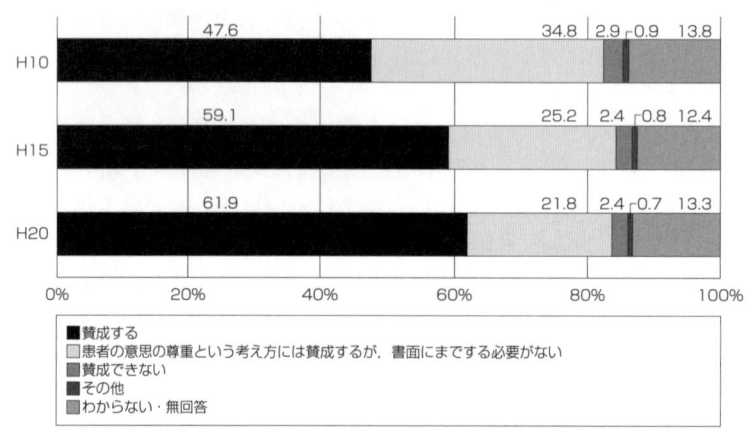

問1 「治る見込みがなく，死期が近いときには延命医療を拒否することをあらかじめ書面に記しておき，本人の意思を直接確かめられないときはその書面に従って治療方針を決定する．」（リビング・ウイル）という考え方について，あなたはどのようにお考えですか．（○は1つ）

	賛成する	患者の意思の尊重という考え方には賛成するが，書面にまでする必要がない	賛成できない	その他	わからない・無回答
H10	47.6	34.8	2.9	0.9	13.8
H15	59.1	25.2	2.4	0.8	12.4
H20	61.9	21.8	2.4	0.7	13.3

問2 （リビング・ウイルについて問1で「賛成する」をお選びの方に）書面による本人の意思表示という方法について，わが国ではどのように扱われるのが適切だとお考えですか．（○は1つ）

	そのような書面が有効であるという法律を制定すべきである	（H10）医師がその希望を尊重して治療方針を決定すればよい／（H15, 20）法律を制定しなくても，医師が家族と相談の上その希望を尊重して治療方針を決定	その他	わからない・無回答
H10	48.7	45.6	1.9	3.7
H15	37.2	60.3	0.9	1.6
H20	33.6	62.4	0.8	3.2

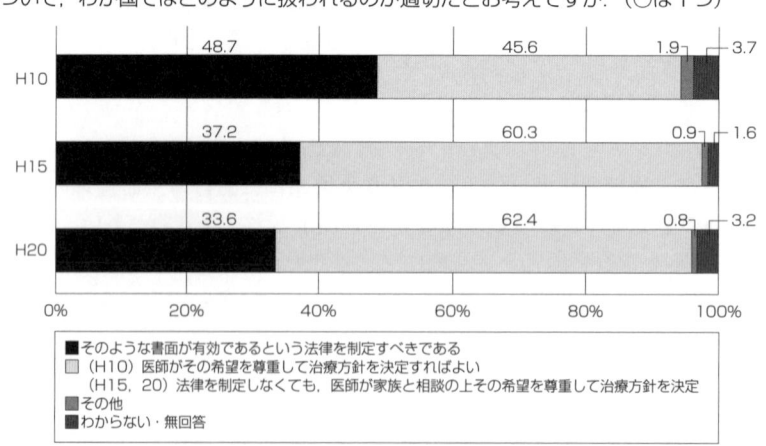

図11-1 リビング・ウイルと患者の意思の確認方法

（厚生労働省　終末期医療に関する調査　平成20（2008）年3月実施　一部抜粋．調査の対象は，一般国民，医師，看護職員，介護施設職員であるが，ここでは一般国民の回答のみ掲載する．　http://www.mhlw.go.jp/shingi/2008/10/dl/s1027-12d.pdf）

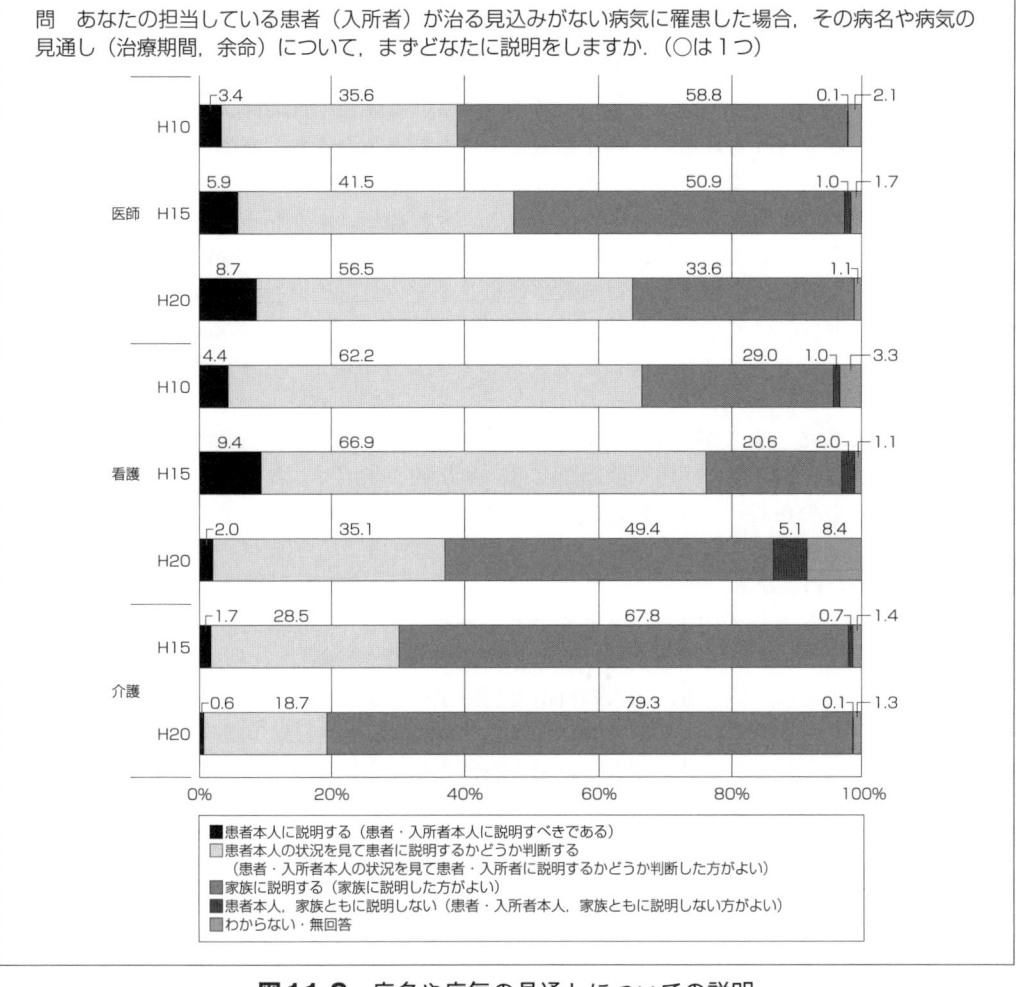

図11-2 病名や病気の見通しについての説明

(厚生労働省 終末期医療に関する調査 平成20 (2008) 年3月実施 抜粋 http://www.mhlw.go.jp/shingi/2008/10/dl/s1027-12e.pdf)

　このような市民の意識を認識している医療者側も，治る見込みがない病気に罹患した患者に対して，病名や病気の見通しについて説明するにあたっては「患者本人に説明すべきである（自律尊重）」というのではなく，「患者の状況によって誰に説明するかを判断する」のが多数派であるという結果がでている（図 11-2）．

3.3 政治的因子の影響

　公衆衛生政策上の観点からは，病気になった人の治療を行う医療よりは，人々の健康維持・増進への意欲を高めて病気になる人を減らすことに重点をおく方がより適切であるといえる．わが国のように長寿社会になり人々が生活習慣病に罹患するリスクが高くなっている社会では，施策的には人々の生活習慣を改善する方向に導き疾病予防的なアプローチを進めることになるが，そのような健康的なライフスタイルを奨励することは，健康政策上の倫理的な問題も引き起こすことになる．倫理的に重要な点は，生活習慣を変えるように行政的に導くことが，個人

の自由とプライバシーを侵害するリスクを負うということである．

　20世紀半ばまでは，個人的な嗜好については，ジョン・スチュワート・ミル（Mill, J. S.）の「自由論」における「個人自身にのみかかわりをもつ行動の領域こそ，まさに人間の自由の固有の領域である」[13]．という見解が一般的な合意を得ていた．個人の行動は本人以外の何人の利害とも無関係である限りは社会に対して責任を負っていないとみなされ，食事の好みや嗜好品の摂取，睡眠や休息のとり方など多くの日常生活上の行動がその範囲のことであるとされてきた．しかし，生活習慣病が脚光を浴びるようになると，その治療にかかわる費用の負担は医療政策上の重要課題となり，個人的な健康の問題も費用負担の観点から国民的な課題であると解釈されるようになった．そのために生活習慣病に罹患しやすい日常生活行動を続ける人に対する政策的な介入は，正当なパターナリズムとして認知される場合があるとされるようになった．

　このような個人のライフスタイルの変更を目標とする施策を正当化する理由として以下の3つがあげられている[14]．

① **個人のためになる**：個人が自由意思で行っているとみなされてきた行動の中にもそうとは限らない部分がある．例えば，喫煙や飲酒などは，遺伝的な素因やニコチンあるいはアルコールへの依存によるものがあり，個人の選択というよりは化学的・心理社会的な要因によって影響を受けることが知られてきたことから，パターナリスティックな制限は，健康を維持するうえで結局は個人のためになる．

② **負担の公平性**：健康上の問題で，ミルがいうような「他者への影響を及ぼさない範囲」を検討すると，最もプライバシーが尊重されるべき領域である性行動についても，個人の嗜好の問題とされていた喫煙についても，個人の自由を制限すべき根拠をあげることができる．親密な関係にある他者をエイズ（AIDS）の脅威から守るために危険な性行動の制限は承認され得るし，受動喫煙の害を考慮すると喫煙も個人の自由の範囲を超えた課題となってくる．さらに，エイズ発症の場合の治療費，また，喫煙習慣は生活習慣病や一部のがんの発症と関連があることが疫学的な視点から指摘されるようになっている．

　国家財政の面からは，たばこによる疾病や死亡のための医療費支出について，平成5（1993）年には年間1兆2000億円（国民医療費の5％）が超過医療費としてかかっていることが試算されており，社会全体では少なくとも4兆円以上の損失があるとされ[15]，負担の公平性という視点が強調されているが，医療費のすべてを自己負担している人はいないことからこのような社会的な視点を無視できない状況にある．

③ **国民の健康への公衆の投資**：公衆の健康と安全を守ることは公衆の利益と考えられ，その実現は長い歴史の中で政府の責任とみなされてきた．健康な国民は生産性を高め，防衛力も高めることになり，豊かな国家の形成，国民生活の向上に資すると考えられることから，それは国家の目標であった．したがって，そのような社会の実現のための自由の制約は正当化されてきた．

　このような個人の自由を束縛する施策の一つの例は，平成14（2002）年に制定された「健康増進法」にもみることができる．この法律の施行以来，喫煙習慣は肺がん，喉頭がんなどのがんの発生率を高め，他の多くの生活習慣病や異常の危険因子となること，周囲の非喫煙者を受動喫煙の危険に曝すことが強調されて，公共の場での喫煙を制限することが個人的，社会的な責務とされるようになった．

引 用 文 献

1) 柄谷行人（2003）倫理21, p. 68, 平凡社.
2) トム・L. ビーチャム，ジェイムズ・F. チルドレス著，立木教夫，足立智孝監訳（2009）生命医学倫

理 第5版, p.5, 麗澤学園出版会.
3) 前掲書2), pp. 483-495.
4) 近藤均ほか編 (2002) 生命倫理事典, p. 638, 太陽出版.
5) D. ドゥーリー, J. マッカーシー著, 坂川雅子訳 (2006) 看護倫理1, p. 98, みすず書房.
6) J. L. バーナット著, 中村裕子監訳 (2007) 臨床家のための生命倫理学—倫理問題解決のための実践的アプローチ, p. 137, 協同医書出版社.
7) S. G. ポスト原編, 生命倫理百科事典翻訳刊行委員会編 (2007) 生命倫理百科事典, p. 2819, 丸善.
8) 前掲書6), p. 147.
9) 前掲書6), p. 139.
10) 前掲書7), p. 2809.
11) 前掲書7), p. 2819.
12) アン・J. デーヴィスほか編, 小西恵美子監訳 (2008) 看護倫理を教える・学ぶ—倫理教育の視点と方法, p. 29, 日本看護協会出版会.
13) J. S. ミル著, 塩尻公明, 木村健康訳 (1971) 自由論, p. 28, 岩波書店.
14) 前掲書7), p. 2765.
15) (財) 医療経済研究機構 (1997) 平成6-8年度厚生科学研究費補助事業による喫煙政策のコスト・ベネフィット分析に係わる調査研究報告書.

参 考 文 献

1. 浅野瑛, 望月律子, 田中昭子 (2001) 看護倫理委員会を立ち上げた看護部の挑戦—静岡赤十字病院看護部の実践報告, 看護管理, 11 (7), pp. 500-507.
2. アン・J. デーヴィス監修, 見藤隆子, 小西恵美子, 坂川雅子編 (2002) 看護倫理—理論・実践・研究, 日本看護協会出版会.
3. S. T. フライ (1988) 看護倫理の位置づけ, 看護研究, 21 (1), pp. 26-37.
4. 福山美季, 浅井篤, 板井孝壱郎, 尾藤誠司 (2008) 臨床倫理コンサルタントは何者であるべきか, 生命倫理, 18 (1), pp. 98-105.
5. 濱口恵子, 石川邦嗣 (2001) 緩和医療における臨床倫理委員会の意義, 緩和医療学, 3 (1), pp. 19-27.
6. 稲葉一人, 長尾式子 (2003) 機能する病院内倫理委員会をめざして:倫理指針構築の場・倫理教育の場としての期待, 看護管理, 13 (4), pp. 263-268.
7. 看護倫理検討委員会 (2006) 臨床倫理委員会の設置とその活用に関する指針, 日本看護協会.
8. 小島恭子 (1998) 北里大学病院における看護倫理委員会の活動①, 看護学雑誌, 62 (7), pp. 661-665.
9. 厚生労働省 終末期医療に関する調査 2008年1月.
10. 武藤香織, 佐藤恵子, 白井泰子 (2005) 倫理審査委員会改革のための7つの提言, 生命倫理, 15 (1), pp. 29-34.
11. 長尾式子, 稲本貞之, 赤林朗 (2006) 日本における倫理コンサルテーションの現状に関する調査, 生命倫理, 16.
12. 長尾式子, 瀧本禎之, 赤林朗 (2005) 日本における病院倫理コンサルテーションの現状に関する調査, 生命倫理, 15 (1), pp. 101-106.
13. 日本学術会議 (2008)「終末期医療のあり方について:亜急性型の終末期について」の報告書, p. 9.
14. アン・J. デーヴィス監修, 見藤隆子ほか編, 奥野茂代, 多賀谷昭, 田村正枝, アン・J. デーヴィス著 (2002) 看護倫理—理論・実践・研究 農村地帯の日本人高齢者が考える自らの終末期, pp. 193-201, 日本看護協会出版会.
15. リサ・ベルキン著, 宮田親平訳 (1994) いつ死なせるか—ハーマン病院倫理委員会の六ヶ月, 文芸春秋.
16. 島田香穂梨, 平野美枝子, 澄川美智 (2008) 看護倫理委員会による教育実践の取り組み, 看護人材教育, pp. 39-48.

4 倫理上のジレンマ

4.1 看護実践上の倫理原則

　すべての倫理理論は，一つ以上の倫理原則をもっている．倫理原則は，道徳的意思決定や道徳的行為を導き，専門職の実践の道徳的判断形成の中心となる．それらはある種のやるべき行為を主張し，患者ケア時によく用いられる規則の正当性を明らかにするのに用いられる．倫理原則はすべてのヘルスケア実践にとって普遍的に重要である．しかし特殊な文化の特殊な状況にどのようにこれらの原則を活用するかの方法は異なる．
　サラ・フライは，看護実践にとって重要な倫理原則は，
① 善行と無害：善を行い害を避けるという義務は善行という倫理原則として理解されている．この原則に従って行動するということは，他の人がその人にとって有益なことができるように援助することを意味するし，患者にとって害のリスクを減らすことを意味する．
② 正義：利益と負担が患者にどのように配分されないといけないのか．
③ 自律：個人が自ら選択した計画にそって自分自身の行動を決定する個人的な自由を許される．
④ 誠実：関係性において正直であること．
⑤ 忠誠：人の専心したことに対して誠実であり続けること．
であり，看護職はこの倫理原則にそって行動を起こす，としている[1]．
　さらに，倫理的意思決定の基盤として，サラ・フライは，
① 患者のアドボカシーを守ること（患者・家族のニーズに基づいたケアや十分な情報提供が行われた上で自己決定をしていく権利を尊重し，プライバシーを尊重すること．
② 患者のアドボカシーを尊重するために他職種との共同作業を行うこと．
③ 専門家としての看護職の責務（疾病の予防，健康の増進，健康の回復，苦痛の緩和）．
④ 患者のアドボカシーを擁護していくために患者や家族との信頼関係を維持すること（ケアリング）．
をあげている[2]．
　看護実践上においては，多くの倫理的ジレンマが生じるが，倫理的ジレンマとは正当な理由のある2つ以上の選択肢があって，どちらかを選ばねばならず，そのどちらをとっても当事者に満足や納得のいく結果をもたらさないだろうと思われる状況を指す[3]．岡谷らは，最も葛藤が起きやすい状況として，生と死に関する葛藤に出会い，他職種との意見が対立すること，同僚の倫理的問題が存在するがそれを指摘できないこと，インフォームドコンセントが十分になされないことをあげている．さらに日本看護科学学会は，1995年に，看護職の出会う倫理的葛藤とその解決方法について調査をしているが，そこでも十分なインフォームドコンセントがなされないこと，他職種との葛藤，などをあげている[4]．
　倫理上のジレンマは価値観が対立した時に明確になるが，サラ・フライは，看護職が倫理的課題に直面したときの葛藤の解決方法としての倫理的意思決定モデルを示し，
① 対立の中にあるそれぞれの価値の内容を明確にすること．
② 状況に含まれる価値の重要性は何か．
③ 関係する人それぞれにとって対立の意味するものは何か．
④ 何をなすべきか．
というプロセスで倫理的問題を解決することが重要と述べている[5]．すなわち，倫理的ジレンマが生じたら，ジレンマを生じさせている価値を明確にし，価値の対立の状況の中で，なぜその

ようなことが起こっているのかを考え,そして患者・家族へのケアリングおよび信頼関係,医療者間の信頼関係をもとに対処方法を話し合うことを提示している.対処方法を話し合うためには,看護職が自分たちの価値を明確にし,アサーティブに自分の考えを表現できることが重要である.

ここではまず看護職者が出会う倫理的ジレンマについて述べ,さらに看護実践上の倫理的ジレンマに対し,どのような解決の過程があるのかを事例をあげながら考えていく.

4.2 看護職が出会う倫理的ジレンマ

横尾らは,看護者が出会う倫理的ジレンマの状況を質的記述的研究によって明らかにしている.その結果,看護師が日常の臨床場面で感じている倫理上の問題として,①医療における情報提供,②医療への参加,③生死の決定,④快適な療養環境,⑤不当な心身への侵害をあげている.

①医療における情報提供では,患者が適切かつ十分な情報を得られていない状況,患者の個人情報が保護されていない状況,家族が患者の病状説明を求めても応じられない状況,患者の病状を説明する相手が適切とは考えられない状況,をあげている.また②医療への参加では,患者が医療に参加できない状況が,③生死の決定では,胎児や小児の生死が親の選択に左右される状況,④快適な療養環境では,患者に快適な療養環境が保証されていない状況,⑤不当な心身への侵害では,患者の身体が不当に侵害されている状況,患者の家族が心理的に不当に侵害されている状況,死亡直後の検査が承諾なく行われている状況があげられたことを報告している[6].

また岡谷らは看護師が倫理上の課題に直面した時の対応方法の調査を行い,その結果,①第三者に相談する(71.9%),②関係者と話し合う(54.3%),③文献などを読む(36.1%)だったことを報告している[4].さらにこのような倫理的ジレンマが生じた場合に,看護職での倫理問題を検討をする場や機会をもっている対象者は,半数を超えていたことを報告している[4].

さらに,中尾らは,看護職の直面する倫理的課題について看護師と保健師において比較・分類している.すなわち,①倫理原則に関する問題,②倫理的に認められる個人の権利に関する問題,③医療者が果たすべき義務と責務に関する問題,④倫理的忠誠に関する問題,⑤生命と生殖に関する問題などの5つの問題が倫理的課題である.

①倫理原則に関する問題は,ⅰ)「対象者のニーズを満たすことがほかの対象者のニーズに相反すると感じたとき」,ⅱ)「同僚の判断やケアが正当でないと感じるが,その事実を指摘できなかったり黙認しなくてはならない時」,ⅲ)「医師の指示が対象者にとって最善ではないと感じるが,それを医師に伝えることができなかったり,その指示に従わなくてはならない時」,ⅳ)「特定対象のビップ待遇のように対象者に平等な対応ができない時」,ⅴ)「病院などで自分が勤める組織の極端な営利的経営方針に抵抗を感じるが従わなくてはいけない時」,ⅵ)「偽薬の使用にかかわらなくてはならない時」などがあげられ,特にⅲ)ⅳ)ⅴ)は保健師より看護師に有意に多くあげられていた.さらに②倫理的に認められる個人の権利に関する問題には,ⅰ)「治験や臨床研究などを行う際に必ずしも対象者の利益になっていないと感じるがかかわらざるを得ない時」,ⅱ)「対象者が自分の診断名や治療法を知りたいということが守られていないと感じるがそれに応えられない時」に分類され,これらも保健師より有意に看護師にみられていた.また③医療者が果たすべき義務と責務に関する問題においては,ⅰ)「自分の能力を超える仕事をしなくてはならず,自分の知識や技術に自信がもてないがやらなければならない場合」,ⅱ)「人手があれば実施する必要のない抑制をしなくてはならない時」,ⅲ)「実習中の看護学生,生徒に業務の一端を担わせていると感じた時」,ⅳ)「看護学生が行った援助技術によって対象者に精神的・肉体的負担が生じたと思われる時」に分類され,ⅱ)ⅲ)ⅳ)で,保健師との間に有意な差がみられ,臨床で仕事をする看護師が有意にジレンマを感じていたことが報告されてい

た．⑤生命と生殖に関する問題では，ⅰ）「臓器移植などの先進的医療や出生前診断や人工妊娠中絶といった人為的な生命の操作に関する行為にかかわる時」，ⅱ）「ターミナル期に行われている治療やケアが対象者にとって最善ではないと感じるが状況の改善ができない時」に分類され，どの項目においても保健師より看護師が有意に直面する頻度が高く，ジレンマを感じていたことが報告され，保健師が臨床の看護師より直面した倫理的ジレンマは，「虐待に対する介入困難」だけだったことが報告されている[7]．

さらに詳細に文献を検討していくと看護職が倫理上の課題に直面する状況としては，ターミナル期，遺伝子診断・移植医療，看護管理者，精神看護においての報告がみられる．

小西らは，末期ケアで医療者が直面する倫理的ジレンマについての質問紙調査を国際的に行い，日米文化の比較を行っている．日本の看護師たちが末期ケアで直面している倫理的課題は，①意思決定の問題，すなわち「告知・インフォームドコンセント」，「家族が決定に関与」，「患者・医療者・家族の意思疎通のギャップ」，「医師のパターナリズム」がもっとも多く，ついで②医療者の知識・技術・倫理意識の不足，③ケア環境，④過剰治療，ゴールのない治療，⑤患者の尊厳，プライバシー，⑥安楽死，⑦死の受容の順で少なくなっている．またアメリカにおいては，①治療の問題，すなわち「積極的安楽死」，「いつやめるべきか」，「尊厳をもって死ぬ権利」，「痛みの管理」が多く，ついで②資源の不足，③ケア環境，④患者に知らせること，⑤患者を知ること，⑥死の準備，⑦社会的弱者の順で少なくなっていたことを報告している[8]．

高田，内布らは，移植医療および遺伝子診断において，「脳死の判定基準」，「家族の代理意思決定・推定意思表明を強要しないシステム作り」，「子供の権利と意思表明が擁護される条件づくり」の必要性を述べ，これらが促進されるためには看護職の倫理教育の充実，臨床倫理委員会の設置が重要であることを述べている[9]．

さらに安藤は，遺伝子診断の進歩にともない，胎児ならびに出生児の生命の質の向上を目的とし，意思決定に立ち会う看護職の役割を明確化する必要性を述べている[10]．

また勝原は看護部長の出会う倫理的ジレンマにおいて，26名のインタビューを通して質的記述的研究を行っている．その結果，看護部長たちは個人・看護職・経営者・組織人という4つのアイデンティティからの倫理的葛藤に出会い，17種類の道徳的要求と48のジレンマに出会うことを報告している．すなわち，外部の道徳的要求は，①日本的文化規範に従う，②法を守る，③住民の要望に応える，④政策や政治的な要求を受け入れるに分類でき，内部要求は〈個人〉としては「個人の誇りを守る」，「市民としての義務を果たす」，「女性であることを受け入れる」，「社会的に人を助ける」という道徳的要求に出会っていた．さらに〈看護職〉として「看護の質を保証する」，「看護専門職としての誇りを守る」，「患者の権利を守る」，「患者の生命を守る」に分類され，〈経営者〉としては「組織の利益をあげる」，「労働者の権利を守る」，「看護部門を代表する」に分類され，さらに〈組織人〉としては「医師と協調する」，「組織のルールに従う」に分類できたことを報告している[11]．そして看護部長は臨床家としてベテランの域に達しており，それまでの教育や実践において，個人の倫理や専門職倫理は深く内在している．しかし経営者の倫理や組織の倫理については深く考えているとは言い難く，これらの4つのアイデンティティが個人の中で相互に融合して統合されていくための教育が今後必要となるかもしれないことを述べている．

また精神看護の領域においては，筆者が看護師を対象に，倫理的ジレンマに関する質的予備的研究を行った．精神看護においては，「患者の拘束や抑制に関する葛藤」，「患者の意思を無視した治療や看護の展開」，「医療者のパターナリズム」に関する倫理的ジレンマが語られていた[12]．

上記の文献検討から，看護師が直面する倫理的ジレンマは，患者のアドボカシーが治療やケアの展開上で尊重できないこと，他職種との共同や医療者のパターナリズムに関するジレンマ

が多く，これらのジレンマに対し，当事者と話し合って解決する一方で，フォーマルで組織的な倫理的課題の検討の機会を活用するより，第三者に相談したり，自己学習をすることで乗り越えようとしていたといえよう．

4.3 事例を通して考える倫理的ジレンマと解決の過程

事例 1 　患者の意思決定，インフォームドコンセントに関する例

　A氏，70歳，男性，左腎盂腫瘍，両側肺転移・リンパ節転移，長男夫婦と同居．
　患者は疾患がかなり進行した状態で入院したが，患者自身に自覚症状はなかった．確定診断のため腎生検を3回実施し，上記診断が確定．診断確定後，タキソール・ジェムザールを使用した化学療法が選択された．この時点で家族から「患者はとても恐がりで，手術もできないほどがんが進行しているなんて知らされたら耐えられないだろうから，病気のことをいわないでほしい」という強い要望があり，医師も患者には病状を全く説明しないまま化学療法を開始した．
　化学療法中は週末になると必ず外泊を希望し，「家が一番いい，早く家に帰りたい」との言葉が聞かれていた．しかしこの治療はまったく効果がなく，逆に悪化がみられた．また副作用の肺線維症が進行したため，3クール終了時点で治療の変更が必要になった．家族と話し合いをもち，家族は，化学療法の再開を希望したが，肺線維症がさらに悪化，間質性肺炎も併発し治療を中断することになった．
　受け持ち看護師は患者にきちんと告知をした方がいいことを主治医に伝えるが，主治医は看護師の話に耳を傾けることはなかった．そしてさらにがん性疼痛や呼吸困難が出現しはじめ，患者から「悪い病気なんだろうか，家に帰りたい」との言葉が聞かれたが，家族は化学療法の再開を強く希望した．その後，患者は急激に症状が悪化し，家に帰ることなく死亡した．

　この事例では，患者の意思を確認せず，家族の意思が尊重され，治療が継続されていったことに看護師がジレンマを感じている．患者のニーズの尊重，十分な情報提供とそれに基づく自己決定，患者のニーズを重要視しながら医療者が協働して治療を展開できなかった点が，倫理上の課題となる．では，この場合どういう打開策があったのだろうか．
　サラ・フライの倫理上のジレンマおよびデーヴィスの倫理上のジレンマの解決過程から考えると，看護師は，患者および家族との間に，それぞれが安心して自分の意思を十分に表現でき，さらにそれを共有できる信頼関係を作る必要があったであろう．その上で，治療法や経過の情報を医師とも共有し，告知した場合の患者の気持ちを受け止めていく体制ができれば，治療状況をみて患者に自宅へ戻ってもらうことが可能だったのかもしれない．家族は，医療者が一緒に患者を支えてくれている実感があれば，本人へ事実を伝える勇気が生じた可能性がある．患者のニーズを満たし，自己決定を促し，患者・家族・医療者が共同作業をしていくために，お互いの信頼関係をつくる必要があったと考えられる．
　さらにこの事例では，患者に副作用が起こるとわかっている治療を再開していることにも倫理上の問題がある．これに気づいた看護師は，患者・家族・医療者の信頼関係があれば，この治療が患者に危害を与えるという点を医師に伝え，治療を中止することに家族も同意したであろう．それでも医師がこれをやめない場合には，師長から看護部長に報告し，医局間でこの治療法の妥当性の有無を検討する機会をつくっていくことが重要となる．
　この事例のように医師が告知しないという方針をとっている場合，看護師は患者・家族と積極的に信頼関係を築くことで，患者や家族の不安や抑うつを受けとめ，彼らの自己決定を支援することが可能になる．また，医師に頼ることなく，看護師と患者・家族の間で告知などにつ

いてオープンに語り合うことが可能になる．

事例2　患者の個人情報保護と治療や看護の継続に関する事例

　B氏，50歳，女性，内科疾患．B氏は要介護3の認定を受けて，訪問看護，ヘルパーのサービスを導入し自宅への退院が決まった．在宅療養にあたり，受け持ち看護師は，主治医，看護師長，ケアマネジャー，訪問看護師，ヘルパーが集まり担当者会議を開くように調整を行った．事前にB氏には今後の療養生活について話し合うことを伝えていた．B氏も会議に入り，一緒に話し合いを始めたが，気分不良を訴え，途中退席した．B氏は，過去にうつ状態があったという既往までもが知られるのではないかと思い，気分不良になったと後でB氏自身が師長に話した．

　この事例は，治療やケアを継続させていく時に，どこまで本人の情報を共有するのかという倫理上の問題である．看護者は継続看護を重要視し，患者の日常生活の機能が低下しないことを目的として情報の共有を行っていくが，この際に，患者が伝えてほしくない情報はどれか，伝えてもいいのは何か，また誰と共有していいのか，また情報の共有がいやな場合には，どのような方法で患者への一貫したケアが可能になるのかについても本人と確認していく必要がある．

事例3　患者の安全と家族の意思に関する事例

　C氏，35歳，男性，脳腫瘍，母親と祖母の3人暮らし．入院の1年前にけいれん発作で腫瘍がみつかる．外来で通院，治療をしていたが，民間療法を行い治療が中断されていた．今回の入院1カ月前に再度けいれん発作があり入院し，手術後，化学療法と放射線療法で様子をみていた．しかし治療効果はなく，腫瘍の増大とともに本人の意識状態の悪化がみられた．今後の治療について家族へ病状説明を行った結果，家族はできるかぎりの積極的な治療は行い，病名は伝えないことを希望した．呼吸状態の悪化とともにレスピレーターを装着し，血圧低下については塩酸ドパミンを使用．徐々に状態が悪化した．この最中，嚥下困難となり誤嚥性肺炎を防ぐため，内服薬，病院食，すべて中止となったが，母親は本人の好きなものを買ってきて食べさせ，看護師が食事中止の理由をいくら説明しても理解が困難であった．この患者のQOLを考えた時，看護師としても最大限，患者の「自分で食事をしたい」という希望をかなえたいが，現在の状況ではそれを実施してしまえば，患者の生命をより危険にさらす，というジレンマを感じている．

　まず，患者に情報を伝えて今後の治療を選択してもらうことが必要だが，そのためには家族が患者に情報を伝えることに同意する必要がある．したがって家族との十分な信頼関係を構築しながら，家族だけで告知後の患者の状態に対応していくわけではないこと，医療者も含めて患者を支えていく準備があることを理解してもらう必要がある．そのためには今回の病気のことを家族がどう受けとめているのかを十分に聞き，理解し，その上で患者に情報を提供していく必要がある．一方，病院として「成人の場合は告知をする」という前提をもっていれば，家族の意思確認をしなくても，35歳の男性であれば事実を伝えることもできる．しかしどちらにせよ，まず患者に，自分の病気や治療のことを知りたいかどうかの意思確認が必要となる．そして知りたいということであれば，病状，治療の選択肢などを伝え，自己決定をしてもらう準備をしていくことが必要になってくる．さらに，突然の発症で家族は大切な人を喪失するかもしれない，という危機的状態にあることを考慮しなければならない．何とか患者のそばにいて助けてあげたいという家族の気持ちを十分に考慮し，患者への対応や，病棟でやっていることを伝えていくことが必要になってくる．そうした時に，食事以外でも家族が患者に対して支援

できることがあると伝えることができれば，家族もほかの支援方法をみつけていくことが可能になる．患者は誤嚥性肺炎をひき起こす可能性は高く，それを知りつつ予防せずに，ターミナルだからといって安全性を無視して食事摂取させることは，看護師としての責務を遂行しないことになる．

患者のQOLを大事に考えるのであれば，QOLの重要な構成要素である，対人関係，心理的安寧，身体的安寧，セルフケアにも焦点をあて，食事のみにとらわれずにこれらの中で支援をし，また，支援の内容を家族と共有していく必要がある．

事例4　個人情報の保護と患者の安全に関する事例

D氏，40歳，男性，気道狭窄で気管切開中．中学2年の時に悪性腫瘍の頸部リンパ節転移で摘出術施行．手術後両側反回神経麻痺が出現したため，気管切開を行い現在に至る．気道狭窄が起こり，頻回の手術で入院を繰り返す．今回4人部屋に入院中，気管分泌物からMRSAの検出があったため，個室管理となった．患者は，主治医よりMRSAの検出について説明があり，個室への転出が必要であることは理解できているが，同室者に対し，MRSAであることは話してほしくないと訴えた．同室者の中に同様の疾患で気管切開中の患者がいて，D氏ととても仲がよく，よく話をしていた．受け持ち看護師は手洗いとマスクの着用については二人に常時話をしていたが，D氏の状態をこの友人に話し，感染しないよう注意を促すべきかどうかを考慮している．

患者の個人情報を保護するためには，ほかの患者にD氏の感染の状況を伝えることはできない．したがって，D氏自身に注意を促す必要がある．他の患者との会話などは，単にだめというだけでなく，どれくらいの距離で話すのはいいのかを伝える．手洗い，マスクをするように看護師が促す．それができない場合には友人とも会話はできないことを正確に伝える必要がある（患者の情報の保護と看護師の責務，他者を危害から守る）．

事例5　同僚間の倫理的問題に関する事例

ある3年目の看護師Eは，先輩の看護師と夜勤を一緒にやることに不満を抱えていて，どうしたらいいだろうかと考えていた．先輩看護師と夜勤を組むと，その看護師がケアをしないので，自分の仕事が増えてしまう．それだけですめばいいが患者が危険ではないかと不安に思うようになり，主任と師長に相談しようと思ったが，そのことを同僚の看護師にいうと「仕事がしづらくなるし，仕返しを受けるからやめた方がいい」といわれた．患者のナースコールにもでない看護師は問題であるが，かといって仕返しも受けたくないと思うとどう対応していいのかわからなかった．

同僚が患者に害を与えるということがわかっている場合，上司に報告する義務があるが，往々にして仕事がやりにくくなるため，黙っていることが多い．このような場合には，報告を受けた上司が誰がそのことを報告したかがわからないように，この先輩看護師と話し合いをしていくことになる．すなわち，「師長としてあなたをみていたけれど……」と主語を師長自身にして，患者を危害から守り安全を提供するという看護師の役目について，話を進めていくことが必要である．また可能であれば，不満を抱える看護師Eが，この先輩ナースに，「○○さん（患者）が先輩でないとだめっておっしゃっていたので，行ってみてください」，「私も精一杯やってますが手が回らないので，申し訳ないですが，やっていただけますか」と直接，ケアをしてほしいことを伝えていくことも重要である．

事例6　自己決定能力に問題が生じる場合

　G氏，43歳，女性，生体肝移植のドナー．18歳長女がFAP（家族性アミロイドポリニューロパチー）でレシピエント．G氏は自分の肝臓の一部を提供することになったが，これまでの家族関係からうつ状態にあった．今回の移植について，実母，兄弟，長男，別れた夫に十分理解を得られず，精神的支援，経済的支援が期待できないため，うつ状態が強くなり，食事をつくることもできず，夜間不眠だった．抗うつ剤を飲んでいるが，意欲の低下，気分の落ち込みは毎日強く，希死念慮が強くなっていた．受け持ち看護師は，G氏の実母，兄弟，別れた夫に，うつ病の状態と今回の肝移植について理解してもらうため，何度も手術に関する説明とリスク等について説明をしたが，十分な理解を得られたようではなかった．そこで，G氏が信頼する姉に来てもらい，G氏も同席して説明を聞いてもらった．今後，G氏がレシピエントをサポートしていくことになるが，十分サポートできるのだろうかと受け持ち看護師は不安になっていた．

　この事例はうつ状態が強い場合の治療同意能力の問題である．本人（ドナー）が治療に関する情報を十分理解し，自己決定できる能力を有するかどうかの確認が必要になる．医療者は，治療に関する情報が十分理解できるように時間をかけて説明し，説明した内容を本人から話してもらうようにし，理解の程度を把握することが重要である．その結果，もし，対象者が説明された内容を正しく話すことができない場合は，内容を理解できていないと考え，治療同意能力を疑い，法定代理人を探す必要がある．

　また，移植手術後，うつ状態をコントロールし，レシピエントと良好な関係をもち，レシピエントをサポートできるかどうかを確認する必要がある．看護師はドナーと信頼関係を保ちながら，どのような方法でうつ状態をコントロールし，移植を克服できるのか，その方法を提示し，決定を支援していくことが必要になる．

引用・参考文献

1) サラ・T．フライ，メガン-ジェーン・ジョンストン著，片田範子，山本あい子訳（2010）看護実践の倫理：倫理的意思決定のためのガイド 第3版，pp. 28-33，日本看護協会出版会．
2) 同掲書1），pp. 49-54．
3) 砂屋敷忠，吉川ひろみ，岡本珠代，古山千佳子編著（2007）医療・保健専門職の倫理テキスト　改訂増補版，pp. 8-10，医療科学社．
4) 岡谷恵子（1999）看護業務上の倫理問題に対する看護職者の認識，看護，51（2），pp. 26-31．
5) 前掲書1），pp. 78-83．
6) 横尾京子，片田範子，井部俊子（1993）日本の看護師が直面する倫理問題とその反応，日本看護科学学会誌，13（1），pp. 32-37．
7) 中尾久子，藤村孝枝，中村仁志ほか（2004）倫理問題に関する看護職（臨床看護師と保健師）の認識の比較，生命倫理，14（1），pp. 107-113．
8) 小西恵美子，A・デーヴィス（2002）医療者・生命倫理学者がみる末期ケアの倫理問題，生命倫理，12（1），pp. 19-24．
9) 高田早苗，内布敦子（2002）看護実践における倫理性：遺伝子診断・治療における看護の役割，日本看護科学学会誌，22（2），pp. 65-75．
10) 安藤広子（2002）出生前診断のケアと看護倫理，日本看護科学学会誌，22（2），pp. 67-69．
11) 勝原裕美子（2003）看護部長の「倫理的ジレンマ」をもたらす道徳的要求，日本看護科学学会誌，23（3），pp. 1-10．
12) 宇佐美しおり（2004）今日の精神看護の倫理的課題，月刊ナース・データ，25（1），pp. 26-30．

5 倫理上の意思決定と看護過程

　倫理上の意思決定プロセスと看護過程の展開は類似のプロセスをふむものであるが，この項では，特に看護過程を展開していく上での倫理的な意思決定の考え方に関して，1. 情報収集・アセスメント，2. 看護診断と計画立案，3. 看護ケアの実施，4. 評価，という看護過程の段階ごとで，それぞれに注目すべき倫理的な課題と意思決定の指針を述べる．

5.1 情報収集・アセスメントと倫理上の意思決定

1）情報収集における個人情報の保護

　看護過程の最初の段階では，患者の健康状態に関する情報を収集し，データの分析と統合を行っていく．このときに問題となるのが，医療記録に関する個人の権利とプライバシー保護に関する倫理的な観点である．看護師にはケア対象者の個別性を配慮した看護を実践することが求められるが，そのために患者のさまざまな個人情報を得る機会も多くなる．その中で看護師には，守秘義務を遵守し，個人情報の保護につとめるとともに，これを他者と共有する場合は適切な判断のもとに行う責任がある[1]．そのため，個別的な看護を実践する過程で，職務上で知り得た個人情報についての秘密を守る責任が一人ひとりの看護師に課せられている．そして，情報収集した時点でプライバシーの保護の責任が生じるのではなく，情報収集を行う際には，事前に何が看護ケアの実施に必要なデータかを見極めてデータ収集の範囲を取捨選択していくことが重要なのである．看護学生などの初学者の場合には，些細な情報を断片的に収集するものの，最終的にはデータが十分に活用されないという場合も起こり得る．例えば，情報収集のための枠組み（表11-1）を見ていくと，「性・生殖」「排泄」といったプライベートな領域の項目だけではなく，全般的に個人的な生活状況にかかわる情報であることが改めてわかる．また，フィジカルアセスメントなどの情報収集の場面においてもプライバシー保護を考慮した環境づくりや対応が必要である．フィジカルアセスメントでは，頭尾法（head to toe approach）といわれる頭の先からつま先までまんべんなく全身の情報を収集し，健康状態を系統的にアセスメントする場合と，ある関連する領域に焦点をあてて診察を行う場合がある．頭尾法は，Complete Physical Examinationともいわれ，まさに爪の先から顔面，頸部，胸部，腹部，筋骨格系，生殖器，腸などに至るまで全身を観察することから（表11-2），実施する際の説明や環境に対する配慮が求められるのである．したがって，看護過程における情報収集の際には，個人情報に関する意識が極めて必要とされる．
　「看護記録および診療情報の取り扱いに関する指針」[2]においても，医療の実施に最低限必要な範囲の情報収集をするものとし，個人情報を入手できる立場であるという自覚で，不必要な情報収集や個人的理由による情報アクセスを避ける必要性が述べられている．情報収集においては，ケアのために必要なデータを得るという意識とそれを見極める知識が鍵となるのである．

2）患者の権利と情報の共有に対する認識

　臨床現場で，倫理的ジレンマが生じたときの倫理問題を明確化するカテゴリー[3]の中には，
(1) 倫理原則問題：患者と専門家の自律的自己決定，善行と無害，正義公正，真実の告知，インフォームドコンセント，QOLなど
(2) 倫理上の権利の問題：プライバシーを守る権利，自己決定の権利，ヘルスケアを受ける権利，情報を得る権利，ケア提供者を選ぶ権利，生きる権利，死ぬ権利，子どもの権利など
(3) 倫理的義務・倫理的責務の問題：人に敬意を払うこと，意思決定と行為に対して責任を負

表11-1　個人情報と情報収集の枠組み

理論枠組み	アセスメントの主要項目
■Gordon, M.（1998）	11の機能的健康パターンの分類に基づいて情報収集する． （1）健康知覚─健康管理パターン：健康についての知覚や健康管理の状況 （2）栄養─代謝パターン：栄養供給と飲食物の消費パターン （3）排泄パターン：排泄機能のパターン （4）活動─運動パターン：運動，活動，余暇のパターン （5）睡眠─休息パターン：睡眠と休息のパターン （6）認知─知覚パターン：感覚や知覚，認知のパターン （7）自己知覚─自己概念パターン：自己に関する知覚や自己観，自己価値，ボディイメージ等 （8）役割─関係パターン：役割責務と人間関係についてのパターン （9）セクシュアリティ─生殖パターン：セクシュアリティパターンに対する満足度や生殖パターン （10）コーピング─ストレス耐性パターン：コーピングパターンとストレス耐性との関連におけるその有効性 （11）価値─信念パターン：価値，信念などの意思決定に影響する目標についてのパターン
■NANDA-Ⅰ：分類法Ⅱ（2009）*	13領域に基づいて情報収集を行う． （1）ヘルスプロモーション：①健康自覚（正常機能や健康についての認知），②健康管理（受診に至った経緯や内服管理状況など） （2）栄養：①摂取（食物の摂取），②消化，③吸収，④代謝，⑤水化（水分電解質の摂取と吸収） （3）排泄と交換：①泌尿器系機能，②消化器系機能，③外皮系機能，④呼吸器系機能 （4）活動・休息：①睡眠・休息，②活動・運動，③エネルギー平衡，④循環・呼吸反応，⑤セルフケア （5）知覚・認知：①注意，②見当識，③感覚・知覚，④認知，⑤コミュニケーション （6）自己知覚：①自己概念，②自己尊重，③ボディイメージ （7）役割関係：①介護役割，②家族関係，③役割遂行 （8）セクシュアリティ：①性同一性，②性的機能，③生殖 （9）コーピング・ストレス耐性：①身体的・心的外傷後反応，②コーピング反応，③神経行動ストレス （10）生活原理：①価値観，②信念，③価値観・信念・行動の一致 （11）安全・防御：①感染，②身体損傷，③暴力，④危険環境，⑤防御機能，⑥体温調節 （12）安楽：①身体的安楽，②環境的安楽，③社会的安楽 （13）成長・発達：①成長，②発達
■松木（2000）	10の生活行動様式に基づき主観的・客観的データの情報収集を行う． （1）健康認識・健康管理：健康状態に対する認識，外観や体格など （2）呼吸・循環・体温調節：呼吸・循環器系の自覚症状，バイタルサイン （3）栄養・代謝：食事摂取，消化，吸収，栄養状態 （4）排泄：排泄習慣，排泄の性状 （5）活動・休息：日常生活動作，睡眠パターン，姿勢や関節可動域 （6）皮膚粘膜の保全：皮膚や粘膜の損傷，清潔習慣，皮膚の状態 （7）性・生殖：月経，妊娠・出産，診察所見 （8）感覚・知覚・伝達：感覚器の機能，認知，意識，理解力，発語状況 （9）自己像，自己実現：自己に対する感じ方，自尊心，ボディイメージ （10）役割・関係：家族構成，職場関係，ソーシャルサポート，経済的側面

*（T. ヘザー・ハードマン，日本看護診断学会監訳，中木高夫訳（2009）NANDA-Ⅰ看護診断 定義と分類2009-2011, pp. 1-7, 医学書院より転載）

表11-2 フィジカルアセスメントの構成の例

アセスメント領域	具体的な例
1. 一般状態・全体像	外観，入室時の様子，話し方，姿勢，態度
2. 外表皮系	皮膚，毛髪，爪
3. 顔面，頭部，頸部	目，耳，鼻，口腔，咽頭，リンパ節，頸動脈，頭部
4. 胸部	呼吸器系（呼吸数，呼吸パターン，呼吸音など），心臓脈管系（血圧，動脈触知，心音など），乳房
5. 腹部	消化器系，生殖器，肛門，直腸
6. 背部	脊柱，背部
7. 筋骨格系	上肢や下肢の筋力と関節可動域・協調性，深部腱反射
8. 神経系	脳神経，知覚神経
9. 身体測定	体重，身長，胸囲，腹囲，視力，肺活量など

うこと，専門家としての能力を維持すること，専門的実践における判断を説明したうえで実行することなど
(4) 倫理的忠誠の問題：専門職同士の関係，医療者―患者関係，医療者―患者・家族関係，意思決定者ほか
(5) ライフサイクルに関する問題：避妊と不妊，遺伝子工学と胚移植，妊娠中絶，嬰児殺し，安楽死など

　以上5つがあげられているが，看護過程における情報収集とプライバシー保護の問題は患者の権利として識別していく必要のある課題であることがわかる．
　加えて，ケア実践の中でそのデータをスタッフ間で共有する場合には，よりよいケアにつなげるための適切な判断のもとに共有することが重要である．看護師の倫理的意思決定の基盤となる倫理的概念として，①アドボカシー，②責務，③協力，④ケアリングの4つのものがある[4]が，その中でも「協力」では患者に質の高いケアを提供するという共通の目的のために他の人と積極的に物事に取り組み，看護ケアのやり方を設定する際に協働することを示している．協働するための情報管理についてのプライバシー保護の視点が必要になってくる．最近では，患者の権利として，各病院で情報の安全管理について明示することが求められており，患者情報への取り扱いが表示され，どのような目的で情報を収集し共有するのかという状況を明確にしている．質の高い医療や看護のために，あるいは医学教育のために情報を共有することを明確にして，必要な場面に適切に情報交換が行われなければならない．看護師は，他者と協働する際にも，扱う情報の意味や必要性についての認識をもって，情報交換を行うことが重要である．
　横尾らの調査[5]においても看護師が直面する倫理的課題の中には，「医療における情報提供」に関する問題として，患者が十分な情報を得ていない状況や患者の個人情報の保護が十分ではない状況があげられていた．看護過程における情報収集の際には，専門職として果たす責任の範囲に抵触する内容を含むという点をしっかりと認識し，倫理的な課題に関する知識をもって，さらに倫理的な感受性をとぎすましておく必要がある．
　一般社会においても，「個人情報の保護に関する法律」（平成15（2003）年）が公布され，個人を識別する情報の取り扱いに対する認識が高まっている．情報技術社会の進歩にともなう個人情報保護やプライバシー保護に関する社会的要請が強まったことを受け，国際的な情報化に対する共通認識についても，法整備をする際の国際的なガイドラインとしてOECD（経済協力開発機構）の理事会では，「プライバシー保護と個人データの国際流通についての勧告」[6]が採択されている．その中に記述されている8つの原則は，日本を含めた各国の個人情報保護の考え

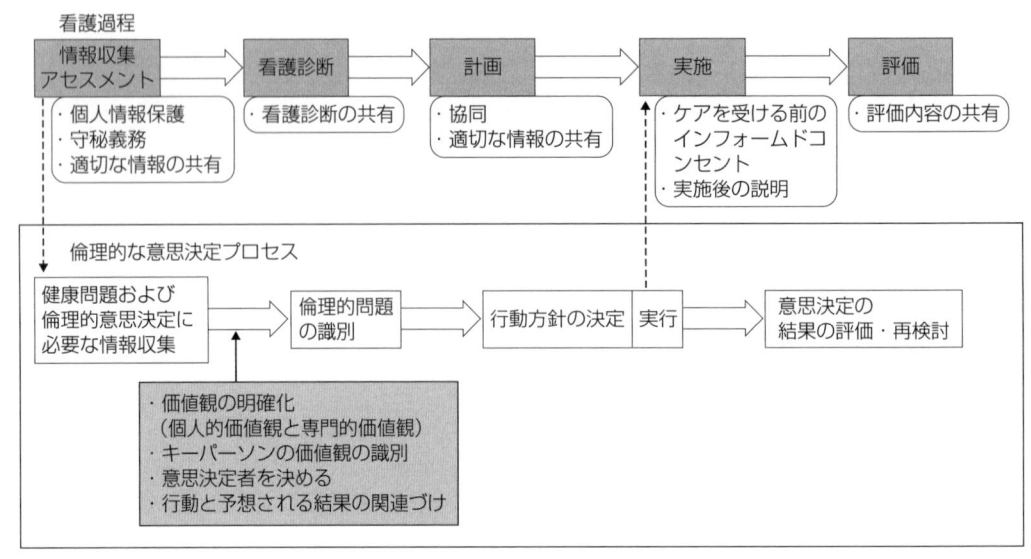

図11-3 看護過程と倫理的な意思決定

方の基礎になっている．特に，OECDの原則の中でも，1．収集制限の原則，2．データ内容の原則，3．目的明確化の原則，の3点は，医療の場面においても重要な内容といえる．収集制限の原則では，個人データは，適法・公正な手段により，かつ情報主体に通知または同意を得て収集されるべきである，とされている．また，データ内容の原則では，収集するデータは利用目的にそったもので，かつ，正確・完全・最新であるべきであるという点が強調されている．目的明確化の原則では，収集目的を明確にし，データ利用は収集目的に合致するべきである，とされている．これらの点は，看護過程における患者情報の取り扱いにも通ずるところがあり，看護過程の出発点での問題意識を明確にすることに役立てられるだろう．

　個人情報の保護に関する法律の対象には，看護記録も含まれ，情報の漏洩だけでなく，滅失や棄損を防止しなければならない．患者情報に関する責任は，看護師の行動指針として明示されたものだけではなく，保健師助産師看護師法（第42条の2）における守秘義務に関する記載にもあるように，法律による管理義務もある．看護過程における倫理的な課題は，この個人情報保護のあり方をつねに問い続ける倫理的な姿勢や感受性にかかっているといえよう．

3）倫理上の意思決定

　では，臨床現場において倫理的な意思決定を行うということに焦点を移すと，第一段階では「状況の分析」が行われる．このときに詳細な情報を分析しながら，患者の今もっとも注目すべき健康問題は何か，そしてその健康問題に関連する倫理的な要素は何かを分析し，倫理的問題を識別していくことになる．さまざまな倫理的問題に関連する情報を分析していくときに基になるのが看護過程における患者の基礎情報や経過記録などである．日頃のケアの中で，診断や予後などの医学的情報だけではなく，患者の判断能力や意思，家族の状況などをケアとのつながりで情報収集しているものを倫理的な視点で活用すると共に，不足している場合には，倫理的な意思決定プロセスとして補足の情報収集と分析を行う必要がある．

　このように，看護過程における情報収集と倫理的な意思決定の間には，情報収集やその共有に関する倫理的な問題が含まれているだけではなく，倫理的意思決定の際の判断基盤となる基

礎情報と関連している点で重要である（図11-3）．

5.2 看護診断と計画立案

　この段階では，看護診断の共有を患者や家族とどのように行うかという倫理上の問題がある．カルテ開示が進められている現在，患者の求めがある場合には，カルテ開示が行われる．カルテを患者と共有することを前提に用いる用語を検討し，記録していく必要がある．ANA（アメリカ看護協会）のケアの基準においても，診断や計画においては，可能であれば患者，重要他者，ヘルスケア提供者で診断を確認し，計画をともに作成することが提示されている[7]．つまり，患者と共同して進める看護過程であることが重視されている．
　しかし，情報提供による自己決定権が保証されているのと同時に，「知らないでいる」という選択も尊重されることが示されている[1]．つまり対象のニーズに応じた情報提供のあり方が重要になってくる．倫理の原則[8]として，①自律（自分の選択に基づいて自分の行動を決める自由），②善行（無害であり善い行いをされること），③正義（平等に対応されること），④誠実（正直でうそをつかれないこと），⑤忠誠（人を尊重して約束が守られること）の5つの原則があるが，看護診断を進める際の情報提供や計画立案における同意の問題は「自律」と「無害」，あるいは「誠実」という原則の観点からも十分に吟味しなければならない状況も出てくることが予測される．倫理的な意思決定がかかわる看護診断や計画の作成ということも，今後大きな課題となってくるであろう．

5.3 看護ケアの実施

　看護実践に関する情報提供については，「看護記録および診療情報の取り扱いに関する指針」[9]の中で，看護計画立案，実施，評価という一連の看護過程において可能な限り患者に情報提供を行い，患者の受ける看護について選択肢を提示して，患者との情報共有と情報交換を行いながら看護を提供する必要性が述べられている．つまり，看護ケア実施におけるインフォームドコンセント実施や患者の自律性や自己決定権の尊重など，倫理的な配慮が重要になってくる．
　また，実際の看護ケアの実施においては，信頼関係を築き，その信頼関係に基づいて看護を提供することになる．その信頼関係の背後には，患者のプライバシーをどう保護し，意思決定をどのように支え，自律や尊厳に対してどう態度を表明してきたか，というこれまでの看護師の態度や直接的・間接的な行動が影響してくると考えられる．看護過程における実際のケア場面では，看護師が示す日々の倫理的な行動的側面が反映され，倫理的意思決定を実践していく重要な場面といえる．

5.4 評価

　看護過程の継続性を示す「評価」の段階では，再度，データ収集が行われ，診断や計画などの修正が行われる．また，可能であれば患者も評価に参加することがANAのケアの基準では明示されている[7]．今後，評価において患者の意見を求めるだけではなく積極的な患者参加の評価が進められるのであれば，患者に情報をどのように提供し，患者の倫理的な側面をどう保護するのかという新たな倫理的問題が生じる可能性も考えられる．さらに，看護過程における評価の段階は，現在の患者を取り巻く倫理的な意思決定をどのように捉えるのかという見極めの段階ともいえる．問題を識別し，今の看護診断でよいのか，看護ケアでよいのか，情報提供のあり方はよいのか，など患者の状態を再度アセスメントする．看護過程においても倫理的な問題に対する意思決定においても，評価はその成否や質向上を決める重要な段階である．

5.5 まとめ

　一連の看護過程と倫理的意思決定に関する問題を検討してきたが，看護過程と倫理的な意思決定の問題は別々の次元の課題ではないことが明らかである．看護実践に必要な臨床判断には，看護診断や看護介入の決定に加え，倫理的意思決定も合わせて構成するのが適切であるといわれている．看護過程における判断と倫理的な意思決定は密接につながっており，看護実践を行う上で看護過程と倫理的意思決定は看護実践を支える基盤であると捉えられる．この倫理的な感受性を看護過程展開の中でいかに維持し，両者を関連させながら実践していくことができるかが看護実践能力の水準にもかかわる重要な課題である．

引用文献

1) 日本看護協会（2005）看護記録および診療情報の取り扱いに関する指針，pp. 55-60，日本看護協会出版会．
2) 前掲書1），p. 22.
3) ジョイス・E. トンプソン，ヘンリー・O. トンプソン著，ケイコ・イマイ・キシ，竹内博明日本語版監修・監訳，山本千紗子監訳（2004）看護倫理のための意思決定10のステップ，pp. 136-137，日本看護協会出版会．
4) サラ・T. フライ，メガン-ジェーン・ジョンストン著，片田範子，山本あい子監訳（2010）看護実践の倫理：倫理的意思決定のためのガイド 第3版，pp. 49-58，日本看護協会出版会．
5) 横尾京子ほか（1993）日本の看護婦が直面する倫理的課題とその反応，日本看護科学学会誌, 13（1），pp. 32-37.
6) OECD理事会勧告8原則，総務省ホームページ
   http://www.soumu.go.jp/gyoukan/kanri/oecd8198009.html
7) アメリカ看護師協会，小玉香津子訳（1998）看護はいま：ANAの社会政策声明，pp. 87-88，日本看護協会出版会．
8) 前掲書4），pp. 23-28.
9) 前掲書1），p. 18.

第12章
事例とその考察

1 がん高齢者の自律に関する看護倫理

　看護師は，単に患者／クライエント（以下患者）に対し専門的知識や看護技術を提供するのではなく，倫理的規律に基づいて看護実践を行うことが社会的責務であり，義務である[1]．国際看護師協会の「ICN看護師の倫理綱領」（巻末付録4参照）の前文の中で，4つの看護の基本的責任（健康の増進，疾病予防，健康回復，苦痛緩和）が謳われ，さらに患者に対し生きる権利，尊厳を保つ権利，人権の尊厳を原則として，年齢，文化，疾病，人種，社会的地位にかかわらずすべてに公平・平等なケアを強調している．ゆえに看護倫理は，看護実践を通してとるべき行動原則であり，患者の自律を尊重する個別ケアに対する指標でもある．看護倫理原則において，患者の「自律（autonomy）」は看護倫理の根幹を成し，「誠実（veracity）」，「善行（beneficence）」，「無危害（nonmaleficence）」，「忠誠（fidelity），守秘義務」，の原則は看護師や医療者のとるべき姿勢であり，行為である．このような概念において，高齢がん患者の自律に対しての看護倫理について検討する．

■用語の定義：自律（autonomy）
　自律とは，自己決定という内軸観念において定義づけられ，個人の自由，プライバシー，自己選択，自己規制，そして道徳的自立を個人の価値観において成立させるものである[2]．そのためには，自己決定や行為を制限し，外部のコントロールから脱し，自己の能力に応じて実行することである．長期的には人生の目標やゴールを設定し，かつ人生の優先度や個人の生活史にそって，その方向性をコントロールする自由を含む．また短期的には日常生活を基礎として，生活を管理する自由を含む[3]．

　コロピー（Collopy, Bart J.）の解説する自律[3]の概念を基本にして，がん高齢者の看護実践における看護倫理について検討する．コロピーによれば，自律には6つの両極する意味をもち，単一の概念をもたない．下記において，6つの自律における看護倫理を事例を通して検討する．

1.1 決定自律と遂行自律

　決定自律（decisional autonomy）は，外的圧力に関係なく自己決定できる能力やその自由を有する．それに対し，遂行自律（autonomy of execution）は，自己決定したことを実行できる能力やその自由を有することである．
　高齢者は，加齢にともない脳細胞数やニューロンの減少，視覚・聴覚機能の低下により，情報獲得能力が低下する．それにより，状況判断能力が低下することで自己決定はかなり困難になる．一方，自己決定し，それを行動に移すとしても，加齢から生じる生理的・組織的変化にともない複数の慢性の疾病を抱え込み，それらの疾病の後遺症から起きる行動制限等で，なかなか意思通り行動ができないこともある．よって行動制限をもてば，その行為を高齢者は看護師／介護者に委任しなければならなくなるし，そうなれば必然的に看護師／介護者に気兼ねをしたり，彼らに同調せざるを得ないことも考えられる．つまり高齢者の完全な自己決定は困難になり，必然的に自律は後退してしまう．つまり身体機能の低下は決定自律の低下をもたらす傾向がある．同時に高齢者の遂行の低下は介護者等の外的圧力によって虚弱化させられることも考えられる．したがって，高齢者の場合，がんという疾病をもたなくても，このような機能低下により自律の障害が起こり得る．このような高齢期の特性をふまえ，高齢者ががんをもつことによる自律への影響を事例を通して検討する．

事例　決定自律と遂行自律（A氏その①）

　A氏，76歳，女性．悪性リンパ腫と診断され，化学療法（以下chemo.）目的で入院した．現在，夫と2人暮らしである．娘と息子はすでに結婚し，他県で生活している．娘は母の入院後，病状を気遣い，頻繁に面会に来るようになった．chemo.に関してのインフォームドコンセントは，外来で主治医より本人と夫に行われた．

　内容は，①chemo.を行わなければ2カ月程度しか余命がないこと，②chemo.の目的は根治でなく，延命目的であること，③chemo.の効果と害について，④chemo.のスケジュールと実施方法，⑤副作用について，⑥chemo.以外のほかの治療法がないこと等であった．A氏と夫は医師の説明に同意し，入院を決定した．そして入院翌日からchemo.が開始された．

　chemo.2クール目に入ると，A氏は食欲低下が顕著になり，病院食はほとんど摂取できなくなった．しかしこのような症候の出現はchemo.の副作用であることを認知していた．夫はA氏の好きな握り寿司や果物を差し入れし，A氏は夫の差し入れたもので何とか栄養が確保されていた．しかし食欲低下は極端にA氏の行動を制限し，トイレ以外はほとんど臥床がちとなった．最近，A氏はパジャマの着替えも自力で行わず，看護師に頼るようになった．またパジャマの選択も看護師に任せるような無気力になり，うつ傾向へと移行していた．

　医師によるインフォームドコンセントでは，データ結果からA氏に今起きている現象および病名告知と治療法について，隠蔽することなく真実が告げられた．それは倫理原則の「誠実（veracity）」に基づいた医療行為であった．

　そのような背景で，A氏はchemo.を選択した．その後chemo.の影響により食思低下やその副作用による苦痛や不快（distress）の体験で，身体ばかりでなく心理・精神的にも衰退傾向をみせた．ゆえにこのような状況の中では，A氏は何をするにも自律性が欠如していたと考えられる．この自律性の欠如は自己決定の行使を低下させ，同時に家族（夫）や看護師に依存することを意味した．つまり介護する家族（夫）や看護師に依存している状況下では，A氏は，自己決定する自由を自ら縮小させていたと考えられる．

　このような状況下において，看護師は治療による全身管理もさることながら，A氏の自律の確保に配慮することが望ましい．つまりA氏に遠慮させないような患者－看護師関係の確立が最優先されるべきである．そのための看護ケアとして，まず老年期の特徴を理解することである．A氏ばかりでなく，高齢女性は一般的に積極的に自己決定することを好まない傾向にある．加えて，chemo.に関しても理解不足の傾向にあったと考えられる．しかしA氏を含めてがん患者は，高齢であっても病状把握のためには，かなりのchemo.に関する専門的知識が要求される．しかし，そのような専門的知識についての情報収集は，自力ではかなり限局的であったと考えられる．したがって，A氏にとって最も重要で，しかも最低限理解しなければいけないことをアセスメントし，その必要な点のみに焦点化して教育・指導することが高齢者ケアとして重要であった．また個々の場面を通して，それらを繰り返すことも高齢者には必要とされた．加えて，現在のA氏の身体的障害をふまえた部分代償的ケアが要求された．このような看護ケアの状況下で，A氏の個別ニードに基づき，かつその人にプラス効果をもたらす「善行（beneficence）」の原則に立った看護ケアが求められる．また今後の看護の指標として，長期ではなく，2～3日あるいは1週間程度の短期目標の下で，A氏の個々の行動の確認作業を行うことで，結果的にA氏に自信や安心感を与えることにつなげられると考える．その上で治療や食欲低下に関して，少ない選択肢ではあるが，A氏が容易に決定できることで，治療に参加しているという自信を与えられるのではないか．加えて日本社会は，どうしても家族の意思決定が優先され，高齢者の意思は

後回しにされる傾向にある（本事例の場合も，夫の意思でchemo.を行った経緯がある）が，看護師は両者の意思の一致点を見出す介入も必要ではないか．このような患者―看護師の信頼関係に基づいた「誠実（veracity）」の倫理原則に立った看護ケアも重要である．

まずは，このような状況下にいる患者にとって，行為の低下はあっても，看護師はそれを責めず，できない部分を代行し，そして受け入れる姿勢が必要である．そのような支持的・補完的ケアが，身体の回復にともない，再び高齢者の遂行自律の復活につながり，同時に高齢者を尊重した看護ケアになるのではないかと考えられる．

1.2 直接的自律と委任自律

直接自律（direct autonomy）とは，自己選択や行動において，理性でコントロールし，個人的，自立的，そして自己満足感のある行動がとれることである．つまり何の介入もない状態で自力で意思決定することである．それに対し，委任自律（delegated autonomy）は，自立できないことにより看護師/介護者の決定や行動をがん高齢者が受け入れることである．

高齢者の直接的自律は，サポート下において，それ自体では硬縮した選択になってしまう．上述の通り，がんで衰弱した身体状態にある高齢者の場合，つねにサポートを受ける環境下にあるので，個人の意思決定はかなり困難になる．したがって高齢者の自己決定やその行使は看護師/介護者の代行で成立することが多い．しかし高齢者の意思通りの代行が可能であれば，つまり看護師/介護者が高齢者の状態を把握し，理解した環境下で，それをケア実践の中で遂行されるのであれば，環境の修正で直接的自律は成立する．このような環境下では，看護師/介護者は単なる身体の管理者ではなく（介護者は看護師の指示を仰ぎながら），その高齢者の代理人となって，高齢者の自律を保持することになる．したがって，委任自律は患者―看護者/介護者間の相互関係から生まれた信頼的・道徳的領域の中での自律（自由）の相互作用でもある．

事例　直接的自律と委任自律（A氏その②）

A氏の入院は長期化し，chemo.2クールが終了し，3クール目を待っている期間であった．chemo.が行われているときは，毎日強い副作用がA氏を襲っていたが，今は消退していた．しかし病状は一進一退であり，いっこうに寛解期を迎える兆しはなかった．その頃，A氏の面会は夫と娘が交互に行っていたが，夫は介護疲れで，血圧が高く，体調を壊した．それで娘は父親の代わりにA氏の介護を行うため，結婚先の家族の同意を得て，実家に戻ってきた．

この頃のA氏は，久しぶりにchemo.の副作用の症候から脱して，何の不快感もない自由を楽しんでいた．A氏は，朝何時であろうと目覚めたときが朝であり，その時点から一日の生活が始まった．時々見舞いに来る夫に対して，A氏は「あなたは家に帰ると，それっきりここに戻って来ないんだから．ここに来たくないのかしら」と辛らつな言葉を浴びせた．食事は相変わらず家族の差し入れた物か，病院のレストランで注文した物を食した．またA氏は軽度の老人性難聴があったが，周囲の迷惑も顧みずボリュームを上げてテレビを見ていた．それで，娘は同室者の迷惑を考え，テレビの音量を下げるか，イヤホンを使うようにA氏に言うが，A氏はいっこうに聞き入れる気配はなかった．ついに娘は母に対し，「いい加減にしてよ．お母さんは好き勝手にすればいいのかもしれないけど，私やお父さんは本当に大変なのよ」とやや興奮気味にいうと，A氏は「いいわ，そんなに大変なら来てもらわなくても結構よ」と言い返した．そして翌日から娘は，来なくなった．

この例は，chemo.を受けているA氏の自律とA氏を介護している娘や夫の自律との衝突であり，

A氏と家族の力関係でもあった．A氏は，入院当初より治療には同意・納得したが，基本的には夫の決定に従ったのであった．なぜなら，A氏は医師からの病気や治療に関しての説明には理解不足であった．結婚してから現在に至るまでの50数年間の人生において，すべてのイベントは夫が判断し，A氏は妻として夫の判断に従ってきた．その行動はつねに夫を信じてきたからにほかならなかった．したがって，今回の治療に関しても夫の決定に任せたのであった．しかし信頼しすべてを任せてきた夫が体調を崩したため，夫の定期的な面会がなくなったことへの苛立ちと，最も理解してくれているはずの夫の不在がA氏を不安にさせたと考えられる．このような状況において，A氏の選択や行動は，つねに弱い立場（受ける立場）という範囲の中で振舞わなければいけない役割にあった．その暗黙の了解から逸脱したA氏の行動に対し，娘はそれを権力をもって攻撃した．娘の視点に立てば，子供や夫の世話より，今は実母の介護を何よりも優先し，娘としての役割を果たそうと懸命であったにちがいなかっただろう．しかしどこかで「私がこんなにも犠牲を払って，介護してやっているのに」という娘の力の方が，受ける立場にある母より力関係で勝っていたと考えられる．一方，A氏としても，思い通りの意思で直接的に家族をコントロールしたかったと考えられる．

　このような場合，看護師は，A氏の遂行自律における相互環境の是正をはからなければいけない．つまり，看護師はA氏や娘との信頼関係を構築した上で，相互にカウンセリングを行い，いつ，どのような時にA氏が娘に必要な世話をしてもらいたいか，またいつ，何をA氏がそれを自己決定するかを判断することが求められる．そしてA氏は必要な行為を自らの意思で家族に要求し，それを家族も「してやっている」という意識ではなく，深い愛情と理解をもって代行できるように，看護師が仲介する役割をもつ「善行（beneficence）」の原則に立ったケアが必要と考える．

1.3 有効自律と無効力自律

　有効自律（competent autonomy）とは，理性的，防御的，そして効果的な情報を受けて，選択もしくは行動することである．その選択もしくは行動は望ましい結果を得るための選択でなければならない．それに対し，無効力自律（incapacitated autonomy）とは，実質的に情報を受けずに選択もしくは行動することである．したがって，有効でない選択をした時に，介入が必要になろう．

事例　有効自律と無効自律（A氏その③）

　A氏はchemo.2クールを終了し，順調に回復していた．しかし病状の回復に関してのA氏の認知は「こんなつらい思いをしても，ちっともよくならないわ」と病状の停滞感が強く，時々看護師にそのことについて愚痴をこぼしたりしていた．その後3クールのchemo.が開始される前に，「もうこんなつらい治療したくないわ．このまま家に帰りたい．治療を放棄すれば死んじゃうこともあるってわかっているけど，もうしたくないの」といってchemo.を拒否する姿勢をみせた．夫はchemo.以外のほかの治療法について医師に再確認するも，chemo.以外の治療法はないことを改めて医師から説明を受けた．医師や看護師も治療の継続の必要性をA氏に再三再四説明するも，A氏の意思は固かった．

　この例のような治療拒否は，臨床でよく経験することであり，非常に悩ましい問題である．A氏は，納得して一旦受けた治療であっても，その途中でchemo.による苦痛や不快を経験したことで，治療の継続を覆すことになった．結果的に，専門家の行う治療へのコンプライアンス（compliance）という意味からは少し乖離する方向にいってしまったことになる．当然，A氏も

このような拒否は本人にとって有害となり，死期を早めることになることは理解していた．高齢者の治療拒否の選択において，医師は他の領域の専門家と相談したり，心療内科へのコンサルトも必要になろう．看護師も専門領域とは違う人の意見を聞き，それらを専門領域の意見と統合し，判断する必要がある．その結果をA氏に適切にフィードバックする．このような専門家間での情報の共有における個人情報の取り扱いには十分留意すること（各病院の規律に準じればよい）と，専門家同士の情報交換についても患者に正直に打ち明けなければいけない．これらの看護ケアは「誠実（veracity）」と「善行（beneficence）」の原則に基づいたものである．

1.4 常道的自律と非常道的自律

　常道的自律（authentic autonomy）は，価値観や自己形成と同様に過去から培った道徳観や道徳的スタイルに基づく選択や行動である．したがって，常道的自律にはその人自身のパーソナルアイデンティティに基づくことが特徴づけられる．それに対し，非常道的自律（inauthentic autonomy）は，個人の生活史に基づかず，自己や自己理解の欠如に基づいた選択や行動である．これは何が起きても倫理的見地から逸脱しており，かつ勝手に取り扱うことである．

事例　常道的自律と非常道的自律 1

　B氏，70歳，男性．中学の校長を退職し，定年後は妻と旅行したり，絵の個展を開いたりと悠々自適に生活していた．子どもを3人もうけたが，そのうちの2人は結婚して他県で生活している．現在長男夫婦とその孫と同居している．

　5年前，肺がんと診断され，左肺上葉摘出術と手術前後に化学療法を受けた．術後の化学療法を終えてから，自宅にて療養を続けていた．労作時には一時的に呼吸状態は悪化したが，ADLはほとんど自立し，いつも明るくプライド高く生きていた．しかしその1年後，脳転移が見つかり，脳腫瘍摘出術を受けた．最近は食欲が低下し，衣類の着脱から排泄に至るまで，長男の嫁に頼ることが多くなった．B氏の妻は最近転倒して大腿骨頸部骨折で入院していた．しかし長男夫婦は共稼ぎで，日中不在になることが多いため，日中のみヘルパーにB氏の介護を委託した．

　この頃から，B氏は妻と2人で今後ケアハウス（介護付）で老後を暮らしたいと長男夫婦に打ち明けた．理由は長男やその嫁に介護の負担をかけたくないことと，2人が施設に入所した方が家族全員が個々の生活を大切にでき，かつ幸福感がもてると考えたからであった．B氏のこの考えは決して感情的ではなく，これからの家族全員の生活を考えたものであった．しかしこの考えを聞いた家族は，特にいつも介護をしている嫁は，介護の限界を感じつつも，義父の考え方には納得がいかなかった．義父をもう一人の父として長期に介護してきて，これからもB氏と一緒に生活しながら，痛みを共有したかったのであった．

　がん高齢者はつねにがんという圧力下で個々の選択や行動を起こさなければならない．そのような環境下で，B氏は自己をみつめ，自己の人生や自己責任，そして価値観に合った選択や行動をとりたいと考えていたならば，常道的自律と一致すると考えられる．しかし介護者である家族は，B氏のそのような選択を到底受け入れられず，なぜそのような選択をB氏がするのか理解できなかったと考えられる．ここにがん高齢者と家族間のジレンマが生じたのである．コロピーによれば，常道的自律はつねに自己の選択や行動をアセスメントしたものでないため，その選択や行動は変わりやすいという特徴があるという．そのため，周囲に警告（ここでは個人の生活や幸福感）を発して，その自律を守ろうとする．しかしその警告により，周囲との間に倫理的緊張や複雑さをつくるにもかかわらず，解決のための最良の手段がみつからないのであ

る．それがジレンマなのである．

　看護師はこのような自律に関する介入のためには，「善行（beneficence）」の原則に基づき，現在のB氏の病状に合わせて，B氏自身の生き方や価値観を尊重し，B氏がどのようなニーズをもっているかを積極的に見出し，それらを介入の判断資料とすべきである．一方で，家族との価値観のギャップを埋めるために，常道的自律の特徴（つねに変化する）を考慮して，双方の一致点を見出すための仲介が必要と考える．

事例　常道的自律と非常道的自律 2

　C氏，82歳，男性．C氏は，肺がんのターミナル期にあり，在宅療養中であった．全身状態は衰弱し，ほとんど食事を受け付けなくなっていた．会話すると疲労感が強く，呼吸状態も悪化するので，必要以外は話さなくなった．現在受けている治療は，水分補給目的で持続点滴と酸素吸入のみであったが，C氏は積極的治療は拒否した．看護師がその理由をC氏に聞くと「もう，私には治療は必要ないでしょう」と答えた．しかし家族はそのようなC氏の考えを理解できず，栄養補給目的の高カロリーの点滴を希望したが，C氏はそれを受け入れなかった．

　この事例のC氏の場合も，自己の死を冷静に受け入れ，そのための治療拒否であったが，家族はC氏の選択を受け入れ難いのであった．このようなジレンマに対して，医療者側もC氏の意思をどこまで取り入れるかという責任は重大であると考える．なぜなら，C氏の死期を正確に予測することは困難であったからである．ましてや，延命に対する家族の価値観に影響されたケアはしてはいけないからである．あくまでも「善行」の原則に基づき，C氏のQOL（生命の質）―C氏らしさ―を追求したケアが求められる．ゆえに，C氏が誰に，どこで，どのように看取ってほしいかという意思を尊重する終末期ケアを実践しなければならない．つまり，死を間近にしている者が家族や友人と十分に別れる時間と安寧をもたらす環境を提供し，C氏の人生が意味あるものにまとめられるようにケアすることが，C氏が最も望むところではないだろうか．

　2012年の診療報酬の改正により，高齢者の在院日数の短縮化と高齢者の自立を目的に在宅療養者数が今後ますます増加していくと推測されるが，老夫婦のみの世帯，独居，未婚実子と親との同居世帯が増加，三世代世帯は減少し，がん罹病後の高齢者と家族との関係に大きな影響を与えている．現在，高齢者は罹病を自己責任と認知し，家族依存ではなく自己解決しようとする傾向も強い．しかし，どのような状況でも重要なことは，「誰とどこで生きたいか，住みたいか，看取ってほしいか」という高齢者の意思決定／選択であり，それを看護師は優先すべきである．がん終末期の経管栄養やPEGの造設においても，本人と家族の意思決定に乖離が生じることがある．「寄り添うケア」において，看護倫理なしにケアの遂行はなく，家族に対しての「善行」や「誠実」をとるか，高齢者本人の意思（何もしない）を尊重するかという問題に直面する．また，高齢者のQOLを考えて早期退院後の在宅療養における訪問看護師との連携とケア（家族ケア・グループケアを含めて）の共有が今後の課題となっていく．

1.5 短期自律と長期自律

　短期自律（immediate autonomy）とは，限られた領域における選択や行動に対する今の患者の自由を意味する．それに対し，長期自律（long range autonomy）とは，将来もしくは広域な見地に立った患者の自己決定や行動の自由を指す．したがって，今行う選択は潜在的に将来の選択に限界を定めたり，妨害する可能性がある．このような行動はパターナリズムの根源とな

り得る場合がある．つまり医師があまりにも長期自律を働かせすぎて，その権限を行使しすぎると，お任せ医療になる危険性がある．一方，がんケアにおいては，看護師は患者の長期自律を維持させるために，患者の短期的選択に介入の地盤をみつける．例えば，ケアの究極のゴールが長期自律であっても，患者の治療や指導に対する抵抗やノンコンプライアンス（noncompliance）は単なる短期自律の表現ではなく，問題の根源に直結するかもしれないからだ．ゆえにその解決のための介入と考えればよいのである．それが長期的により自分らしい選択や行動につながると考えるからである．一方で，もし道徳力または自律そのものが短期の定義の中にあるならば，患者の選択や行動は介入に対して道徳的緊張を生むかもしれない．ゆえに，がんの専門家はこのような問題が生じたとき，患者の決定に巻き込まれないように，広い視野に立って対処しなければならない．長期自律は最後の究極の善としての自己決定である．一方，短期自律の自己決定は手段的，短期的権利として解釈される．

事例　短期自律と長期自律

　D氏，85歳，女性．脳腫瘍で2年前に腫瘍摘出術を受けた．最近やや認知症の症状がみられ，短期記憶障害，失認・失行が目立つようになってきた．また肝転移により，全身状態の衰弱もみられるようになったため，たんぱく補強目的で点滴を受けていた．がん疼痛の自覚はなく，現在，在宅療養中である．
　日中の排泄は車イスで何とかトイレまで行くことができたが，夜間はポータブル便器を使用していた．また脳腫瘍摘出後から起立時にバランスを欠くことがあった．ある夜，D氏は家族を呼ばず，ベッドからポータブル便器に移動しようとする際，ベッドから滑り，転倒した．幸いベッドが低かったので，何事も起きなかった．家族は危険なので必要時呼び鈴を押すように繰り返し説明したが，その後も3回転倒を繰り返した．家族からその出来事を聞いた在宅訪問看護師は熟慮の結果，柵をベッドの両サイドに固定し，ベッドから動かないようにD氏に指示した．D氏は家族や面会人にベッド柵を取り払うように懇願した．家族は転倒予防のためにベッド柵を用いることに同意したが，D氏の息子は，D氏の自由のために転倒の危険性はあるが，ベッド柵を除去するように看護師に要請した．

　この例では，「無危害（nonmaleficence）」の原則に立ち，かつD氏の長期自律の維持のために，看護師はベッド柵の行使を選択した．現在のD氏の身体環境は，複数の潜在的転倒リスク要因をもっていた．それらは加齢による運動機能の低下や関節硬縮，視聴覚の低下，腫瘍摘出術の後遺症や肝転移による下肢の浮腫による姿勢バランスの欠如等が考えられた．ゆえに，もしD氏が転倒すれば，頭部硬膜外出血や大腿骨頸部骨折を含め長期療養を余儀なくされるのは明らかであった．ゆえに看護師はD氏の運動機能や認知機能に大きな影響を与えることを危惧したと考えられた．しかし，D氏の側に立てば，今の自由がほしいと願うだろう．さらにこのような拘束された環境にいることは，D氏にストレスを与え，D氏の基本的人権を犯しかねないことにもなるのであった．もしD氏の今の選択を優先させるのであれば，看護師はD氏の潜在的転倒リスクを無視するしかないだろう．一方で，D氏のベッド柵による拘束については，アドボカシーの精神においても倫理上大きな問題であった．
　解決策はその拘束からいかにしてD氏を解放し，しかし予防につなげることができるかである．同時に看護師もD氏も相互責任において，自由の獲得とジレンマを共有しなければならないのである．しかしD氏は認知症があるので，自己責任を委ねることはできない．しかし，「公平（distributive justice）」の原則に則り，D氏は85年間の人生を有した一成人として尊重されるべきケアを受ける権利がある．したがって，在宅においては，家族の見守りに期待するか，あるいはデイサービス等の社会資源を活用してこの問題を乗り切るしかないだろう．

1.6 否定的自律と肯定的自律

否定的自律（negative autonomy）は，患者の非介入への要求であり，肯定的自律（positive autonomy）は，向上を得るための要求であると解釈される．否定的自律は，自己の能力領域に障害をつくり，抑制，圧力，コントロールから防御することであり，個人の意思決定で介入を禁ずることになる．非介入が，結果として，個人の能力を引き出すという考え方である．一方，肯定的自律は，非介入の部分にエンパワーメントやサポートを受けることで，少なくとも最小限のよい結果に到達できるように努力することである．したがって，積極的介入が看護師の責務となろう．肯定的自律は，単なる現状維持という意味ではなく，個人の自由や権利を前進させ，アドボカシーという観点でとらえなければいけない．よって，肯定的自律はがん高齢者の選択もしくは行動において，高齢者がどのようにサポートやエンパワーメントの援助を受け，そしてどのような向上を望むかの意思決定である．

事例　否定的自律と肯定的自律

E氏，75歳，男性．息子夫婦と同居しているが，妻は10年前に死亡した．7年前に直腸がんで腫瘍摘出術と人工肛門造設術を受けた．その後外来フォローしていたが，最近下痢と下血，および全身倦怠感と体重減少が顕著となったため精査目的で入院した．入院後検査の結果，肝臓への転移とターミナル期であることを医師より告げられた．疼痛は鎮痛薬でコントロールされていたが，ほとんど臥床がちであった．入院時，ADLは自立しており，人工肛門も自己管理が可能であった．しかし，入院後移動手段は車イスを使用するようになった．E氏は保存的治療を受け，現在身体状態はほぼ回復していた．しかし活動状態はいっこうに回復過程をたどらず，相変わらず車イスを使用していた．面会に来る息子は，退院に向け，E氏が歩行できるようにリハビリテーション訓練を看護師に要望した．しかし看護師は「基本的にE氏は自力で歩ける能力があるため，リハビリテーションをする必要性がない．E氏の意思を尊重して，歩行について無理強いしたくない」と説明した．しかし息子は看護師の意見に納得しなかった．

この例では，E氏は否定的自律を選択し，家族は肯定的視点で治療の継続を主張した．看護師を含めて医療者側は，E氏の運動能力をアセスメントした結果，車イスの使用についてさほど大きな問題でないと判断した．それよりE氏の意思を尊重し，リハビリテーションでの歩行訓練の強要を選択しなかったのであった．一方，E氏の息子は，積極的肯定的視点に立って，残されたE氏の貴重な時間を後悔なく過ごすために運動能力を向上させてほしいと要求した．息子の考え方を尊重するならば，単なる非介入ではなく，E氏に対してもっと積極的なアプローチを行うべきである．E氏の心理状態のタイミングを見計らいながら，E氏の移動の自立への働きかけや勇気づけを行うべきであろう．当然このような看護ケアは看護師としての職務である．もし放置すれば，依存性の強い，かつ無気力なE氏になる危険性が高く，かつE氏の否定的自律を促進させてしまうと考えられる．

実際，臨床においてE氏のような最小看護管理で放置されている患者は多い．もし臨床において，E氏の否定的自律を正当化するならば，これは倫理上かなり問題であろう．E氏が死をどのように受け止め，今後どのように生きていきたいのか，今後どのような治療を望むのか，家族にどのように対応してもらいたいのかという意思を明らかにし（一般的に本人のリビング・ウイルという形態をとるが，なくても構わない），それにそったケアが求められるのではないだろうか．E氏の「生きる権利」「尊厳を保つ権利」（日本看護協会の看護者の倫理綱領，巻末付録7参照）の理念において，それらはアドボカシーの一つの考え方でもあり，かつサポートのため

の重要な精神でもある．〔「善行（beneficence）」の原則より〕．このような倫理観において，E氏の直面している問題は何であり，そのとき看護師はどんな責任があり，行動しなければいけないかを考えなければいけない．

一方，E氏の息子は，父の「死」を考える前に，「生」について，積極的な考えをもっていた．このような肯定的自律は，積極的介入を行うことで，たとえ最小の効果であっても，現状の身体機能の維持をはかるものである．「生きる」ためのこのような指標は，E氏に「生きる」勇気を与え，行動能力を拡大させる可能性はあると考える．しかし，この例では，E氏の意思が明らかでなく，現実にどのような選択肢があるか，あるいは，あるとしてもがん末期で身体的消耗の激しい状況下という制限がある中で，肯定的自律はかなり困難が予測されるかも知れない．

1.7 まとめ

コロピーが解説する患者の自律について，事例を紹介して看護倫理を検討した．各自律の定義の箇所はそのまま翻訳したものなので，解釈するためにはやや困難をきたすかもしれないが，事例と照合し，理解されることを期待する．

がん高齢者看護の実践において，老年期の特性を加味しながら，その患者の自律と看護実践の倫理原則は看護の最も重要な基盤となるものである．老年看護ケアは，単なる高齢者の生活援助や指導にとどまらず，その家族との関係を含めて，個々の状況の中で看護師に倫理的問題を与える．またその問題は看護師の責任の所在と意味付けを投げかけるものである．

各自律において，両面性の特性をもっているため，必然的にジレンマが起こることもある．事例にて，高齢者と家族間のジレンマを紹介した．それは立場の違いで生じるものであり，看護師と他職種の医療者間でも同様にジレンマは生じる．このようなジレンマは，倫理上の最適な方法は見つからないが，道徳的に納得できる手段で実践に反映させる必要があると考える．

毎日の看護ケアにおいて，看護師は個々の状況の中で，つねに何らかの倫理課題に直面し，その課題に対する倫理的判断を要求される．それは看護師にとってつねに都合のよい対応でないことを念頭におき，介入しなければいけない．そのためには，看護師自身があらゆる状況において対応できるように，つねに学習し，倫理観を精錬することが求められる．実際の状況は，コロピーの自律に登場する状況よりはるかに複合的な意味を含み，かつ複雑である．したがって，そのための介入は極めて困難をきたすだろう．しかし基本的自律の概念を理解することで，個々の状況に対応した倫理的判断を基盤とした看護実践が可能になるのではないだろうか．そしてその参考としていただければ幸いである．

引 用 文 献

1) 片山範子（1990）看護者が倫理について考えること，精神看護，26（11），pp. 8-12.
2) Beauchamp, T., Childress, J（1983）Principles of biomedical ethics., pp. 5-10, New York: Oxford Univ. Press.
3) Collopy, Bart J.（1988）Autonomy in long term care some crucial distinctions, The Gerontologist, 28, pp. 10-17.

参 考 文 献

1. Silva-Smith, A. L., Kovach, C. R.（2006）Positive Gain：rethinking the outcomes of dependency., J Gerontol Nurs, 32（5），pp. 36-41.

2. Donchin, A. (2001) Understanding autonomy relationally : toward a reconfiguration of bioethical principles, J Med Philos, 26 (4), pp. 365-386.
3. Coventry, M. L. (2006) Care with dignity, A Concept Analysis., J Gerontol Nurs, 32 (5), pp. 42-48.
4. Scott, P. A., Leino-Kilpi, H., et al. (2003) Perceptions of autonomy in the care of elderly people in five European countries, Nurs Ethics, 10 (1), pp. 28-38.
5. Davis, S., Ellis, L. (1997) Promoting autonomy and independence for older people within nursing practice : a literature review., J Adv Nurs, 26 (2), pp. 408-417.

2 妊娠継続の意思決定に関する看護倫理

2.1 事例紹介

　日本において人工妊娠中絶件数は昭和30（1955）年に117万を超えていたが，昭和60（1985）年にはその半数以下となり，以後も減少傾向にある[1]．近年，性に関する情報の氾濫，妊娠の低年齢化，未婚妊婦の増加などにより予想外および望まない妊娠をする女性も少なくないのが現状である．平成20（2008）年の日本の中絶数は約24万件である．人工妊娠中絶は，女性の権利と胎児の権利という2側面からみる問題であり，一概に是か非かの判断は難しい．実際にこのような事例に遭遇すると，当事者とパートナーとの価値観や家族の価値観の対立からジレンマを生じることがある．今回，妊娠継続に関する意思決定に困難を示した事例に遭遇した場面について倫理的に分析し，検討したことを以下に述べたい．

事例　妊娠継続の意思決定が困難を示した事例

　F氏，25歳，女性．子ども（6歳）と二人暮らしである．
　高校卒業後，親元から離れ，その際に前夫と知り合い，妊娠を機に18歳で結婚，19歳で出産した．両親の反対を押し切って結婚したために周囲の協力が得られなかった．また，交際して数カ月で妊娠したため二人の関係はうまくいかず，出産後，前夫はギャンブルにのめりこみ，働かなくなったため21歳で離婚している．その後，別の相手と交際し，妊娠しては別れることを繰り返し，2回中絶経験がある．F氏はサービス業，販売員など転々とし，2年前（23歳）から現在勤務している接客業に就いた．友人付き合いはほとんどないが，同僚であるP氏と1年前から交際を始めた．前夫から養育費をもらっていないため，仕事をしながら一人で子育てし，前夫の残した借金も支払っている．

(1) 受診1回目の状況

　F氏は，「生理が遅れている．市販の妊娠反応薬で陽性だったので妊娠したと思う」と一人でC病院を受診．来院時妊娠検査陽性，超音波検査にて妊娠15週と診断され，「やっぱり妊娠していましたね」と表情を曇らせるが，会話中時折笑顔も見られる．B医師より妊娠15週であることを告げられた後，「妊娠するとは思ってなかった……．まだ産むかどうかは考えていません」と答える．医師より「なるべく早くどうするか決めるように」といわれるが，今後妊娠を継続するかどうかまったく意思表示せず，「どうしたらいいかわからない」といい，うつむいたままである．
　助産師は，F氏が自分で妊娠の可能性を感じて受診したため，「まだ産むかどうか決めていない」

と言いながらもF氏の意思はあるものと考え，面接し意向の確認をしていった．しかし，面接後も妊娠に対する自分の意思がまったくないことに助産師はジレンマを感じた．

(2) 家族構成
F氏とP氏の家族構成は，図12-1のとおりである．F氏は小学校1年生の息子と二人暮らし，P氏は両親と三人で暮らしている．

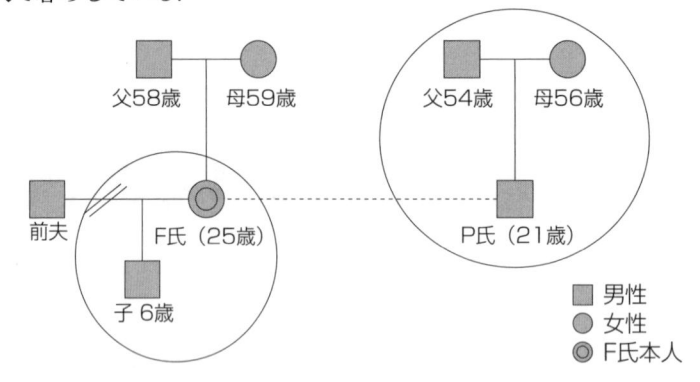

図12-1 F氏とP氏の家族構成

2.2 事例分析

トンプソン意思決定の10のステップを用い，来院時の状況から以下に分析していく．

ステップ1：状況を再検討する
(1) その状況での健康問題は何か？
現在F氏は，妊娠15週の妊婦である．少しつわりはあるが食事はとれている．体調としてはそんなに悪くはない．ここでの健康問題は妊娠である．妊娠はライフイベントの1つであり，一般的に疾病とはとらえない．本来ならばF氏は身体上良好な健康状態であり，妊娠を継続できない明らかな医療的・身体的な問題はない．しかし，F氏は未婚であり，望んでいない予定外の妊娠である．

(2) 健康を定義するのは誰か？
妊娠は，F氏とP氏との関係の結果であり，新しい生命が母体に宿ったということであるが，F氏P氏ともに望んでいた妊娠ではない．妊娠は母体の身体変化であり，母体の中のできごとであるためF氏が健康を定義する中心となる．しかし，相手があっての妊娠であるから，P氏の妊娠に対する考え方も影響すると考えられる．

(3) どのような意思決定が必要か？
子どもを産むか，産まないかという意思決定が必要である．

(4) 意思決定において何が倫理的で科学的な構成要素なのか？
F氏は妊娠を望んでいない状態であるのに，避妊をしていなかった．P氏も「自分の場合は妊娠しないであろう」との考えから避妊の必要性を感じていなかった．F氏は妊娠後も胎児に対し

"生命"としての認識はなく,「予定外にできちゃった」と失敗した認識である. 今までに中絶を2回繰り返している経過からも妊娠を軽視していると考えられる. F氏にとって妊娠とはどういうものか, 妊娠についての認識を深め, もう一度胎児の生命を尊重しつつ見つめ直すことが今後の方向を示唆するポイントとなると考えられる.

(5) 意思決定にどのような人が関与し, 影響を受けるのか?

パートナーであるP氏, および同居している子どもの反応, F氏の両親, P氏の両親がF氏の周囲にかかわる人物である. 特に, P氏の存在と育児の協力をしているF氏の母親は影響を及ぼすものであろう.

そこで, F氏の行動や意思決定に影響を及ぼすと考えられる人物についてもう少し詳しく見てみることにしよう.

P氏:高校卒業後すぐに現在の仕事(接客業)に就職している. 実家で両親と3人で暮らしている. 仕事はまじめで, 正職員として安定した収入を毎月得ている. 生活状況は, 実家に生活費は入れておらず, 家事一般すべて親任せで, 両親に依存しており自立していない. 自分の収入はすべて遊興費に費やしている. 仕事が終わるとF氏の家に遊びに行き, 夜中に自宅へ帰るという毎日である.

F氏の両親:父親は, 前回の離婚をきっかけに, F氏の私生活すべてにおいてあまりよく思わなくなった. なかなか話もしづらくなり, まだF氏から両親には妊娠を伝えていない. 母親は育児上困ったときに相談にのってくれ, 子どもの世話をしてくれる. 経済的な援助はない.

P氏の両親:F氏によると, P氏の両親には, 会ったこともないし, 住んでいる場所も知らない. 何の仕事をしているかも知らない. しかし, 交際していることは知っており, それについては反対のようである.

F氏の子:F氏の子どもは, 前夫との間にできた子で小学校1年生である. F氏が仕事でいないときはF氏の母親(祖母)が面倒をみてくれている. F氏との関係は良好である. 男の子であるが, やさしく母親を気遣うようなしっかりした子どもである. P氏とは, 毎日友達のように一緒に遊んでいる.

1回目の受診時(妊娠15週)にはF氏の意思が明確でない. F氏自身が妊娠に対する意思を決定していないことが一番の問題である. そして, パートナーであるP氏にもまだ妊娠を伝えていないということも大きな問題である. 妊娠したことがF氏にとって「どのような影響があるのか」「産む意思はあるのか」「胎児についてどう思っているのか」「P氏とのことをどう考えているのか」を, 倫理的視点から見ていくことが意思決定につながるといえよう. また, パートナーであるP氏の意思はF氏にとって大きな影響を及ぼすと推測されることから, P氏の意思を確認することが重要なポイントとなる.

ステップ2:補足的情報を収集する

前項のステップ1では, ある情報から状況を再検討したが, 1回目の来院時に明確になっていなかったことについて2回目以降に得られた情報を整理してみることにしよう.

子どもを産むか産まないかという意思を決定する上でF氏に関する社会的・経済的・心理的・法的・宗教的・文化的な情報や医療ケア提供者の倫理的な情報も影響を及ぼすと考えられる. F氏の場合, 特に信仰している宗教はなく, 人工妊娠中絶に影響を与えるような文化もない. P氏および, 普段育児に協力してくれている実母も意思決定に影響を及ぼすような宗教や文化はみられない. しかし, 実母は今までの結婚歴から産むことには反対である.

表12-1　人工妊娠中絶に関する法律

母体保護法　公布　昭和23年7月13日　施行　昭和23年9月11日（平成8年優生保護法より改題）
　第1章　総則
　（定義）
　第2条
　2　この法律で人工妊娠中絶とは，胎児が，母体外において，生命を保続することのできない時期に，人工的に，胎児およびその付属物を母体外に排出することをいう．
　第3章　母性保護
　（医師の認定による人工妊娠中絶）
　第14条　都道府県の区域を単位として設立された公益社団法人たる医師会の指定する医師（以下「指定医師」という．）は，次の各号の一に該当する者に対して，本人及び配偶者の同意を得て，人工妊娠中絶を行うことができる．
　　1．妊娠の継続又は分娩が身体的又は経済的理由により母体の健康を著しく害するおそれのあるもの
　　2．暴行若しくは脅迫によって又は抵抗若しくは拒絶することができない間に姦淫されて妊娠したもの
　2　前項の同意は，配偶者が知れないとき若しくはその意思を表示することができないとき又は妊娠後に配偶者がなくなったときには本人の同意だけで足りる．

刑法　公布　明治40年4月24日　施行　明治41年10月1日
　第29章　堕胎の罪
　（堕胎）
　第212条　妊娠中の女子が薬物を用い，又はその他の方法により，堕胎したときは，1年以下の懲役に処する．
　（同意堕胎及び同致死傷）
　第213条　女子の嘱託を受け，又はその承諾を得て堕胎させた者は，2年以下の懲役に処する．よって女子を死傷させた者は，3月以上5年以下の懲役に処する．
　（業務上堕胎及び同致死傷）
　第214条　医師，助産師，薬剤師又は医薬品販売業者が女子の嘱託を受け，又はその承諾を得て堕胎させたときは，3月以上5年以下の懲役に処する．よって女子を死傷させたときは，6月以上7年以下の懲役に処する．
　（不同意堕胎）
　第215条　女子の嘱託を受けないで，又はその承諾を得ないで堕胎させた者は，6月以上7年以下の懲役に処する．
　2　前項の罪の未遂は，罰する．
　（不同意堕胎致死傷）
　第216条　前条の罪を犯し，よって女子を死傷させた者は，傷害の罪と比較して，重い刑により処断する．

　妊娠については，妊娠週数によって対応が変化することなどから人工妊娠中絶についての法的な情報が第一に必要となる．母体保護法によると人工妊娠中絶は，妊娠22週未満（第6カ月未満）まで実施することができる（表12-1）．人工妊娠中絶の適応については，同法第14条に規定されており，F氏の場合，経済的理由のみが適応されると考えられる．一方，日本では，理由なくまた本人の同意なく人工妊娠中絶を行うと刑法により堕胎罪（表12-1）を問われる．

　F氏は，C病院で妊娠を診断された日にP氏に妊娠を告げている．しかし，P氏はそれに対し何も発言することなく無反応であった．その反応からF氏はP氏にいっても話にならないと思い，妊娠16週の時点でまだ話し合いをしていない．パートナーの意思を確認した上でF氏の意思を決定することが望ましいが，そのP氏が精神的に未熟であるために話し合いにもならない状態である．さらに，そのP氏の態度を見て，F氏は妊娠継続の有無を判断できなくなっている．F氏は実母の意思と対立しており，複雑な状況下において優柔不断なP氏との間で困惑し，妊娠に対する判断・決断力ともに乏しい状態である．

ステップ3：倫理的問題を識別する

　今までに得られた情報をさらに「倫理原則」の視点で見てみることにしよう．

(1) 自律の原則

　F氏の意向を尊重していくことが重要である．リプロダクティブ・ヘルス/ライツ[*1]でいう女性の権利があり，医療者は，当事者が子どもを産むか産まないかの自己決定を保障する役割がある．F氏にとっては，望まない予定外の妊娠であったが，3回目の中絶はしたくないという考えがある．また，F氏は未婚で交際中の性交渉に対し，避妊は一切していない状態であった．本来妊娠を望まないならば避妊することが望ましいが，F氏は避妊をしていない．F氏は来院時，中絶はしたくないが産みたいかどうかもわからないといっていることから，まだF氏自身の意思決定がされていない状況であり，自律の原則を考えるとF氏の意思が決定できるように支えることが必要となるであろう．

(2) 尊厳の原則

　受精卵や胚，胎児にどの程度の尊厳を認めるかということであり，F氏およびP氏が胎児についてどう考えているかが重要となる．胎児はいつから人として認めるかについては，従来から議論されているところである．胎児は人間であっても人格をもった人ではないという考え方（person論）もある．

　現時点では二人とも胎児のことよりも自分のことを考えることで精いっぱいであり，胎児の生命の尊厳を尊重した考え方は有していない．二人の行動は，胎児の視点からみると尊厳の原則に反していると考えられる．今までの中絶の既往をふまえてもF氏にとっては，胎児生命の尊さや性に関する価値観において問題を抱えていることがわかる．

(3) 善行の原則

　善を行い，害を避けるという義務，つまり，「他者が利益を得られるように支援することであり（すなわち福利や尊厳を積極的に推進すること），患者に害が加わること（患者に身体的あるいは心理的な外傷をもたらすことや道徳的権利を意図的に妨げること）のリスクを防いだり，減らしたりする」[2]ことを意味する．F氏が妊娠によって今までの生活を妨げられ，幸福の自由が妨げられるのであれば中絶は致し方ないであろう．しかし，今のF氏には生活を妨げられるという考えはない．中絶による自分の身体損傷の危険性については恐怖感をもっているようであるが，胎児に対する危害としての考え方はもっていない．安寧の促進を考えた場合，妊娠継続することが，F氏の権利および胎児の権利も守ることができ，善行の原則にそった考えであるといえよう．

　また，「誠実の原則」は真実を告げる義務であり，F氏に対して助産師は，中絶する可能性があるのなら，中絶可能な妊娠22週以内に産むか産まないか意思決定しなければならないことを

[*1] リプロダクティブ・ヘルス/ライツ
　性と生殖に関する事柄について，その当事者である女性自身が，公権力をはじめ何者にも拘束されずに，自由な意思で選択し，決定することが，女性の基本的人権の1つとして，社会的に保障される．「性と生殖に関する健康／権利」が，1994年にカイロで開催された国連の国際人口会議（カイロ会議）で採択．今後20年の行動計画の中に次のような内容を取り上げることを決定している．
　①人が次の世代を産み育てることができること
　②女性が妊娠と出産を安全に行えること
　③子どもが健康に生まれ育つこと
　④母体の健康を損ねる場合には出産を制限できること
　⑤病気に感染する恐れなしに性的関係をもつこと
（厚生白書平成7年版（1995）http://wwwhakusyo.mhlw.go.jp/wpdocs/hpaz199501/b0104.html）

伝える義務がある．さらに，通院しているC病院の方針として，医療的に必要と判断しない限り中絶を受け入れない方針であるため，F氏が中絶する場合他院へ転院しなければならないことも情報提供することが誠実の原則をふまえた対応となるであろう．

　倫理原則から見た論点として，「自律の原則」が「善行の原則」および「尊厳の原則」を優先するかどうかということであるが，F氏は今までの人生経験から妊娠を継続するか中絶するかという決断をできずに躊躇している．これは，自律の原則よりもP氏との関係を思うあまりP氏に依存していること，また，2回の中絶経験から自然と善行の原則を優先させてしまい，気持ちが揺れ動いている状態になっていると考えられる．F氏にとっては尊厳の原則よりも善行の原則を優先していることがわかる．複雑な環境における妊娠であるが，自律の原則に基づいて自分の意思を明確にすることがF氏を最善の状態に導くことができると考えられる．

ステップ4：個人的価値観と専門的価値観を明確にする

(1) 問題に対するあなたの個人的価値観は何か？

　助産師は，当事者であるF氏およびP氏の意思尊重を重視している．しかし，二人の意思は明確でない．妊娠したことは，事実であるのだから現実を受けとめて決断すべきであると考えている．F氏のQOLを考えると未婚で経済的にもあまり余裕のない状態である．妊娠後切迫流産で休んだことをきっかけに無職となっており，このままでは子どもを産み育てるのは困難であろう．相手がいないのならともかく未婚でも交際中なのだから，しっかり2人で話し合うことが第一に必要と考える．P氏の反応しだいでは，中絶も考慮しなければならないため，とにかく話し合いをもつことが意思決定につながると思っている．

(2) 問題に対するあなたの専門的価値観は何か？

　専門的価値観として，妊娠は1つの生命が母体の体内に宿ったのだから条件が整えば宿った生命を大切にしてほしいという妊娠継続への願望がある．胎児生命の尊さを理解した上で産むことが無理な状況であれば中絶することはやむを得ないが，生命の尊さを考えず，自分のエゴだけで中絶することは専門的視点からは許しがたい．産めない理由や家族背景などを確認し，それが本当に不可能な状態であるのか否かをF氏が自己決定できるように相談にのりたいと思っている．妊娠を継続するにしても将来の生活を考えずにただ妊娠したから産むということでは，その後の親役割を果たす上では困難を及ぼす場合もある．中絶する場合，妊娠週数が進むにつれて母体への身体的侵襲は大きくなるため，助産師は，どちらを選択してもいいように中絶可能な期間に決断が必要であると考えている．

(3)「ICM助産師の国際倫理綱領」はどのような指針を提供するか？

　「ICM助産師の倫理綱領」[3]では，「助産師は，女性が情報を得た上で選択する権利を尊重し，女性が自己選択の結果に対する責任を引き受けることを促進する」としている．また，専門職としての助産師の責任として，「プライバシー権を保護するためのクライエント情報の守秘」，「自己の決定と行動に対する責任と女性へのケアの結果に関する説明責任」，「倫理と人権の侵害が女性や子どもの健康に与える害を理解し，これらの侵害をなくすよう働きかける」などをあげている．

ステップ5：キーパーソンの価値観を識別する

　F氏にとって現時点でのキーパーソンはやはり今後の生涯を添い遂げるかもしれないP氏であろう．ここでは，キーパーソンであるP氏の価値を検討してみよう．

P氏は成人男性であるが，妊娠後の対応もはっきりせず，妊娠や今後の結婚を将来の生活の見通しをふまえながら考えているとは思えない．これは話をしても内容をそらしはぐらかすことや，妊娠後も生活費を一切援助していず，住んでいる住所も教えていないなどの行動から考えられる．F氏から想像していなかった妊娠を告げられ，その状況に驚き，事実を受け入れることができていない．一人っ子で育ち，親元から離れることなく生活していたため，子どもから大人になりきれていない状態である．その状況が現実逃避，無反応につながることになったのであろう．交際はしていたが，毎日遊びに行くという感覚での生活であり，結婚するということとはほど遠いものであった．「今が楽しければよい」という毎日を過ごし，性交に対しても妊娠する可能性があることなど考えず行動していたようである．性に対する欲望はあるが計画性はないための結果であろう．

F氏はP氏の意思表示を待っているが，考える期間の猶予は限られており，P氏に決断を委ねるには困難なことが予測される．

P氏の決断を導くためには父性を認識できるようなかかわりをすることが必要で，そのかかわりの中で妊娠を現実のものとして受け止め，逃避せずに今後の生活について考えることができるのではないかと考えられる．助産師としては，P氏がまず"妊娠をどう受け止めているのか"を把握し，"現実を理解する"ことができるような働きかけをする役割が必要であろう．

ステップ6：価値の対立があれば明確にする

それでは，関係者の中で起こっている価値の対立は何であろうか．

F氏：F氏にとって妊娠はライフイベントの1つの段階としてとらえるのではなく，交際していく上で偶然に起こった出来事という感覚である．性に対する価値観はさまざまであるため，F氏を尊重した場合，価値観に対して否定することはできないが，現在起きている現象として"妊娠した"ことをしっかり自分の人生として見つめ直す必要がある．三橋は，「妊娠は，女性が女性としての自分を見つめ，またパートナーである男性が男性としての自分を見つめる機会にもなり得る」[4]と述べている．本来ならば自分を見つめ直すことになるのであるが，F氏の場合はそうではない．妊娠16週の時点で妊娠について深く考えることをせず，P氏との関係を重要視しており，P氏との関係を維持することだけに目を向けている．今までのF氏は交際すると性的な関係をもち，避妊しないで妊娠してしまうことを繰り返していた．過去2回中絶したが，今回は3回目であることから自分の身体への影響を考え，躊躇している．妊娠17週には一人では育てる自信はないが，P氏と結婚し，二人で育てるなら産みたいと話す．P氏に決断を委ねる一方，「今回は実母のいうとおり中絶した方がよいのかもしれない」と困惑している．そのため，F氏とともに妊娠および中絶によるF氏への影響について，考えていることを一緒に整理した．その思いについての相違を表に示す（表12-2）．

上記のように妊娠に対してF氏の気持ちは揺れ動いているが，気持ちを整理していくと"二人で育てるのなら産みたい"ということが潜在的にあると考えられる．

P氏：P氏は高校卒業後就職し，3年を経てやっと仕事場の中での役割を果たせるようになってきているところである．F氏とは交際1年であるが，まだ結婚については一切考えていない．特に，両親からはF氏が離婚経験者で小学1年の子どもがいるということで，交際すら反対されていた．毎日自由に楽しく過ごしていたP氏は，F氏の妊娠を自分には起こるはずのないできごとと考えていた．妊娠16週の時点でも「まだ遊びたい．今までどおり好きなように生活したい」と考えていた．妊娠については，まったく予測していなかったため「妊娠した」と聞いてもイメージがわかず，現実の受け入れが困難な様子であった．

F氏はP氏と結婚して2人で育てていけるなら産みたいと考えているが，P氏はF氏の妊娠を受け入れられず，今までの生活を維持したいと考えており，意思の対立がみられる．

F氏の子どもと実母：F氏の子どもは素直に母親の妊娠を喜んでいる．子育ての協力をしてくれているF氏の実母は妊娠継続を反対している．

B医師：B医師は，基本的には当事者の希望にそいたいと思っている．しかし，C病院は母体保護法指定施設であるが，むやみに人工妊娠中絶はしない方針である．そのため，中絶を選択した場合，他院へ紹介することになる．

助産師：助産師は当事者がよく話し合い，最終的にはF氏に自分の意思を決めてほしいと考えている．F氏は胎児のことを考えずにP氏との関係ばかりを気にしている状況や，中絶するには期限があるのにいつまでもあいまいな態度・不明瞭な意思に助産師はジレンマを感じている（図12-2）．

表12-2 F氏を基準にした価値観の相違の比較

人工妊娠中絶をする根拠
1. 経済的に困難である．
2. 未婚である→P氏との結婚の予定はない．
3. 前夫の子と二人暮らしをしており，これ以上一人で育てることは無理である．自信がない．
4. 実母も妊娠の継続を反対している．

人工妊娠中絶をしない根拠
1. 今までに人工妊娠中絶は2回しており，これ以上自分の身体を傷つけたくない．
2. 人工妊娠中絶をするお金もない．
3. P氏が妊娠に関して何も言わない（無反応である）．
4. いずれにしても産みたいかどうか自分でもわからない．
5. 子どもに対する愛情があまり…ない．
6. P氏との関係を維持したい．
7. 二人で育てるのなら産みたい．

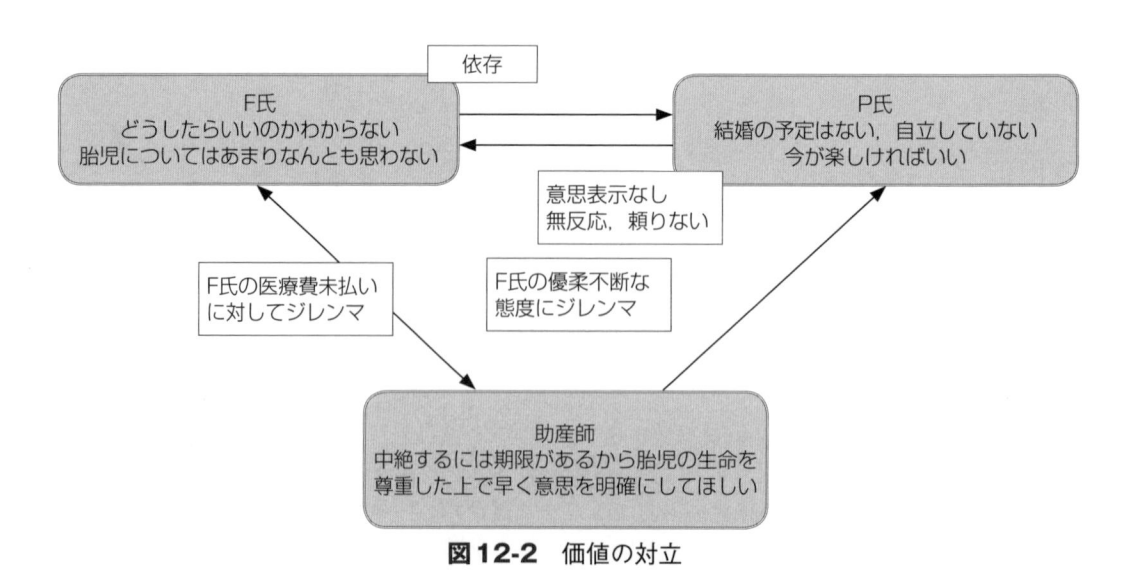

図12-2 価値の対立

ステップ7：誰が意思決定すべきかを決める

　出産するのか，中絶するのかは女性に自己決定権があるとされている．妊娠はF氏の身体的現象であるため，最終的な決断はF氏が決めるべきである．しかし，もし人工妊娠中絶することを選択した場合は二人の合意が必要となり，パートナーであるP氏の承諾も得なければならない．

ステップ8：行動範囲と予想される結果を関連づける

　第一にF氏の行動範囲としてP氏に妊娠を告げ，結婚するかどうかについて二人で話し合うことになるだろう．結婚しない場合，F氏自身が妊娠を継続するかどうかを決めていくことになる．F氏の選択肢は3通り考えられる．そこで，F氏の行動を予測した結果を図12-3に示してみることにしよう．

①二人が結婚を同意し，妊娠継続を選択した場合

　P氏の収入で生計を立てていくようになり，経済的に安定するだろう．今までの生活とは変わり，家族が増え，新しい環境の中で生活していくことになる．

②結婚の同意は得られず，妊娠継続を選択した場合

　子どもが産まれるまでは生活環境は変わらない．しかし，子どもが産まれ，新しい家族が増えることで経済的な負担はさらに増すであろう．経済面を含め家族のサポートや社会的な資源を活用できるような配慮が必要であろう．その後のP氏との関係は不明である．

③結婚の同意は得られず，中絶を選択した場合

　P氏との関係はどうなるか不明であるが，今までの生活は維持できるだろう．しかし，F氏の身体的な損傷は避けられず，場合によっては精神的なダメージを受けることもある．加納は，「パートナーからの援助のあるなしは女性の心理状態に影響を与える」[5]と述べているように，状況によっては精神的なサポートも必要であろう．

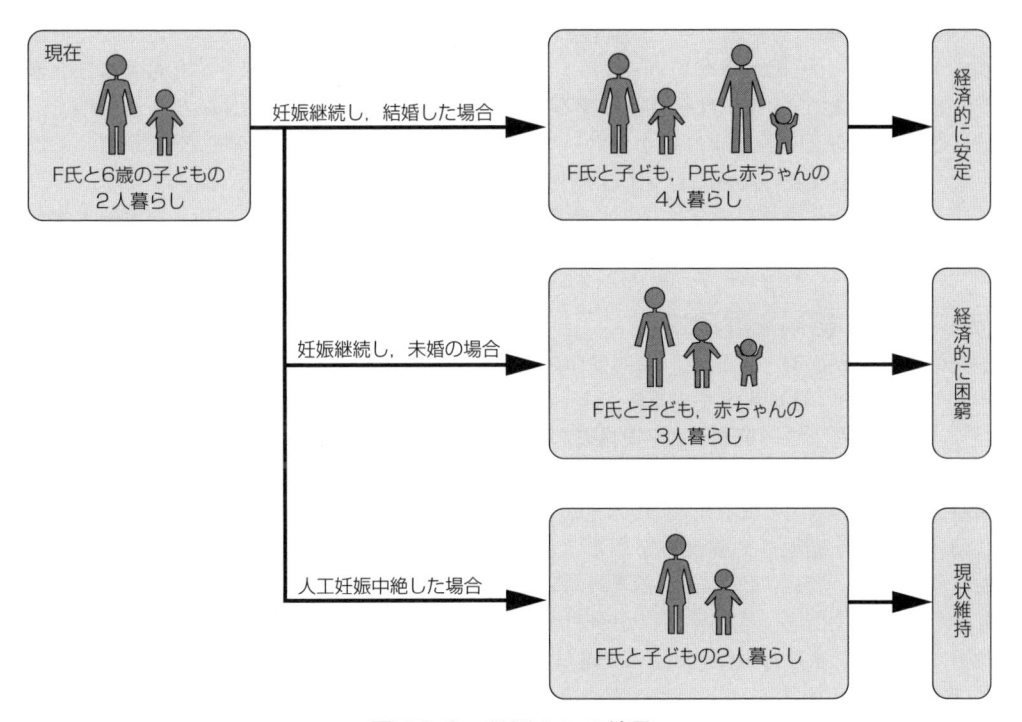

図12-3 予測される結果

ステップ9：行動方針を決定し実行する

　F氏にとって"最良の方法"はどれであろうか．F氏の思いの中心は，P氏との関係である．F氏の「P氏との関係を維持したい」という思いを尊重していくと，二人が結婚を同意し，妊娠を継続していくという選択が最良の方法であると考えられる．しかし，そうするためにはただ意思決定を待つのではなく，結婚について二人でよく話し合うように調整し，P氏の思いも確認した上で意思決定に導くことが必要であろう．さらに，よりよい結婚生活を維持するにはP氏の父性意識を高めることが育児への協力につながるであろう．これらのことから，専門職者としてのケアの方針を以下の2つに決定し，実行した．

(1) 意思決定を支える援助

　ルービンは「妊娠は，心理・社会的に母親になること，および女性の自己システムと生活空間の中に子どもを受け入れるための準備期間である」[6]と述べている．そこで，助産師は胎児を受け入れられていなかったF氏に対し，中絶には妊娠週数の期限があることから焦りを感じつつ，F氏が意思決定する上で必要な情報を提供することにした．当初胎児に関する愛情をさほど感じていなかったF氏に積極的に心音を聞かせ，胎児の成長について具体的に説明した．また，P氏と結婚についてなかなか話し合いできないことから，健診の際にP氏も一緒に来院してもらい，調整役を担うことにした．診察室での待ち時間は，二人の話し合いのきっかけとなることや実際に健診に来ることで妊娠を実感でき，P氏の気づきにつながると考えたからである．F氏には，母親役割の準備として母乳栄養に関する身体的な援助も行った．妊娠を新しい生命を宿したことだと理解し，胎児の存在を目で見て感じることが2人にとって意思決定につながると考え，積極的にかかわった．

(2) 父性意識を高める援助

　「パートナーである男性にとって，女性に身体的な変化が認められるようになるまで，妊娠は現実感がない」[7]と三橋が述べているように，P氏も妊娠を告げられてすぐは実感することができなかった．そこで，P氏には超音波に映る胎児の姿を見せ，胎児の成長する様子を説明し，視覚的に胎児をとらえられるようにかかわっていった．さらに，胎児の心拍音を聞かせ，おなかに手を当ててみるなどの働きかけをして胎児との関係を築いていけるよう支えていった．

　また，望月のいう婚前期の発達課題にある2者関係の確立および新婚期の新しい家族と夫婦関係の形成[8]を促していくために，診察の待ち時間には二人で話せるような環境作りをしていった．

ステップ10：結果を評価する

　上記のようにかかわった結果，初回受診時（妊娠15週）妊娠を継続するか否かで迷っていたF氏は，助産師の「意思決定を支える」という役割によって，妊娠22週には"妊娠を継続する"という決断をした．この背景にはF氏自身の変化はもちろんP氏の変化がかなり大きな影響を及ぼしている．

　助産師は専門職者としてF氏とP氏の意思決断だけに任せるのではなく，医療者として提供できる情報を伝え，胎児への愛情を深めることで親としての責任や意識が高まり，意思決定ができると判断した．特に，話し合う必要のある二人が話し合いをしていない事実が見受けられており，その調整役としても助産師はかかわっていった．F氏は途中P氏のあまりはっきりしない様子にしびれをきらし，妊娠18週に一度は人工妊娠中絶の決断をした．しかし，F氏自身が「産む」「産まない」の決断にさしかかったとき，助産師は後悔しないように自分の意思をはっきり相手に伝え，話し合いをしてから決断するように働きかけた．その結果，妊娠22週に「やっぱ

り産むことにしました」と来院した．「あのとき一度中絶することに決めていたけど，助産師さんと話をしてもう一度P氏と話し合わないと後悔すると思って」とF氏．その後，P氏との話し合いの中で「本当は子どもを産み，P氏と一緒に暮らしたい」との自分の思いがわかり，意思を伝えることができた．そして，そのことにP氏が同意してくれたと嬉しそうに話す．妊娠継続か中絶かという最後の決断の時期に助産師のした働きかけがF氏の気づきにつながり，行動することができたのであろう．また，最初いやがりながら来院に同行していたP氏は，視覚的に胎児の存在を実感したことや，医師や助産師が意識的にかかわったことで妊娠27週ころには，自分からF氏に同行して来るまでに変化した．

　結婚についても妊娠15週には考えていなかったが，P氏が少しずつ妊娠を実感してきたことから自分の置かれている現状を受け入れることにつながり，結婚について自分から考えるように変化した．その後三人で暮らし始め，生活費も入れている．未入籍であるが今後入籍する予定である．子どもが産まれてくる前に生活の基盤を作る姿勢は，以前よりもよい方向へと向かっているととらえられる．

　結果的に，助産師が将来を見通した情報の提供をするなどして，さまざまな条件下での自分の姿を予測させることでF氏とP氏が十分に話し合い，最終的に妊娠継続を選択したといえるだろう．

　今回は，F氏およびパートナーであるP氏への介入によりF氏の決断へ結びつけることができたが，このクライエントのようにパートナーの次にキーパーソンになり得る実母と意思が対立している場合，その後の育児サポートをふまえ，家族との調整をはかることも必要であっただろうと考察する．しかし，今回はF氏の母親にアプローチする前にF氏自身がP氏に意思表示することで話し合いにつながり，決断することができた．

　その後，妊娠35週に両親に了解を得て，入籍．妊娠37週には，児の誕生を心待ちにしている状況であった．まだ将来設計に対する経済面を含めた計画性の甘さはみられるが，さまざまな情報を得た上でF氏が意思決定をしたことから，今後も見守っていき，適時医療専門職者としての支援が必要といえる．

　F氏にとって，結婚し妊娠を継続していくことは心から望んだことであり，P氏と同居し，経済的に安定したことからもF氏の意思を尊重でき，よいかかわりができたと思われる．

2.3 今後の対応

　これまでの倫理的検討をふまえて，今後の対応について以下のように考えてみた．

(1) 性に対する向き合い方
　F氏は，自分の考えをもたず自己主張もできないこと，さらに性行為がどのような結果をもたらすかという知識が不足していたことが今回のような事態を引き起こしている．今後は，自らの身体を大切にしながら，かつパートナーとの関係を良好に保つために，性に対する向き合い方を十分に考え，親となり，自らどのような生き方をしていくか自己決定していく力を養うよう支援していくことが必要であると考えられる．

(2) 出産後の育児支援
　F氏は，結婚し二人でおなかの子と前夫の子を育てていくと決断したが，初めは望まない妊娠であったこと，胎児に対して無関心であったことなどから，子どもの愛着形成への影響など，虐待に関する恐れも完全には否めない．家族の中だけで育児を行っていく場合，孤立から育児

困難感を生じる場合も多く，両親を含めた周囲のサポートが得られるように支援していくことが望ましい．特に再婚の場合，前夫の子との関係をうまくつくれない場合もあり，引き続き家族関係が良好であるかどうか，上の子を含めた家族関係についての継続した育児支援が必要となるであろう．

2.4 まとめ

　臨床の中で，「子どもを産むか否か」という選択の前に立つ妊婦およびそのパートナーがいる場合，私たち医療従事者はどこまで支援をすべきなのか毎回悩むところである．近年，いわゆる「できちゃった結婚」が増えている若年層では，来院の際に今回のような問題に向き合うことは少なくない．生活の自立も不十分なまま望まない妊娠をして来院する事例が多く，今後の産科領域での性教育の重要性が示唆されている．女性の自由な権利が叫ばれる中，現代の若者たちの性に対する価値観と相互作用し，望まない妊娠となることを避けられないのが現実であろう．従来「望んだ妊娠」は出産，「望まない妊娠」は人工妊娠中絶という考え方が暗黙のうちに了解されてきたが，医療が進み，時代が変化してきた今日「妊娠を望んでいたかどうか」だけではなく「子どもをもつことを望んでいるかどうか」ということも考えていく必要がある．本事例のように「望まない妊娠」により今後の妊娠継続をするか否か意思決定が困難な場合，看護者は必要な情報をインフォームドコンセントし，「意思決定を支える役割」があるといえよう．妊娠している場合，中絶可能な期限を考慮し看護者は決断を焦ることがあるが，複雑な条件下であったとしても「当事者にとって何が最善なのか」という視点で考えることが重要である．当事者の意思を単に尊重するだけではなく，専門職者の視点から情報提供することにより当事者である女性が自分で方向性を見出し，最善の方法を選択できるのではないかと考える．

引 用 文 献

1) 厚生労働省「母体保護統計報告」，「保健・衛生行政業務報告」．
2) サラ・T. フライ，メガン-ジェーン・ジョンストン著，片田範子，山本あい子訳（2010）看護実践の倫理：倫理的意思決定のためのガイド 第3版，pp. 28-29，日本看護協会出版会．
3) 国際助産師連盟，日本看護協会訳（1999）ICM 助産師の国際倫理綱領．
   http://www.nurse.or.jp/nursing/practice/rinri/pdf/icm_ethics.pdf
4) 堀内成子編著，中西睦子監修（1999）母性看護学，p. 85，建帛社．
5) 前掲書4），p. 43．
6) ルヴァ・ルービン著，新道幸恵，後藤桂子訳（1997）ルヴァ・ルービン母性論，pp. 45-46，医学書院．
7) 前掲書4），p. 90．
8) 望月嵩，本村汎編（1980）現代家族の危機：新しいライフスタイルの設計，pp. 12-13，有斐閣．

参 考 文 献

1. 宮坂道夫（2005）医療倫理学の方法　原則・手順・ナラティヴ，医学書院．
2. Jonsen, A. R., Siegler, M., Winslade, W. J., 赤林朗他監訳（2006）臨床倫理学：臨床医学における倫理的決定のための実践的なアプローチ　第5版，新興医学出版社．
3. ジョイス・E. トンプソン，ヘンリー・O. トンプソン著，ケイコ・イマイ・キシ，竹内博明日本語版監修・監訳，山本千紗子監訳（2004）看護倫理のための意思決定10のステップ，日本看護協会出版会．
4. 岡崎寿美子，小島恭子編著（2005）ケアの質を高める看護倫理：ジレンマを解決するために　補訂，医歯薬出版．

5. 伏木信次, 樫則章, 霜田求編（2008）生命倫理と医療倫理, 金芳堂.
6. 石井トク（2008）看護の倫理学 第2版, 丸善.
7. 齋藤有紀子編著（2002）母体保護法とわたしたち：中絶・多胎減数・不妊手術をめぐる制度と社会, 明石書店.
8. 小松美穂子, 山中久美子編（2006）母子看護学原論, 廣川書店.

3 精神疾患患者の医療機関受診に関する看護倫理

　精神障害者を抱える家族はさまざまな心理的負担を感じているが，病気に対する社会や家族自身の偏見が障害となって周囲から心を閉ざし，家族だけで問題を抱え込んでしまう場合が少なくない．他の人に迷惑さえかけなければと，医療中断したままにしている家族や，患者の症状に振り回されながらも現状を変えようとしない家族，患者の独語を必死で隠そうとする家族などに出会うたび，患者を思う家族の複雑な心情を感じるとともに，長年培ってきた家族の価値観が根強くあることを感じる．そのような家族の価値観と，看護者としての価値との狭間で，さまざまな倫理的ジレンマを感じることがある．
　ここでは，「精神疾患患者の医療機関受診を拒否する家族」とのかかわりで感じたジレンマの解決について検討したい．

3.1 事例紹介

事例 医療機関受診を拒否する精神疾患患者とその家族

　G氏，45歳，女性．父親（80歳）と兄（49歳，無職，未婚）の三人暮らしである．G氏が慕っていた母親は1年前に死亡．
　G氏は，短大卒業後，事務の仕事についたが，数年勤めた頃に身体の不調を訴え退職．以後，しだいに人付き合いが乏しくなり，数カ月後には2階の自室に閉じこもる生活となった．独語・空笑の症状がみられるようになり，「出ていけ！」と相手もなく叫んだり，部屋をぐるぐる徘徊する様子もみられるようになる．家族とのかかわりも拒否していたので，食事，更衣，入浴などの身の回りの世話は母親一人で行い，父親や兄はG氏と接触する機会はほとんどなかった．
　このような状態が20年続いていたが，一度も医療機関を受診することもなく，ずっと家庭内だけでG氏を隠し続けてきたという経過である．長年，G氏の世話をしてきた母親が亡くなったことをきっかけに，兄が「G氏の身の回りの世話をどうしたらよいか」と役場に相談に来たことから，保健師の家庭訪問が開始されることになった．

(1) 訪問時の状況

　G氏とは，5分程度であれば居間で面接することが可能であった．現在も幻覚妄想，無為自閉の症状があり，面接中は独語・空笑がみられる．本人に病識はない．また，長期間，入浴・洗髪・更衣をしていない様子で，髪や服装はかなり乱れ，悪臭がしていた．保健師に対する拒否はないが，警戒している様子がうかがえる．自分から話すことはなく保健師の問いかけに短く答えるのみで，5分位経過すると話の途中であっても，席を立って自室に戻ってしまう．

兄が一番困っているのはG氏が風呂に入ってくれないことであり，悪臭がするので身体を清潔にしてほしいと希望していた．保健師は兄に対して，清潔観念が欠如しているのも病気のせいであることを話し，精神科受診の必要性を伝えたが，兄は，「昔よりは症状も落ち着いた．今はだいぶよい状態だ」との認識で，受診は全く考えていないようだった．さらに話をしても，「本人が嫌がることはしたくない」「誰にも迷惑をかけていないし，今までもそうしてきたので大丈夫です」「いざとなったら（暴れたら）受診を考えたい」と話し，今すぐG氏を受診させる考えはないと，はっきり意思表示していた．

兄は5年前に当時働いていた職場を辞め，1年前に母親が亡くなってからは，家計・家事全般，家族の健康管理等の役割を担っている．人あたりがよく知的な印象があるが，実際には近所付き合いはなく，人とのかかわりが少ない生活を送っている．身体は健康であるが職を探す様子もなく，いつも家でテレビを見ている．

父親は，ADLは自立しているが，高齢で虚弱であるため自分自身の健康に対する不安が強く，保健師との面接でもG氏のことより自分の健康相談を優先してしまうところがある．日常の些細な決め事も決断できずオロオロしてしまい，身体的にも精神的にも長男に頼って生活している様子である．G氏のことを「可哀想な娘だ」といい，心配する気持ちはあるが，「自分にはどうしてやることもできない」「家のことはすべて息子に任せたい．息子と話し合って欲しい」といっている．父親自身の判断力・決断力も衰えている様子なので，一家の意思決定はキーパーソンである兄に委ねられている状況にある．

(2) 支援開始後の経過

保健師は訪問を続けG氏の病状観察をしながら，G氏・家族とかかわる場面を多くし，信頼関係の構築につとめた．また，家族に対しては，訪問のたびに早期受診の必要性を伝え，具体的な受診行動の方法を提案するなど，何とか受診につながるよう根気よくかかわっていった．

G氏とのかかわりでは，面接は拒否するが散歩の援助は受け入れてくれることがわかり，月1回の保健師の散歩援助が定着した．散歩をしながら，G氏は母親が一番好きだったこと，今は父親が好きで，兄のことはあまり好きではないこともわかった．自室は安全であり，その他の場所は危険だと感じていること，父親とずっと一緒にいたいなどの意思も確認することができた．

また，病状の観察については，地元医療機関に保健師との同伴訪問を依頼し，G氏が精神科医師の診察を受けられる機会をつくった．その結果，家族には「入院治療が必要な状態である」と医師から説明された．さらに，医師の勤務する医療機関では訪問診療は実施していないため，訪問の継続は難しいが，本人を連れて受診してくれれば，すぐ入院できるよう準備を整えることは可能であるといわれている．

このように，精神科医師の協力も得ながら受診を勧奨していったが，兄の意思は全く変わらない．保健師は，G氏には入院して適切な医療を受けてもらいたい気持ちがあるが，家族の意思と対立しておりジレンマを感じている．

3.2 症例検討シートによる分析

症例検討シートの4項目にそって情報を収集し整理・分析する（表12-3参照）．

(1) 医学的適応

G氏は20年間，幻覚妄想・無為自閉が続いているが精神科受診歴はなく未治療である．現在も，精神科医師から「入院治療が必要」と判断されているが，受診行動がとれず必要な治療を受け

表12-3 症例検討シート

医学的適応	患者の意向
・20年前から幻覚妄想が続いている． ・精神科受診歴なく未治療．長年，家族がG氏の病気を隠して生活してきた． ・自傷他害はない． ・地元の精神科医師からは「入院治療が必要である」と説明されている． ・一方，「治療しても回復の程度はわからない」ともいわれている． ・病気の経過が長いので，入院期間は長期化する可能性がある．	・G氏自身に病識はなく，自分の健康に対する判断する能力は極めて低い． ・無為自閉．周囲への警戒心が強く，家族に対しても，自分の気持ちを伝えようとしない． ・2階の自室がG氏にとって最も安全な場所．自室には家族も入れない． ・G氏は1年前に死亡した母親のことが一番好きだった．現在は父親が好きで，兄のことは好きではない．父親とずっと一緒にいたい． ・以前，兄が「病院に行こう」と誘ったが，G氏は「嫌だ」といった． ・兄は積極的に治療する考えはない．「本人が嫌がること（受診・入院）はしたくない」「今のところ誰にも迷惑をかけていないし，今までもそうしてきた」「暴れたら受診を考えたい」といっている．
QOL	周囲の状況
・20年間，社会から隔離され閉じこもりの生活を続けてきた．現在も自室にこもった生活で，人とのかかわりはなし． ・夜は電気をつけず，冬もストーブをつけない．自室では一日中布団に入って過ごす． ・食事は，家族が準備したものを自室に運んで食べる．自分の食べたいものを意思表示することはない． ・入浴，洗髪，更衣をしておらず悪臭がする．いつも季節に合わない服を着ている．家族が洗濯物を出すよう声掛けしても応じない． ・月1回，保健師と散歩に行くのを楽しみにしている．散歩時は，いつも近所の洋品店に立ち寄って，スカートや服を購入する． ・現在，家族からは，G氏のQOLが向上するような援助は受けられていない． ・治療することになれば，入院期間が長期化する可能性がある．	・キーパーソンである兄には，G氏を受診させる意思がみられない． ・父親は，G氏のことを不憫に思い心配しているが，自分の身体のことで精いっぱいである．身体的にも精神的にも長男を頼っており，家庭内の問題も長男に解決して欲しいと思っている． ・家族には，保健師と精神科医師からG氏の受診の必要性を伝えている． ・精神保健福祉法による入院形態では，G氏の場合，医療保護入院が適応する．その場合の保護者は父親（親権者）である． ・地元医療機関では訪問診療を実施していないが，保健師の依頼に応じて，必要時，同伴訪問してくれている． ・精神科医師からは，本人を連れて受診ができれば，入院の受け入れ体制を整えることは可能であるといわれている． ・G氏宅には自家用車がないので，受診時にはタクシーなどの交通手段を考慮しなくてはならない． ・父親の年金で生計を立てており，裕福ではない．兄は5年前から無職．就職の予定はない． ・近所との付き合いはほとんどなく，迷惑行為や苦情もない．近隣者にもG氏のことは隠している．

ることができていない．自傷他害はない．病歴が長いのでどこまで回復可能かはわからないが，治療を開始することによって，現在よりは症状が改善できるのではないかと考えられる．

(2) 患者の意向

G氏は現在，幻覚妄想状態で病識がないため，自分にとって医療が必要であるか否かについて

判断する能力は極端に低い．また，父親も高齢で判断力が低下しているため，一家のキーパーソンである兄がG氏の意思を代行する意思決定者となっている．兄は以前，「病院に行こう」とG氏に促した時に拒否された経緯もあったことから，「本人の嫌がることはしたくない」という考えで，G氏の医療機関受診を拒んでいる．G氏が最も信頼していたのは亡くなった母親であり，長い間，父や兄とのかかわりは希薄であった．また，現在は父親のことが好きで，父親とずっと一緒に暮らしたいと意思表示しているが，兄のことは嫌っているようである．G氏の意向を汲んだ意思決定をするためには，代行者である兄とG氏の関係がとても重要になってくる．G氏が兄のことを嫌う理由は何なのか，今までの兄妹関係を含め情報を得ていく必要がある．

(3) QOL

G氏の現在の生活は，人間が生きていくために最低限必要な食事・排泄・睡眠などの生理的欲求は満たされている．しかし，清潔面や環境面など生活に心地よさや快適さを取り入れることや，また，好きなものを食べたり好きな音楽を聴くなどの高次欲求に対する配慮はほとんどされておらず，非常にQOLの低い生活である．しかし，保健師と散歩や買い物を楽しめるという一面ももっていることから，本人に欲求が全くないというわけではないことがわかる．

G氏は20年間，現実と妄想世界とが混在した中で生活してきたので，幻覚妄想や無為自閉などの精神症状だけではなく，人格レベルでの後遺症があることも考えられる．そのため，G氏のニーズを把握することは難しいが，G氏が受け入れやすい方法で，基本的な生活環境を少しずつ整えていく必要性がある．また，治療によって症状改善がはかられれば，G氏の意向も確認しやすくなり，QOL向上に向けた働きかけが可能になると考える．

(4) 周囲の状況

精神科医師と保健師は医療機関受診を勧めているが，兄はG氏を受診させる考えはないと意思表示している．「今のところ誰にも迷惑をかけていない」「暴れたら受診を考えたい」と話しており，周囲への迷惑行為がないことが，受診を遅らせる一因となっている．また，「今までもそうしてきた」という長年培ってきた家族の価値観も影響している．経済的には，年金生活なので裕福ではないが，受診に必要な費用は賄えると話している．しかし，入院治療となれば費用は高額になるので，経済的な問題も否定できない．また，G氏宅には自家用車がないので，受診時にはタクシーなどの交通手段を考慮しなくてはいけないことも，費用の問題と受診に対する煩わしさを高める原因ともなり得る．

兄と父親は，保健師や精神科医師の訪問に対しては受け入れがよい．G氏も拒否的な反応はみせないが，5分ほど経過すると話の途中であっても自室に戻ってしまう．血圧測定など身体に触れる行為は拒否する．

医師の勤務する医療機関では訪問診療は実施しておらず，定期的に保健師との同伴訪問を継続していくことは困難である．また，治療を開始するためには入院が必要であり，病院からも入院の受け入れは可能と言われている．考えられる入院形態としては，G氏自身に病識がないので任意入院は困難であり，自傷他害がないので措置入院にも適応しない．現在の状況からすると，保護者の同意を得て入院治療を開始する医療保護入院の可能性が高い．医療保護入院の場合の保護者は父親である．

父親は高齢で体調が悪いため，身体的にも精神的にも長男を頼って生活しており，G氏の問題も長男に任せたいと思っている．父親自身の判断力・決断力が衰えているのは事実であるが，父親もすべてを長男任せにせず，可能な範囲で意思決定にかかわることが望ましい．

■医療保護入院について
　精神保健福祉法（第33条）によると，「精神保健指定医による診察の結果，精神障害者であり，かつ，医療および保護のため入院の必要がある者であって当該精神障害のために第22条の3（任意入院）の規定による入院が行われる状態にないと判定された者」について，「保護者の同意があるときは，本人の同意がなくてもその者を入院させることができる」と記されている．
　この場合の「保護者」とは，「後見人または保佐人，配偶者，親権を行う者および扶養義務者」であり（第20条），G氏が医療保護入院する場合の「保護者」は父親となる．兄は一家のキーパーソンとして，父親の意思決定をサポートする役割を担うことになる．

(5) 倫理的問題がどこにあるか
　症例検討シートの4項目の視点から情報を整理し終えたところで，この事例の場合の倫理的問題を整理してみる．
　まず，精神症状が持続しているにもかかわらず受診につながっていないため，適切な医療を受けられていないことが問題になる．G氏は病識がなく，判断能力に欠ける状態ではあるが，受診や入院がG氏にとって脅威をもたらすことは事実である．受診行動が本人にとってよいことか否かの倫理的な問題が生じている．精神保健福祉法の中では，精神症状のために判断能力を欠いている患者に対し，本人の同意がなくても強制的に入院を適用し，医療を提供できる制度が整えられている．しかし，制度を活用する際にも，可能な限り本人の意向や人権を尊重した決定が求められるため，ジレンマをともなうことが多い．
　また，保健師は早期に受診させる必要があると考えているが，意思決定者である家族は医療機関受診を拒んでおり，保健師と家族の意思の対立がみられる．
　本人が意思決定できないため，「G氏にとって何がよいことなのか」を他者が判断しなくてはならないことが，大きな倫理的ジレンマを生んでいる．

3.3 倫理的問題の検討

(1) 倫理原則からの検討
　焦点化できた倫理的な問題を，倫理原則をもとに考えてみたい．
　まず，受診が本人にとってよいことなのか否かについては，"善を行い害を避ける"という「善行の原則」に関する問題となる．善行の原則は，「他者が利益を得られるように支援することであり（すなわち福利や尊厳を積極的に推進すること），患者に害が加わること（患者に身体的あるいは心理的な外傷をもたらすことや道徳的権利を意図的に妨げること）のリスクを防いだり，減らしたりする」こと[1]と解釈されている．
　G氏は20年前から幻覚妄想などの精神症状が出現していたが，受診行動がとれないために治療の機会を逃し，いまだに適切な医療が提供されていない状態である．「患者の権利に関するWMAリスボン宣言」（巻末付録6参照）では，すべての人が平等に最善の医療を受けられる「良質の医療を受ける権利」が謳われている．G氏の疾病回復を願って，適切な医療を受けられるように受診を促していくことは，患者としてのG氏の権利を守り，善行の原則にそった考えであるといえよう．
　しかし，G氏本人が医療を受けることを望んでいるなら問題はないが，現在のG氏には病識がなく，以前，兄に受診勧奨された時にも拒否した経過がある．
　長い病気の影響で，他者と意思疎通をはかることもままならないG氏に，受診の必要性を説明し承諾を得ることは大変難しいことである．そのため，適正な医療を提供するためには，G氏の

意思に反して半ば強引に受診させなくてはならない可能性が高い．ふだんから周囲を警戒しているG氏にとっては，受診行動自体が脅威となり得るだろう．そう考えると，G氏に利益をもたらそうとする行動がG氏にとっては有害であり，さらに，真実を説明せず一方的に受診させることになってしまえば「嘘を言わない，騙さない」という誠実の原則を揺るがすことにもなる．

また，医師からは「病気の経過が長いので治療しても回復の程度はわからない」と説明されており，さまざまな葛藤を乗り越えて受診しても期待する治療効果が得られず，G氏に有害なこと（受診）をしただけの結果に終わってしまう可能性も否めない．入院期間が長期化すれば，現在のG氏の生活を壊すことにもなり，「父親とずっと一緒にいたい」というG氏の希望に反することにもなってしまう．このように，受診を勧めることは，適正な医療を受ける権利を保障する反面，G氏にとっては，いくつかの有害な行動がともなうという問題点も抱えている．

倫理原則からみた論点は，有益をもたらす「善行の原則」が，害を防ぐ「無危害の原則」に優先するか否かという問題になる．現在は，G氏に及ぼす影響を考えるあまりに受診行動にふみ切れていない状態であり，善行よりも無害の原則を優先していることになる．しかし，人の健康にかかわる疾病回復の視点を後回しにしてよいのだろうか．また，現在の生活が本当にG氏にとって安寧をもたらす生活といえるのだろうか．中長期的な影響も視野に入れ，もう少し視点を広げて考えてみたい．

病気を抱えたままの今の生活は，幻覚妄想による苦痛や恐怖をともなうものであり，G氏にとって決して安寧をもたらす生活であるとはいえない．また，食事・排泄・睡眠などの生理的欲求は満たされているものの，清潔観念などその他の欲求は欠如し，家族の援助も受けようとせずに無為無欲な毎日を過ごしている．人と話をしたり，美味しいものを食べたり，心地よさを感じるなど，生活の中に楽しみや彩りを添える要素も全くみられず，非常にQOLの低い生活を送っているといえる．このままの精神症状が持続すると，幻覚妄想による苦痛からは逃れられず，G氏が安全な生活を獲得することはできない．また，G氏自身が周囲の援助を受け入れられる状態にないので，現在の生活状況を改善していくことも困難である．G氏にとって安心できる生活環境を整え，QOL向上をはかっていくためにも，早期に受診につなげて適切な治療を受けることが必要である．治療による効果は未知数であるといわれているが，今のように未治療のままだと，今後も陰性症状や人格レベルの低下が進み，今以上に生活のしづらさが浮き彫りになってくる可能性がある．また，今後，家族も高齢になっていくので，家族の健康状態の変調や，介護問題などで家族機能が低下していく可能性も否めない．たしかに受診行動をとるには，G氏にとって有害なリスクをともなうが，それによって受診した場合としなかった場合の状況を中長期的に考えると，G氏の意思に反した受診であっても，適切な医療を受ける権利を優先する方が，G氏のためにも家族のためにもよいと結論づけることができる．

(2) 家族の意思決定について

今まで述べてきたとおり，保健師はG氏に対して早期に適切な医療を提供する必要があると考え，そのためにはG氏との葛藤も乗り越えていかなければならないと思っている．しかし，意思決定者である兄は医療機関に受診させるのを拒んでおり，保健師と家族の間に意思の対立がみられる．家族はどんな考えをもって意思決定しているのか，家族の視点から問題を整理し，検討してみたい．

a. 本人の意思

G氏は現在，幻覚妄想状態で病識がないため，自分にとって医療が必要か否かについて判断す

る能力が極端に低い状態である．また，父親も高齢で判断力が低下しているため，一家のキーパーソンである兄が，意思決定者としてG氏の意思を代行している．兄は以前，「病院に行こう」とG氏に促した時に拒否された経緯もあったことから，「本人の嫌がることはしたくない」という考えで，G氏を医療機関に受診させるのを拒んでいる．その他，「今のところ誰にも迷惑をかけていない」「今までもそうしてきたから」「暴れたら受診を考えたい」と，受診をさせたくない理由を述べている．治療費や受診にかかる交通手段などの物理的な問題は，受診を拒む直接的な原因にはなっていないようであった．保健師は，受診の必要性について何度も兄に説明し，受診行動を妨げている問題があるなら協力するという姿勢も同時に伝えているのだが，兄の意思は変わらない．

　受診させようとしない兄の態度は，G氏の立場からみれば，本人の意思を尊重する自律の原則や，嫌がることを避ける無危害の原則を支持しているかもしれない．しかし，それが本当にG氏にとってよいことなのだろうか．G氏は幻覚妄想の影響で周囲を警戒しているため，病院受診を促された時に拒否を示すのは当然のことである．兄はそういったG氏の意思を全面的に尊重しているが，果たしてG氏の病気や判断能力を正しくとらえた上での判断なのだろうか．

b. 代理人の役割

　ジョンセン（Jonsen, A. R.）は，患者自身の意向がわからない，または明らかではない場合，「代理人の決定は患者本人の幸福を促進するものでなくてはならない」[2]と述べ，その幸福（welfare）の促進とは，「苦痛の緩和，機能の保持や回復，生命の長さと質について合理的な人間なら誰もが同じような状況で選ぶであろうような選択を行うことである」と定義している．また，「批判的に評価された社会共通の価値観に照らして」[3]，患者の最善の利益を判断するべきであると述べている．倫理的な視点からみると，代理人である兄の意思決定は，G氏の健康回復やQOL向上の可能性を阻む結果につながり，G氏にとって幸福や利益をもたらす判断とはいえない．兄の判断は個人的な価値観であり，病気がある場合には適正な医療を受けるというのが一般的な価値観である．それは生命を守るために個々人がもっている大切な権利であり，倫理的側面から優先されるべきである．

　また，兄の受け答えからは，周囲に迷惑をかけていないうちはなるべく事を荒立てずにそっとしておきたいというような考えも伝わってくる．20年間，病気を見続けてきた家族にとって，G氏の独語や空笑などの精神症状や自室に閉じこもった無為自閉な生活は，日常的で見慣れた姿なのかもしれない．兄が最初に役場に来たのは「G氏の身の回りの世話をどうしたらよいか」という主旨の相談であり，医療に関する心配ごとではなかった．もはや家族もG氏の回復を期待しておらず，今さら受診させる必要もないと感じているのではないだろうか．そしてこの兄の態度には確固としたものがあり，保健師や医師が受診の必要性を説明するだけで揺らぐものではないようであった．サラ・フライ（Fry, S. T.）が，「どんな価値であってもその人の価値体系に一度組み込まれてしまうと，その人の選択を左右する動機となりうる」[4]と述べているように，兄の意思決定には，病気であるG氏を長年受診させずにいた「家族の価値観」が強く影響していると感じる．

　では，家族はどうしてこのような価値観をもつに至ったのか，あるいはもたねばならなかったのだろうか．G氏の両親は，G氏が発病したときにどのような思いをもち，どんな気持ちでG氏の世話をしてきたのだろうか．なぜ，誰にも相談できなかったのだろうか．その背景について家族の視点から考えてみたい．

c. 家族の価値観

　受診行動に至らず問題を抱え込んでいる家族について，鈴木は，「『そのうちよくなるのではないか』という漠然とした期待が何度も裏切られ，かといって思い切って受診させることもできず，どうしたらよいか出口が見つけられずに，家族成員がお互いに非難し合ってストレスを大きくしている場合も少なくない」と述べ，「家族が優先して取り組まなければならない課題が何かを見失い，エネルギーを消費させている」[5]状態であることを指摘している．

　G氏の両親も，発病当初は幻覚妄想や興奮などの症状に振り回され，混乱した日々を送ってきたであろうが，それでも受診行動をとらず家族内だけで問題を抱え込んでしまった．社会の偏見から身を守りたい気持ちも強かったと思うが，やはりその根底には，娘の病状を冷静に受け止めることができず，現実と向き合えなかった親の心情があったのではないかと考える．そのため，「受診」という現実的な方向に家族の気持ちが向かず，どうしたらよいのかわからない状態に陥っていたのではないだろうか．さらに，周囲に相談することもできなかったので，その思考から抜け出すことができず，家族なりのやり方で何とかG氏を世話しながら生活してきた．これが，家族が長年かけて獲得した生活の仕方であり，現在の「家族の価値観」につながっているのだと考える．実際には，G氏の世話をしてきたのは母親であり，父親はほとんど関与できていなかったようである．もしかしたら「家族」というよりも「母親」の価値観というべきかもしれないが，そういった価値観を兄はどのように見てきたのだろう．

d. 意思の対立

　先に，兄は受診の必要性を感じておらず，事を荒立てたくないように見えると述べたが，以前はG氏に受診を勧奨した時期もあったようである．母親が苦労しながら世話しているのを見て，兄は受診させた方がよいと密かに感じていたのかもしれない．どのような勧奨のしかたをしたのか（熱心にいったのか，それとも一度か二度，軽くいっただけなのか）は定かではないが，いずれにしても，受診の必要性を感じて口に出してみたということであろう．しかし，勇気をもって言葉にしてみても，結局は本人に拒否され，行動を起こさずあきらめてしまった．そのような経過を含めて考えてみると，現在，受診を拒否している兄の頑なさの中には，「今までもそうしてきたから」と，家族の価値観に決定を委ね，問題と向き合うことを避ける「防衛的な気持ち」のほかに，「どうせうまくいかない」という過去の経験からの「あきらめの気持ち」があるのではという見方もできる．G氏に対して両親が長年続けてきた対応を黙認し，自分も同じ屋根の下で何年も生活し続けているので，結局は，兄も家族の価値観の影響を強く受けているといえるが，その一方で，両親とは異なる兄自身の価値観も垣間みえる（図12-4）．一度はG氏を受診させようと思った兄自身の考えについて，もっと話を聞いていく必要がある．

　また，兄が両親に対してどんな思いをもっているのかについても情報不足である．生前は母親一人でG氏の世話をしてきたが，亡くなった後は急に兄にその役割が覆い被さってきた．どうしたらよいのかと戸惑う気持ちと同時に，どうしてこんな大きな役割を残していったのかという，行き場のない怒りもあったのではないだろうか．そして，G氏の問題を母親や自分に任せきりにしている父親に対しても，何か思いがあるのではないだろうかと感じる．このように，両親に対する兄自身の思いも，現在の兄の意思決定に影響していると考えられるので，これから明らかにしていく必要がある．

　さまざまな視点から家族の価値観について考察してみたが，いずれにしても，現在の兄の意思決定は，G氏の人権やQOL向上に配慮した判断であるとはいえない．自分で意思決定ができないG氏の代理人として，G氏の長い将来を見据え，今，G氏に代わってどういった決定をする

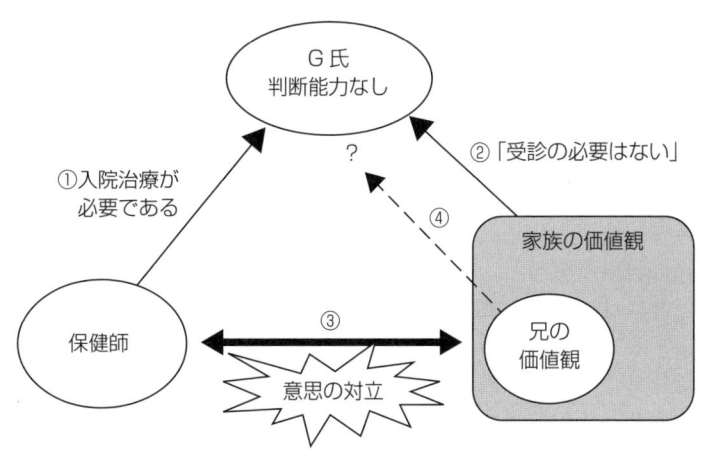

```
         G氏
       判断能力なし
    ①入院治療が    ?   ②「受診の必要はない」
    必要である         ④
                            家族の価値観
      保健師    ③         兄の
            ←─────→      価値観
              意思の対立
```

① 支援者側の価値観.
② 長年，G氏とのかかわりの中で培ってきた家族の価値観．
③ 保健師と兄の意思が対立している．しかし，兄の意思は家族の価値観の影響を大きく受けている．
④ 兄も家族の価値観とは別に，G氏に対する思いがあるようだが明らかではない．

図12-4 意思の対立の構造

のが最適なのか，さまざまな選択肢をもって再検討する必要がある．

　また，長い間，G氏と兄の関係は希薄であり，さらにG氏は兄のことを嫌っている様子が見られている．G氏は何故，兄を嫌っているのだろうか．受診を勧められてから兄に対する警戒心を強めたのだろうか．それとも，もっと前から兄妹仲がよくなかったのだろうか．もともとの兄妹関係がよくなかったと考えると，G氏が受診を拒否した背景には，「信頼できない兄のいうことには，絶対従いたくない」というG氏の意思も感じることができる．そういった兄妹関係の中で，兄がG氏の気持ちや意思を適確に把握できているかについても疑問が残るところである．兄の判断能力に問題はないが，兄の中に根強く残っている個人的価値へのこだわりや，希薄な兄妹関係から，兄一人でどれだけG氏の代理者としての役割を適正につとめることができるだろうか．代理者には，本人にとって最善の利益を考えた意思決断が求められる．しかし，そのような重要な問題は簡単に決断できるものではなく，代理者にとっても頭を悩ませる問題であろう．兄には，迷ったときに相談できる人は存在するのだろうか．今回の意思決定は誰かに相談して決めたものなのだろうか．兄に対するサポート体制についても情報を得て，G氏にとって最善の意思決定ができるよう支援していく必要がある．

3.4 具体的な対応

　これまでの倫理的検討から，代理者である兄の判断はG氏の健康回復やQOL向上の可能性を阻む結果につながり，G氏にとって最善の意思決定ではないこと，G氏に今最も必要なことは適切な医療の提供であることが明確になった．また，家族が適切に意思決定できるためには，「家族に対する支援」が必要であることもわかった．では，私たちは家族に対してどのような支援ができるのだろうか．今後の対応について考えてみたい．

(1) 兄の意思決定を支える支援

　前述したとおり，兄の意思決定は，今まで培ってきた「家族の価値観」の影響を強く受けて

いると考えられるが，この考えのままで現状を改善していくことは難しい．まずは兄が「家族の価値観」に頼らず，兄自身の見方で現状を見つめ，G氏にとって何が一番よいのか再度考え直していけるよう支援していくことが必要である（図12-5）．

今まで保健師は「早くG氏を受診させなくては」という焦りから，兄を説得し，何とか納得させようという姿勢でかかわってしまっていた．しかし，説得されて渋々承諾するという形ではなく，家族が納得して主体的に意思決定することが，自律性を尊重した倫理的な意思決定である．

兄が自分自身の価値観で現状を見つめ，物事を考えられるよう支援するためには，まず，現在置かれている兄の立場を理解し，どういう気持ちで家庭内での役割を行っているのか，困ったときや迷ったときにはいつもどうしているのか，サポートしてくれる人はいるのか等，兄が安心して本音を話せるような関係づくりをしていく必要がある．そして，病んだ妹のことを兄自身はどのように見てきたのか，両親に対してどういう思いをもっていたかなど，兄の目線で見た家族の歴史やそれぞれの家族成員に対する思いについて話をし，兄自身の価値観に近づいて理解していくことが必要である．そうすることで，家族の価値観にとらわれることなく，兄自身の価値観で現状を客観視していけるきっかけになるのではないかと考える．

(2) 家族の力を高める支援

春日は，「たとえ現在の状況が悲惨で不都合で困った状態にあったとしても，それをあえて打ち崩して別なステージの生活を始めることにはかなりのエネルギーを必要とする．それは予想以上の大きな負荷なのである」[6]と，精神障害者を抱える家族を変えることの難しさについて述べている．受診させた方がよいことは理解できても，今までの生活を変える気力や行動力が不足していれば，受診行動に結びつかない場合も考えられる．現在，兄には相談者がいないため，受診の必要性が理解できても，兄一人でそれを行動に移し，生活を変化させていくことは並大抵のことではない．まして，以前，受診を拒否されたという経験をもっているため，兄自身の中にはすでに「あきらめの気持ち」が存在し，パワーレスな状態であると考えられる．兄一人で問題を抱えるのではなく，兄と一緒に問題に向き合う家族や周囲の体制を整えていく必要がある．同居している父親は虚弱であり判断力も衰えてきているが，父親として果たすべき役割もある．娘の問題をすべて息子任せにするのではなく，父親も兄とともに問題に向き合うことが

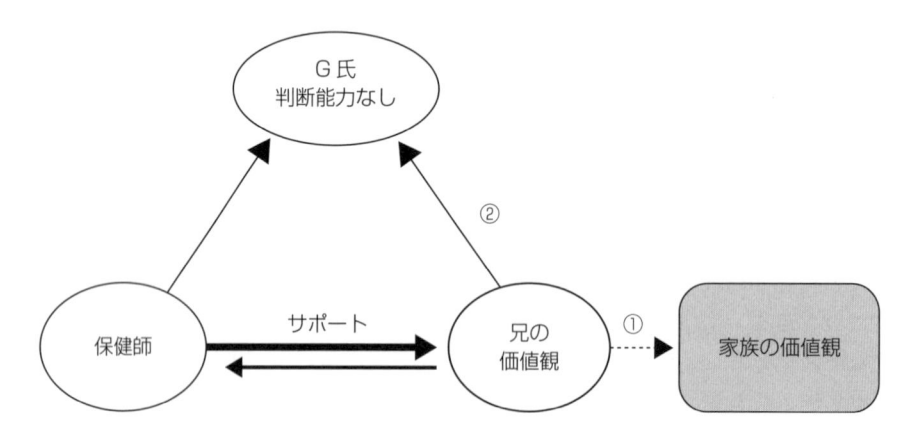

① 兄が「家族の価値観」を客観的にみることができる．
② 兄自身の価値観でG氏にとって何が最良か考えていける．

図12-5 理想的な意思決定

できれば，家族の力を高めていけると考える．さらに，近隣者や民生委員，友人など，相談役となり得る人とのつながりをつくり，問題を家族だけで抱えないようにしていく必要があると考える．

(3) 家族の生活調整について

兄は49歳という働き盛りの年代であるが，無職で父親の年金に頼った生活をしており，家事や家族の世話など，家庭内の役割を生活の中心においている．また，未婚で人との付き合いも乏しく，父親の受診の付き添いや近所に買い物にでかける以外は外出することもない．兄はこのような今の生活をどのように思っているのだろうか．家族のために自分のしたいことを我慢したり，あきらめているということはないのだろうか．兄自身の今後の長い人生を考えると，自分の時間を家族のためだけに費やすのではなく，自分の将来のために時間を有効に使うことも大切である．兄に対する支援を考えていくときには，兄自身の生活の質も視野に入れ，そのために必要な家族間の調整や社会資源の活用なども検討していく必要がある．

しかし，その一方で，兄が仕事を辞めたのは5年前であり，1年前に母親が亡くなる前までは，兄が家庭内で役割を求められることもなかったと思われる．それでも再就職しなかったことを考えると，働いていないのは家族の世話だけが原因ではなく，兄自身の課題があることも考えられる．いずれにしても，兄自身が自分の人生について考え直し，自分なりの楽しみや生きがいを見つけ，健康的な生活を取り戻していけるよう支援していくことが必要である．

20年間，G氏を精神疾患に冒されたままの状態で社会から隔離し，家族だけで隠し続けてきたことは，G氏の人権を尊重した選択ではなかった．早期に治療していれば，G氏の過ごした20年間ももっと違うものになっていただろうと考えると，とても悔やまれる問題である．しかし，ただ単純に家族だけを責めるわけにもいかない．家族も患者と同じように病んできたことを理解し，そうせざるを得なかった家族の心理も同時に理解していく必要があると考える．

3.5 まとめ

代理者である家族と意思が対立した場合，私達は非常に戸惑ってしまうが，どんな時にも「本人にとって何が最善か」という原点に立ち返って考え直すと，自然と方向性が見えてくるものである．しかし，それを家族と共有する作業は簡単なことではない．家族の価値観がそこに立ちはだかっている場合，看護者側の正論を述べるだけでは受け入れてもらえず，押し問答はいつまでも続くように思われる．家族はどうしてそのように意思決定したのか，あるいはせざるを得なかったのか，家族の視点で考え，家族の価値をいったん受け止める作業が必要であり，そこで初めて，話し合える土台ができるのだと思う．

引 用 文 献

1) S. T. フライ，メガン-ジェーン・ジョンストン著，片田範子，山本あい子監訳 (2010) 看護実践の倫理：倫理的意思決定のためのガイド 第3版，pp. 28-29, 日本看護協会出版会．
2) A. R. ジョンセン，M. シーグラー，W. J. ウィンスレイド著，赤林朗他監訳 (2006) 臨床倫理学：臨床医学における倫理的決定のための実践的なアプローチ 第5版，p. 105, 新興医学出版社．
3) 前掲書2)，p. 134.
4) 前掲書1)，p. 7.

5) 鈴木和子，渡辺裕子（2006）家族看護学 理論と実践 第3版，p.236，日本看護協会出版会．
6) 春日武彦（2001）病んだ家族，散乱した室内―援助者にとっての不全感と困惑について，p.100，医学書院．

参 考 文 献

1. 宮坂道夫（2005）医療倫理学の方法：原則・手順・ナラティヴ，医学書院．
2. 木村利人監修（2004）看護に生かすバイオエシックス：よりよい倫理的判断のために，学習研究社．
3. 岡崎寿美子，小島恭子編（2005）ケアの質を高める看護倫理：ジレンマを解決するために　補訂，医歯薬出版．

4 高齢者の身体拘束に関する看護倫理

4.1 事例紹介

事例 「安全ベルト」をいやがる高齢者

　M氏，78歳，男性．元会社経営者．75歳の妻と長男（46歳）家族と二世帯住宅で暮らしている．会社経営は長男に任せていたが，最近は会社の記念式典準備のため外出して人に接する機会が多く，疲労感があった．今回，風邪をこじらせ呼吸が苦しくなったため入院した．診断名は間質性肺炎．これまでに入院するほどの病気を患ったことはなかった．

　入院時は呼吸状態が悪く，人工呼吸器を装着した．呼吸管理，薬物治療を受け呼吸状態が安定したため，人工呼吸器をはずした．呼吸状態の安定にともない，ベッド上安静だった安静度も徐々に拡大し，現在は，介助で車いすに乗車し，廊下に出て散歩することができるまでになった．本人は「もう息も苦しくないし，大丈夫」と，車いす乗車時は自分で車輪を回して10mほど車いすを操作している．しかし，ベッド上安静による長期臥床が続いたことで，下肢筋力の低下がみられ，自力での立位は困難であり，移動時には介助が必要である．

　M氏は，自力立位が困難な状態で一人で立ち上がろうとし，ベッドサイドで転倒したことがあった．そのため，看護師は一人で立位になることに対して注意を促したが，「式典の準備をしないといけないから早く歩けるようにならないと」と，一人で立ち上がろうとする様子がみられた．このため，車いす乗車中は必ず「安全ベルト」を装着し，体幹と車いすを固定されている．看護師は，できることならベルト装着をしたくないと考えているが，「転ぶと危ないからつけましょうね」といって装着を促している．M氏は「これ（安全ベルトを指して）をつけないといけないのか…」とつぶやきながら装着し，現在にいたっている．

　看護師は，M氏についてカンファレンスで検討した．現在の下肢筋力の状況では，車いす乗車時に転倒の危険性があるため，安全ベルトが必要であるという意見があがった．その一方で，安全ベルトは「抑制」につながるため，できることなら行いたくないという意見も出された．検討の結果，下肢筋力の回復ができれば安全ベルトを装着しなくてもすむということが確認され，患者の「早くよくなりたい」という気持ちをふまえ，主治医にリハビリテーション開始について提案する，という結論にいたった．そこで，主治医にリハビリテーション開始について相談したが，主治医は，「もう少し病状をみてからにする」と答え，現在，リハビリテーション

開始の指示は出されていない．

また，同居している長男は，「会社のことは気にせず，治療に専念してほしい．治療についても先生にお任せしているから，先生や看護師さんのいうことを聞いておとなしく入院していてほしい」と話しており，M氏本人にも，「会社のことは心配せず，ベッドに寝て安静にしておいたほうがいいよ」と声をかけている．

昼食時に面会に来る妻は，M氏の様子をみて，「今まで主人は元気だったので私はそれについてきたけれど，こんなふうに動けなくなってしまって…．自宅に戻ってから生活はできるのか心配」と話し，現在は介護保険申請を家族で検討している状況である．

4.2 症例検討シートによる分析

ジョンセンらの症例検討シート[1]に従い情報を分類し，4つの項目ごとに分析をすすめる（表12-4）．

表12-4 症例検討シート

医学的適応	患者の意向
・間質性肺炎． ・感染再燃の可能性． ・長期臥床のため下肢の筋力が低下しており，リハビリが必要． ・病状は安定しているが，高齢であるため感染，筋力の低下，見当識障害，認知症などが生じる可能性，また入院の長期化により社会性の低下が生じる． ・医師によるリハビリの指示はない．	・M氏は「もう息も苦しくないし，大丈夫」「式典の準備をしないといけないから早く歩けるようにならないと」と，回復に向けての意欲がある．自力立位保持困難であるが，一人で立ち上がろうとしているため，自分自身の体力についての判断はやや不適切なところが見受けられる． ・「安全ベルト」装着に対しては，「これ（安全ベルトを指して）をつけないといけないのか…」とつぶやきながら装着し，車いすに乗車している． ・車いすに乗車するときには必ずベルトを装着しており，医療者の説明に従っている． ・安全ベルト装着に関して，患者本人と医療者とのあいだにどのような話し合いがあったのかは不明．
QOL	周囲の状況
・安全ベルトで車いすに体幹を固定されているため，患者の自由が奪われている．	・M氏の身の回りの世話は妻が行っている．しかし，妻も高齢であり，「今まで主人は元気だったので私はそれについてきたけれど，こんなふうに動けなくなってしまって，これから（自宅に戻れるのか，戻ってからの生活はできるのか）が心配」と話している． ・病状が安定するまでリハビリは開始しない（医師） ・「先生や看護師さんのいうことを聞いておとなしく入院してほしい」（長男） ・経済的側面では困っている様子は伺えない． ・家族間で介護保険申請を検討中である．

（1）医学的適応

間質性肺炎は，肺胞が線維化を起こす疾患[2]で肺活量の減少をきたす．そのため運動負荷時の呼吸困難が徐々に進行し，安静時の呼吸困難にまで伸展してゆく．原因不明のことが多く，一般にステロイド剤が有効とされている．

入院当初は，人工呼吸器による管理が必要とされるほど重症であったが，集中的な治療により病状は軽快してきた．この呼吸器管理をはじめとする治療のために，M氏は長期にわたるベッド上安静が必要とされた．現在，介助があれば車いすでの散歩ができるまでに回復はしているが，

下肢筋力の低下が認められ転倒の危険性が高い状態にある．リハビリテーションは，まだ開始されていないが，なぜ開始していないのか理由は不明確である．医師が「もう少し病状をみてからにする」というのは，M氏の病状のどこに不安を感じてのことなのかが明らかにされていない．

　M氏の場合，ベッド上安静を必要としていた入院初期の急性期段階から，呼吸機能に影響を与えない程度の関節可動域訓練等を他動的に行う必要があったと考える．なぜならば，高齢者の場合，ベッド上安静が1週間続けば筋力は15～20%低下する[3]といわれており，また4日間の関節固定で自動的にも他動的にも可動域は低下する[4]とされているからである．このような廃用性の障害が起きてからでは回復に時間がかかり，もとどおりに回復しない可能性もかなりある．そのため安静による二次的障害を予防することが極めて重要である．

　現在，病状は安定しているが手放しで安心できる状態にはない．加齢にともなう免疫力の低下があり易感染状態にある．上気道感染などをきっかけとして容易に肺炎を引き起こし病状の悪化をきたす．

(2) 患者の意向
a. 患者の判断能力
　「もう息も苦しくないし，大丈夫」「式典の準備をしないといけないから早く歩けるようにならないと」という発言により，M氏には回復に向けての意欲が感じられる．しかし，自力での立位保持が困難な状況にありながら，一人で立ち上がろうとする様子が見られ，自分自身の体力についての判断はやや不適切なところが見受けられる．こうしたやや不適切な判断は，M氏自身の「早く歩けるようになりたい」という思いの強さゆえに生じているのではないかと考えられる．

　看護師は何度か注意を促しているが，M氏は「早く歩けるように」との思いから看護師の見守りがない状態で車いすに移動する可能性や，一人で立ち上がる危険がある．したがって，転倒の危険性が高いと考えられる．今のところ「安全ベルト」装着に対し，「これ（安全ベルトを指して）をつけないといけないのか…」とつぶやきながらも，装着された状態のまま車いすに乗っており，本人はベルト固定を仕方なく受けているのではないかと考えられる．

b. インフォームドコンセント
　看護師は，「転ぶと危ないからつけましょうね」とM氏に説明しているが，果たしてM氏はどのように考えているだろうか．看護師とM氏との間でどのような話し合いが行われ，M氏の意思がどのように反映されているのか不明確である．看護師は，ベルト固定によってM氏に生じる不都合と，その不都合にどう対処していくかということを説明してベルト固定を実施しているだろうか．「これをつけないといけないのか」というM氏のつぶやきは，ベルト装着に対して納得していないことを推測させ，M氏の理解が得られているとはいい難い．M氏の理解力は年齢相応に十分あると推測できる．したがって，何か用事があるときには看護師をよぶように説明することで，理解が可能であると考えられる．

　また，看護師はM氏の妻や長男にはどのような説明をしているか，同意を得ているかは不明確である．長男の「…先生や看護師さんのいうことを聞いておとなしく入院していてほしい」という発言は，ベルト固定に対してもいえることなのだろうか．

(3) QOL
　現在，病状は安定してきたが，治療としてベッド上安静を保つ必要から下肢筋力の低下を生じ，自分の思いどおりに動くことができていない．加えて，車いすに乗っているときはベルト固定をするようにいわれているため，不自由さに拍車をかけ，M氏の自由は大きく損なわれている．

M氏は早く歩けるようになり，会社の記念式典に出席することを強く望んでいる．そのM氏にとって看護師によるベルト固定の指示は，M氏の期待とはまったく正反対のものであり，QOLに大きな影響を与えている．

確かに，M氏が転倒してしまった場合，年齢的にも骨折の可能性が高いことは事実である．骨折から寝たきり状態になってしまうことはよくあることであり，寝たきり状態になった場合のM氏のQOLは著しく低下する．では，「安全ベルト」で固定をしていれば，転倒を防ぐことができるかということが問題となる．ベルト固定された状態で立ち上がろうとして転倒した場合は，固定をしていない場合に比べより大きな事故になり重傷になることが多い．よかれと思ってベルト固定をすることは，かえって患者のQOLを低下させる可能性が大きい．

また，十分に納得しないままベルト固定をしているとするなら，M氏が感じている屈辱感や自尊心の低下は計り知れないものがあるのではないかと考える．

(4) 周囲の状況
a. 法的側面からの検討

「安全ベルト」を用いて車いすに固定することは身体拘束である．ここでの身体拘束とは，「衣類又は綿入り帯等を使用して，一時的に当該患者の身体を拘束し，その運動を抑制する行動の制限」（昭和63（1988）年，厚生省告示，第129号）のことをいう．身体拘束に関する法律は，平成11（1999）年に厚生省（当時）が介護保険の指定居宅サービス，施設サービスの運営に関する省令で，「入所者または他の入所者等の生命又は身体を保護するため緊急やむを得ない場合を除き，身体拘束その他の入所者の行動を制限する行為を行ってはならない」と規定されている．そして，介護保険指定基準で禁止の対象となる具体的な行為を，表12-5のとおり11項目あげて

表12-5 介護保険指定基準において禁止の対象となる具体的な行為

①徘徊しないように，車いすやいす，ベッドに体幹や四肢をひもなどで縛る．
②転落しないように，ベッドに体幹や四肢をひもなどで縛る．
③自分で降りられないように，ベッドを柵（サイドレール）で囲む．
④点滴・経管栄養等のチューブを抜かないように，四肢をひもなどで縛る．
⑤点滴・経管栄養等のチューブを抜かないように，または皮膚をかきむしらないように，手指の機能を制限するミトン型の手袋等などをつける．
⑥車いすやいすからずり落ちたり，立ち上がったりしないように，Y字型抑制帯や腰ベルト，車いすテーブルをつける．
⑦立ち上がる能力のある人の立ち上がりを妨げるようないすを使用する．
⑧脱衣やおむつはずしを制限するために，介護衣（つなぎ服）を着せる．
⑨他人への迷惑行為を防ぐために，ベッドなどに体幹や四肢をひもなどで縛る．
⑩行動を落ち着かせるために，向精神薬を過剰に服用させる．
⑪自分の意思で開けることのできない居室等に隔離する．

表12-6 身体拘束が可能となる3つの要件

切迫性：利用者本人または他の利用者等の生命または身体が危険にさらされる可能性が著しく高いこと．
非代替性：身体拘束その他の行動制限を行う以外に代替する介護方法がないこと．
一時性：身体拘束その他の行動制限が一時的なものであること．

表12-7 介護保険法の目的（法第1条）

加齢にともなって生ずる心身の変化に起因する疾病等により，「要介護状態」となり，入浴，排せつ，食事等の介護，機能訓練並びに看護及び療養上の管理その他の医療を要する者等について，これらの者がその能力に応じ自立した日常生活を営むことができるよう，必要な保健医療サービス及び福祉サービスにかかる給付を行い，国民の保健医療の向上および福祉の増進をはかること

いる．M氏に行われている「安全ベルト」は，表12-5の⑥「車いすやいすからずり落ちたり，立ち上がったりしないように，Y字型抑制帯や腰ベルト，車いすテーブルをつける」に該当する．

　これらの身体拘束を行う場合には，「切迫性」「非代替性」「一時性」の3つの要件（表12-6）を満たしていなければならない．そして，なおかつ「緊急やむを得ない場合」かどうかを施設全体で判断するように求めている．

　M氏が入院している病院は，介護保険施設ではないためにこの省令の効力は及ばない．しかし，M氏には本当に「安全ベルト」が必要だったのだろうか．看護師のカンファレンスで，"転倒の危険性があるため「安全ベルト」が必要""「安全ベルト」は抑制につながるため，できることなら行いたくない"という2つの意見が出ている．このいずれの意見も，基本的には「安全ベルト」を認めている点で共通している．「安全ベルト」以外の方法について，あるいはベルト固定による危険性について，どのような検討が行われたのか疑問が残る．

　また，M氏とその家族は，介護保険の申請を検討している最中である．この制度は利用者の意思を尊重したサービスを提供し，保健・医療・福祉サービスの統合をめざして制定された．介護保険法の目的は表12-7に示したとおりである．現在のM氏の状況を考えると要介護認定が行われるものと考えられる．要介護認定がなされれば，退院後在宅にあって種々のサービスを利用できることになる（表12-8）．

b. 家族の状況

　M氏のキーパーソンは妻と長男であり，身の回りの世話は妻が行っている．妻の健康状態は，今のところ特別問題となることはなさそうであるが，妻も高齢であり，これから自分の健康はどうなるかという不安はもっていると考えられる．また，元気だった頃のM氏とはあまりに違う姿に直面して戸惑い，これからどうなっていくのか見通しがもてずにいることによる不安も抱えていると思われる．

　一方，長男は「会社のことは心配せず，ベッドに寝て安静にしておいたほうがいいよ」とM氏を気遣っている．M氏には医師の指示を守り，患者になりきることを求めている．長男の思いやりから出ていることではあるが，"早く歩けるようになりたい"とあせっているM氏の気持ちとはかみ合っていないと考えられる．

4.3 倫理的問題の検討

1）倫理原則からの分析
(1)「安全ベルト」は仕方がない？——無危害の原則

　患者の安全を守るためにはやむを得ない，仕方がないというのは無危害の原則が該当する．患者の安全を守ることは医療における大前提である．患者の安全を守るために「身体拘束は効果的である」という看護師の考え方が，ベルト固定を行う基盤にある．しかし，身体拘束が効果的であるという科学的な裏付けはまったくない[5]．身体拘束の有効性というより，身体拘束がもたらす弊害（表12-9）が多くある．身体拘束によって患者が快方に向かう，あるいはQOLが改善するということはない．図12-6に示したような悪循環をもたらす．そして，最悪の場合は「抑制死」を招く．これは，吉岡らが多くの抑制されていた老人をケアしていく中で見出した現象に対して名付けられたものである．具体的には，「縛りつづけられていると関節が拘縮し，筋肉が萎縮し，心肺機能が低下し，全身が衰弱し，感染も起こしやすくなる．縛られてしまったという精神的なダメージとの相乗効果で，障害をもつ弱い高齢者に致命的な変化が生じ，もはや縛ることをやめても，縛られる以前の状態には回復しない」[6]というものである．

表12-8 介護保険制度における居宅サービス等

サービスの種類	サービスの内容
訪問介護 （ホームヘルプサービス）	ホームヘルパーが要介護者等の居宅を訪問して，入浴，排せつ，食事等の介護，調理・洗濯・掃除等の家事，生活等に関する相談，助言その他の必要な日常生活上の世話を行う
訪問入浴介護	入浴車等により居宅を訪問して浴槽を提供して入浴の介護を行う
訪問看護	病状が安定期にあり，訪問看護を要すると主治医等が認めた要介護者等について，病院，診療所または訪問看護ステーションの看護師等が居宅を訪問して療養上の世話または必要な診療の補助を行う
訪問リハビリテーション	病状が安定期にあり，計画的な医学的管理の下におけるリハビリテーションを要すると主治医等が認めた要介護者等について，病院，診療所または介護老人保健施設の理学療法士または作業療法士が居宅を訪問して，心身の機能の維持回復を図り，日常生活の自立を助けるために必要なリハビリテーションを行う
居宅療養管理指導	病院，診療所または薬局の医師，歯科医師，薬剤師等が，通院が困難な要介護者等について，居宅を訪問して，心身の状況や環境等を把握し，それらを踏まえて療養上の管理および指導を行う
通所介護 （デイサービス）	老人デイサービスセンター等において，入浴，排せつ，食事等の介護，生活等に関する相談，助言，健康状態の確認その他の必要な日常生活の世話および機能訓練を行う
通所リハビリテーション （デイ・ケア）	病状が安定期にあり，計画的な医学的管理の下におけるリハビリテーションを要すると主治医等が認めた要介護者等について，介護老人保健施設，病院または診療所において，心身の機能の維持回復を図り，日常生活の自立を助けるために必要なリハビリテーションを行う
短期入所生活介護 （ショートステイ）	老人短期入所施設，特別養護老人ホーム等に短期間入所し，その施設で，入浴，排せつ，食事等の介護その他の日常生活上の世話および機能訓練を行う
短期入所療養介護 （ショートステイ）	病状が安定期にあり，ショートステイを必要としている要介護者等について，介護老人保健施設，介護療養型医療施設等に短期間入所し，その施設で，看護，医学的管理下における介護，機能訓練その他必要な医療や日常生活上の世話を行う
特定施設入居者生活介護 （有料老人ホーム）	有料老人ホーム，軽費老人ホーム等に入所している要介護者等について，その施設で，特定施設サービス計画に基づき，入浴，排せつ，食事等の介護，生活等に関する相談，助言等の日常生活上の世話，機能訓練および療養上の世話を行う
福祉用具貸与	在宅の要介護者等について福祉用具の貸与を行う
特定福祉用具販売	福祉用具のうち，入浴や排せつのための福祉用具その他の厚生労働大臣が定める福祉用具の販売を行う
居宅介護住宅改修費 （住宅改修）	手すりの取り付けその他の厚生労働大臣が定める種類の住宅改修費の支給
居宅介護支援	在宅の要介護者等が在宅介護サービスを適切に利用できるよう，その者の依頼を受けて，その心身の状況，環境，本人および家族の希望等を勘案し，利用するサービス等の種類，内容，担当者，本人の健康上・生活上の問題点，解決すべき課題，在宅サービスの目標およびその達成時期等を定めた計画（居宅サービス計画）を作成し，その計画に基づくサービス提供が確保されるよう，事業者等との連絡調整等の便宜の提供を行う．介護保険施設に入所が必要な場合は，施設への紹介等を行う

（厚生統計協会編（2010）国民衛生の動向2010/2011, 57 (9), p.239, 厚生統計協会）

　このようにみてくると，M氏の転倒を予防するための「安全ベルト」であったが，ベルト固定をすることがM氏の安全を守ることになるのかは大いに疑問である．
　M氏の場合，まだリハビリテーションが開始されてはいないが，ベッド上や椅子に座っての筋力増強運動は可能であろう．また，排泄はトイレに誘導して行う，食事の時間には車椅子に乗って食堂に移動して食べる，食後は洗面所で口腔内をきれいにする．M氏も一緒に楽しめるようなレクリエーションに参加するなどが重要である．このような生活の一つひとつの積み重ねが

表12-9 身体拘束が患者にもたらす弊害

身体的弊害	精神・社会的弊害
・心肺機能の低下 ・食欲低下 ・関節の拘縮・筋力の低下 ・褥創の発生 ・転倒・転落事故の危険性など	・不安　・怒り　・無力感 ・あきらめ　・屈辱 ・認知症の進行 ・せん妄の頻発 ・老人施設に対する不信など

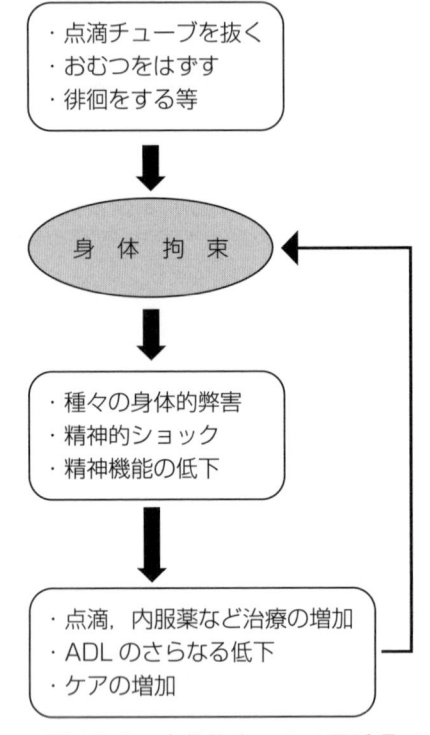

```
┌─────────────────┐
│・点滴チューブを抜く    │
│・おむつをはずす      │
│・徘徊をする等       │
└─────────┬───────┘
          ↓
    ┌──────────┐←────┐
    │ 身 体 拘 束 │     │
    └─────┬────┘     │
          ↓           │
┌─────────────────┐  │
│・種々の身体的弊害    │  │
│・精神的ショック     │  │
│・精神機能の低下     │  │
└─────────┬───────┘  │
          ↓           │
┌─────────────────┐  │
│・点滴，内服薬など治療の増加│──┘
│・ADLのさらなる低下  │
│・ケアの増加       │
└─────────────────┘
```

図12-6　身体拘束による悪循環

リハビリテーション効果をもたらす．

(2) M氏の意思は尊重されているか？──自律尊重原則

「安全ベルト」を使用することについて，M氏の意思は尊重されているのかが問われている．すなわち自律尊重原則である．宮坂は，「身体拘束の承諾を得る」というのは，よく考えてみると，患者に「自律性を放棄すること」の承諾を得ようとしていることであり，自律尊重原則に合致した処置とはいいがたい[7]と指摘している．M氏に判断能力がないならば家族による代理決定ということもあるが，M氏に判断力の低下は認められないため該当しない．そして何よりも，M氏は「これをつけないといけないのか」とつぶやいている．この発言からM氏の意思を推測すると，M氏は「安全ベルト」装着を否定している．"ベルト固定はいやだ" "ベルト固定はしない"というのがM氏の自己決定である．看護師は，そのM氏の決定を尊重する必要がある．

また，長男は「治療についても先生にお任せしているから，先生や看護師さんのいうことを聞いておとなしく入院していてほしい」と話している．長男は「お任せ」という決定をしてい

るが，このような決定の仕方は，長男ならずとも日本の高齢者に多くみられる決定の仕方である．第二次世界大戦前の封建的・儒教的な社会では，いわゆる「お上」や権威のある人に対して意見を述べるということは，通常ありえないことであった．自分の頭で考え自分で決定する，そしてその結果の責任も自分で負う，という訓練が子どもの頃からなされていないのである．したがって自律尊重，自己決定といってもそのことが苦手で，「先生にお任せします」「夫に任せます」ということが生じてくることを忘れてはならない．

(3) M氏の尊厳は守られているか？──尊厳原則

M氏は長年会社経営者として仕事をし，その仕事の総仕上げがこれから予定されている会社の記念式典ではないかと思われる．そのようなM氏の人間としての，あるいは元会社経営者としての尊厳は守られているだろうか．文字通り尊厳原則である．

M氏は，自分の意思とは裏腹に，車いすにベルトで固定された生活を強いられている．「安全ベルト」，すなわち，Y字型の抑制ベルトは，股関節を固定し，車いすの後ろでロックするようになっている．そのため，自分でそのロックをはずすことはできない．したがって，「安全ベルト」は患者の自由を奪う道具である．

「安全ベルト」をM氏はどんな気持ちでしているのだろうか．屈辱と情けなさ，そして無力感でいっぱいなのではないかと推測される．自分が患者という立場に置かれたためにがまんしているのではないかと考えられる．しかし，人間は弱いときこそ大切にされなければならない．自分で自分の尊厳が守られない場合，周囲の人間──ここでは看護師が患者の尊厳を守る必要がある．そうでなければ，患者は自分の価値を低めることでしか自分を守ることができなくなってしまうのである．

2) 患者，家族，医師・看護師にとっての「安全ベルト」の意味

(1) M氏にとっての意味

これまでのM氏の人生は，会社経営に全力を傾けてきた人生である．会社の繁栄がそのままM氏の喜びであり，記念式典を開催することは，自分の人生の意味を確認する場でもある．そのため式典に出席するということは，M氏にとってはこれまでの人生の集大成であり，総仕上げなのではないかと考える．

ここにM氏が一人で立ち上がろうとする理由がある．"一人で立ち上がるにはまだ危険"ということを看護師から説明されていても，毎日の生活の中で，看護師が来てくれなかったり，リハビリテーションが計画されていなければ，M氏が自分なりに行動をしても不思議はない．会社の記念式典に出席したいと切望しているM氏にとっては，一人で立ち上がることができ，歩けるようになることがほかのどんなことよりも重要なことで優先されることなのだと思う．

(2) 家族にとっての意味

妻と長男は，大切にしているところがM氏とは多少異なっている．長男は会社のことは自分で運営していけるので「会社のことは心配しないで」といい，医療従事者のいうことを聞いて療養して欲しいと思っている．すなわち，長男が心配しているのはM氏の療養と健康の回復であり，記念式典に出席できるかどうかは二の次である．

また，長男は「治療について先生にお任せしている」と話していたが，「安全ベルト」のことは念頭にあったのだろうか．父親の背中を見て育ち，父親の後を託された長男が，足もとが危なくなり車いすにベルトで固定され，自分の意のままにすることができずにいる父親の姿を見て，安心しているとは考えられない．社長として腕をふるっていた父親とはあまりに違う姿に，

寂しさや切なさ，やりきれなさを感じているのではないかと思われる．
　次に，M氏の妻は会社の記念式典や「安全ベルト」のことではなく，自分とM氏のこれからの生活を思い，悩んでいる．夫はもとどおりの元気な身体になるのだろうか，「こんなふうに動けなくなってしまった」M氏の退院後は，自分が夫の介護をしなければならないのではないか，自分に夫の介護はできるだろうか，そして夫の健康が回復しなかったら，自分は誰を頼って生活をしていけばよいのかなど，さまざまな思いで心配になっていると思われる．

(3) 医師・看護師にとっての意味

　医師は，当然のことながら間質性肺炎の治療が最優先である．肺炎治療によって生じる二次的障害や生活上の不自由さについての積極的な関心はあまりもち合わせてはいないと考えられる．
　看護師は，転倒を起こさないようにすることを最重要のこととして看護にあたっている．そのためベルトの装着を促している．その一方で，ベルト固定は抑制になるという後ろめたさも感じている．だから医師にリハビリテーションに関する相談もしている．しかし結果的には，悩みながらベルト固定の継続を決定した．このときの看護師の頭の中には，ベルトをするかしないかの二者択一的な考えしかなかったのではないかと思われる．これまで患者の危険を回避する方法として用いてきたのが身体拘束という方法だったために，「転倒予防＝拘束」という図式が頭の中にできあがっていた可能性がある．
　リハビリテーションの指示が出されていない現在の状況で可能なことは，まず第一にベルト固定をやめ，M氏にナースステーションの近くなど，看護師の目の届きやすいところにいてもらうことを提案することであろう．そして，何か必要のあるときには看護師に声をかけて欲しいことを伝え，またM氏が一人で立ち上がりそうになったときには，すぐに手助けできるようにすることである．さらに，生活の中にレクリエーションを取り入れるなど，全体的なアクティビティを高める工夫をすることが考えられる．
　また，ベルトをしないで万一転倒した場合，事故責任を問われるのではないかという懸念も抱いている可能性がある．森田は介護保険制度における法的責任について，「基本的には身体拘束によって事故防止をはかるのではなく，ケアのマネジメント過程において事故発生の防止対策を尽くすことにより事故防止をはかろうとする」と述べ，「身体拘束」をしなかったことのみを理由として法的責任を問うことは通常は想定されていない[8]と指摘している．したがって，拘束をしないための努力をどのように，どの程度しているのかが問われることになる．

3) 本事例における問題

　「安全ベルト」をしたくない患者と，悩みながらも転倒予防のためにそれを促す看護師の事例を取り上げた．それは無危害原則と，自律尊重原則および尊厳原則との対立であった．転倒予防のために「安全ベルト」をしている高齢者の姿は，老人看護の現場ではよく見られることである．この事例で問題となることは何かについて検討していく．

(1) ベルト固定は安全という思いこみ―無危害原則からの逸脱

　倫理原則からの分析で述べたように，転倒予防のためにはベルトで固定することが有効だという思いこみが看護師の中にあった．ベルト固定をしないことの危険もあるが，ベルト固定による危険もあることをしっかりと認識する必要がある．身体拘束の弊害に関する理解は，本事例の看護師のみならずきわめて不十分である．
　「安全ベルト」と聞くと，患者を守るよい道具のように聞こえるが，その本質は「身体拘束」である．介護保険施設であろうとなかろうと拘束の本質は変わらない．この点を見失うことの

ないよう注意が必要である．

(2) 不十分なインフォームドコンセント

　M氏やM氏の家族と，十分なインフォームドコンセントが行われていなかったと考えられる．M氏の病状が回復し，行動の拡大が行われるに先だって，看護師はM氏とその家族にこれからの見通しと注意しなければならない事柄について十分な説明をする必要があった．そこでM氏や家族の意見や希望を聞くことが必要だった．たとえそのときに聞くことができていなかったとしても，「これをつけないといけないのか」というM氏の発言を聞いたときには，M氏と話し合いをするチャンスであったと考える．また，看護師がカンファレンスをするときにM氏やその家族にも参加してもらうことも可能であった．身体拘束は，単に体を縛るということにとどまらず，人間としての自由と尊厳を奪う重大な行為である．

　この事例ではM氏やその家族と話し合いが不十分だったために，患者の意思も家族の気持ちも的確に把握することができていないと考える．その結果，自律尊重原則からも尊厳原則からも逸脱することになっている．

4.4 具体的な対応

　患者の希望にそって行動範囲を広げていくことは，患者の生活の質を高めるために必須のことである．同時にこのことは，転倒・転落などの事故を招く危険性を増大させる．すなわち，高齢者の生活の質を向上させていくことは，つねに危険と表裏一体なのである．この点を理解した上で，看護師が行わなければならないことは，第一に，患者と患者を取り巻く環境のアセスメントである．具体的には，M氏の筋力や関節可動域，バランス保持能力，現在の呼吸機能，用いられている薬剤，視力や聴力，それに理解力や判断力，そして物の配置やM氏が主に生活する場に関する情報を総合的にアセスメントする必要がある．

　このアセスメントに基づき必要な看護を考え，実践していくが，その際，5つの基本的なケア[9]を徹底することが重要である．それは，①起きる，②食べる，③排泄，④清潔，⑤アクティビティである．起きて覚醒を促し，食べることで点滴や経管栄養になることを防ぐことができる．そしてできるだけトイレで排泄をし，オムツの場合は時間ごとの交換ではなく随時交換とする．入浴等で清潔にすることで不快を取り除く．最後に快適な刺激を与え，生活にリズムをつくっていくのである．まさに看護の独壇場といえる．ごく基本的で当たり前のことを当たり前に行うことが求められているのである．点滴をしなければ抜かれる心配はなく，トイレで排泄をして清潔にしていればオムツの中に手を入れたり，大きな声を出すこともなくなる．こうして身体拘束はしないですむようになってくる．

　しかし，これらのことができない理由としてもちだされるのが，マンパワーの問題である．明らかな人員不足は問題外であるが，人員が確保されていても拘束を行っているところと，減らす努力を必死にしているところがある．この違いは，看護の対象である人間や看護の役割・機能をどのようにとらえているか，さらには拘束をしないということに対する覚悟の程度の相違に起因していると思われる．

　不幸にして事故が起こった場合，そのいきさつを詳細にありのままに記録し，いつ，どこで，どのような状況で起こったのかを客観的に分析する必要がある．そして，どのようにすると防ぐことができたのかを見出し，失敗の経験から学び，それをスタッフ全体で共有していくことが重要である．

　見えないものを見，聞こえない声を聞くことのできる人がプロであるといわれる．それは，

プロとしての視点や知識をもって現象を見て，その意味を考えるから見えてくるのであり，聞こえてくるのだと思う．高齢患者の声はおおむね小さくて弱い．したがって看護師や介護者は高齢患者の言動に細心の注意を払い，その意味をつねに考える必要がある．そして，看護師は高齢患者の自由と尊厳を守る最前線にいることを自覚して，看護にあたっていくべきである．

引用文献

1) A. R. ジョンセン，M. シーグラー，W. J. ウィンスレイド著，赤林朗他監訳（2006）臨床倫理学：臨床医学における倫理的決定のための実践的なアプローチ 第5版，p. 13，新興医学出版社．
2) 佐々木英忠（2003）老年看護病態・疾患論 第2版，p. 137，医学書院．
3) 兵庫医科大学リハビリテーションセンター 道免和久，廃用症候群，p. 11.
   http://www.bekkoame.ne.jp/~domen/pdf/lecturedomendisuse.pdf
4) 同掲書3），p. 6.
5) 吉岡充，田中とも江（1999）縛らない看護，p. 183，医学書院．
6) 同掲書5），p. 168.
7) 宮坂道夫（2005）医療倫理学の方法：原則・手順・ナラティヴ，p. 200，医学書院．
8) 森田博通（2001）解説身体拘束廃止に向けた取組み—厚生労働省「身体拘束ゼロ作戦」について，看護，53（8），p. 68.
9) 前掲書5），p. 22.

5 ネグレクトにある子どもと母親に関する倫理問題

　平成12（2000）年に制定された児童虐待防止法[*2]により，児童虐待は「身体的虐待」「心理的虐待」「性的虐待」「ネグレクト（育児放棄，監護放棄）」と明確に定義されたが，実際はいくつかの虐待が重複していることが多い．またその中でも「ネグレクト」は発見されにくく，介入の難しさがある．

　同法の施行以降さまざまな施策が推進され，社会的にも児童虐待に対する理解や意識の向上がはかられつつあるが，児童虐待は年々増加の一途をたどっている．平成19（2007）年度の全国の児童相談所が対応した相談対応件数も40,639件となり，平成2（1990）年（厚生労働省が統計を開始した年）の36.9倍，法施行前年の3.5倍である[1]．また，その後も増えつづけている．

　当事者である保護者と子どもは，現状を児童虐待と認識していない場合が多い．子ども，特に乳幼児にとって自らの生命を維持するために保護者は絶対的な存在である．吉田は親子関係を絶対的優位な権力関係と表現し，この関係があるからこそ「親の子どもへの責任が生じる」

[*2] 児童虐待防止法：平成12（2000）年に制定された後，何度か改正がされている．平成16（2004）年の改正では，虐待の発生予防から虐待を受けた子どもの自立，家族の再生のための対応を中心に以下の見直しが行われた．
　児童虐待は人権侵害であることの明記，児童虐待の定義の見直し，国および地方公共団体の責務等の強化，児童虐待の通告義務の範囲の拡大，児童の安全確認および安全確保に万全を期すための規定の整備，児童虐待を受けた児童等に対する自立への支援を規定，要保護児童に関する司法関与の見直しなどである．
　平成19（2007）年の改正は，児童相談所の権限と責任の強化という特徴をもち，児童の安全確認等のための立入調査等の強化，保護者に対する面会・通信等の制限の強化，保護者に対する指導に従わない場合の措置の明確化，要保護児童対策地域協議会設置の努力義務化等が行われた．

と述べている[2]．しかし，児童虐待もこの関係から生じるものであり，それが発見・介入を難しくしているともいえる[*3]．

5.1 事例紹介

> **事例** 養育能力は低いが子どもと暮らしたいという母親

　Ｉちゃん，２歳７カ月，男児．母親Ｈ氏，33歳，統合失調症による意欲の低下がある．家族はほかに，父親（40歳代），妹Ｊちゃん（1歳5カ月），父方祖父（70歳代），父方祖母（70歳代）がおり，同居している．
　Ｈ氏は20歳代で統合失調症を発病したが，そのことを夫には伝えずに結婚し，結婚後は服薬を中断していた．Ｉちゃんが１歳６カ月，Ｊちゃんが４カ月の時に初めて入院した．Ｉちゃんは１歳６カ月児健康診査で言葉が出ておらず，発育の遅れもみられたことから，経過観察となり，その後ネグレクトの状態であることがわかった．現在Ｈ氏は，睡眠薬の大量服薬により２回目の入院中である．

（1）Ｈ氏の初回入院時の状況
　1歳6カ月児健康診査に，祖母と叔母がＩちゃんを連れてきたことから母親の入院がわかった．70歳代の祖父母にとって，乳幼児２人の子育ては負担が大きく，またＩちゃんの成長発達にも遅れがみられたことから，家庭訪問で対応することにした．

（2）家庭訪問時の状況
　初回訪問で，祖母はＨ氏の入院について「育児ノイローゼによるもの」と話すだけだった．この時，Ｉちゃんが初対面である保健師にまとわりつくため，祖父母とゆっくり話をすることはできなかった．しかし，継続して家庭訪問をするうちに，祖父母の陰に隠れて恥ずかしそうな様子を見せ始め，徐々に落ち着きを見せるようになった．また語彙数も増加してきた．
　祖父母は，「孫の子育てはつらいが，娘がときどき協力してくれるので助かる」と話していた．
　祖母は徐々に気持ちを語るようになったが，その多くが十分に家事をすることができないＨ氏に対する不満だった．その内容は，すべての行動が遅く，洗濯，掃除は１日がかりであること，夫の弁当をときどきつくるのが精いっぱいで，子どもの食事はコンビニ弁当か白米のみのことがほとんどであるというものだった．
　祖母が「Ｈさん○○をしてみたら？」と助言すると，「私の子育てに口出ししないで」と攻撃的な返事が戻ることもあったが，祖母はＨ氏の機嫌を伺いながら，ときどきおかずをつくって孫に食べさせていた．

（3）Ｈ氏の退院から再入院の状況
　４カ月後Ｈ氏は退院した．祖父母はＨ氏と孫を家に残し，知人の仕事を手伝いに出かけるようになった．退院後訪問をすると，家の中は散らかり，Ｈ氏には覇気がなく，泣いているＪちゃ

[*3] 児童の権利に関する条約：1989年に国連総会で採択され，日本は158番目の批准国となった．児童虐待について考える際に参考になる部分は以下のとおりである．
・子どもの生命への権利，生存・発達の確保（第6条）
・名前・国籍を得る権利と，父母を知り父母によって養育される権利（第7条）
・親からの分離の禁止と，児童の最善の利益のために必要な措置（第9条）
・意見を表明する権利（第12条）
・親の第１次的養育責任と親に対する援助（第18条）
・子どもの虐待からの保護（第19条）

んへの対応はみられなかった．しかしH氏は「心配なことはない」と話すだけだった．何度か訪問をすることで，徐々に子育ての大変さや気持ちを語るようになったが，退院して3カ月後再入院となった．

入院してからのH氏は「家に帰りたい．子どもと一緒に暮らしたい」とスタッフに訴えていた．しかし現在退院の目途はたっていない．Iちゃんはしばらく緘黙状態になったが，その後祖父母の意識的なかかわりにより少しずつ改善がみられてきた．

再入院の時に主治医から，「統合失調症で，20歳代での発病である」と家族に説明がされた．病気を隠しての結婚だったことを知り，祖父母はH氏の実家に対しても不信感をもった．H氏の入院のことはH氏の実家にも伝えられたが，H氏の両親は「嫁がせた娘なので関係ない」といい，実家からは誰も見舞いに来なかった．

5.2 症例検討シートによる分析

(1) 医学的適応
＜Iちゃん＞
・ネグレクトの状態である．
・言葉の発達，発育に遅れがみられる．
・H氏の入院で情緒的に不安定になった．
・祖父母の熱心な子育ての結果，言葉の発達，発育に伸びがみられた．
＜H氏＞
・20歳代に統合失調症を発病．
・病識がなく，結婚後は治療・服薬を中断していた．
・現在睡眠薬の大量服薬により2回目の入院中である．1回目の退院後，子育てをH氏に任せ始めた頃（退院後3カ月後）であった．

≪問題点の整理≫
どのような点から，Iちゃんがネグレクト状態にあると判断できるのか．

H氏は，子どもの言動に関心を示すことはほとんどなく，家の中は散らかっており，子どもの洋服は汚れ手足はいつ洗ったのかわからないほど黒ずんでいた．また子どもは，ほとんど外出することはなく家にこもっていた．

初回訪問時のIちゃんは，初対面の保健師にまとわりつき落ち着きがなかった．この態度は，虐待を受けた子どもが，かまってくれそうな人であれば誰でもよいという"無差別的愛着傾向"[3]を示したと解釈することもできる．

虐待を受けた子どもには，成長発達に問題がみられることがある．身長・体重の伸びの悪さは，不十分な栄養状態の影響である以外に，心理的な影響によるものであるともいわれている．特に乳幼児期における養育者との関係は，人間関係形成の基礎となるものである．その重要な時期における養育者からの虐待は，その後の基本的な人間関係の形成，社会性の発達に影響することが考えられる．

Iちゃんの場合は，養育者が祖父母に代わることで成長・発達に改善がみられている．

しかし，母親の入院は子どもにとって理由もなく親から引き離される体験であり，これは親からの"見捨てられ体験"[4]と解釈することができる．つまり，H氏が入退院を繰り返すことは，子どもたちの情緒の安定に影響を及ぼすと考えられる．

H氏には，統合失調症による意欲の低下，生活能力の低下があり，主治医からも，周囲の期

表12-10　症例検討シート

医学的適応	患者の意向
＜Iちゃん＞ ・ネグレクトの状態である． 　言葉の発達，発育に遅れがみられる． ・H氏の入院で情緒的に不安定になった． ・祖父母の熱心な子育ての結果，言葉の発達，発育に伸びがみられた． ＜H氏＞ ・20歳代で統合失調症を発病． ・結婚後は治療・服薬を中断． ・現在睡眠薬の大量服薬により2回目の入院をしている． 　1回目の退院後，子育てをH氏に任せ始めた頃であった．	＜Iちゃん＞ ・Iちゃんの意向を確認することはできない． ・健やかに成長発達するという最善の利益を得る権利を有する． ・不適切な養育状態だが，Iちゃんは不適切な養育状態とは認識していない． ・養育者の変更が繰り返されることでストレスを感じ，情緒的に不安定になっている． ・現在の状況が長期化することで，祖父母を主の養育者として認識する可能性がある． ＜H氏＞ ・現状をどのようにとらえているかはわからない． ・退院して子どもと一緒に暮らしたい． ・自分は家事・子育てができている． ・子どもの成長発達には問題がないととらえている． ・姑の助言を「私なりのやり方がある」と強く拒否する．
QOL	周囲の状況
＜Iちゃん＞ ・服も手足も汚れており，不潔である． ・発育に必要な食事が与えられていない． ・外出することはほとんどなく，行動の制限がある． ・大人とのかかわりが少なく，適切な養育環境ではない． ・子どもと遊ぶ経験がない． ・H氏の入院により情緒的に不安定となる． ＜H氏＞ ・20歳代で統合失調症を発病し，意欲の低下がみられる． ・子どもと一緒に暮らしたいが，現在は入院している． ・ほとんど外出することなく，家にこもっている． ・舅・姑からは受け入れられていない． ・実家とも思うように行き来できない．	＜父親＞ ・仕事の関係で現場に泊まり込むことが多く，不在がち．週末に帰宅する程度である． ・結婚前から夫婦の会話はほとんどなく，お互いの理解はされていない． ・妻の病気や子どもの成長発達の遅れ，養育状況を的確には認識していない． ・自分が家族の方向性を決定するという家長的な意識が強い． ・妻と自分の両親との関係が悪いことは認識している． ＜祖父母＞ ・孫の主となる養育者である． ・高齢により乳幼児の子育ては体力的に負担が大きいと感じている． ・同じ町に暮らしている娘の協力を得ている． ・初めての退院後，子育ての主導権をH氏に譲り，側面的な支援をしている． ・今回の退院後は，H氏に戻ってきてほしくないと思っている． ・息子家族のことについては，「息子と話してください．」といい，保健師と話すことを拒否する． ・H氏とH氏の実家には不満を抱いている． ＜叔母＞ ・同じ町内で結婚し，3人の子どもを育てている． ・Iちゃんたちを乳幼児健康診査や予防接種に連れていく． ・Iちゃんたちを，自分の子どもたちと遊ばせる． ・現在の養育者である祖父母の相談にのっている． ＜H氏の実家＞ ・同じ町で自営業を営み，現在は兄夫婦が後を継いでいる． ・H氏の両親は健在． ・H氏の兄嫁への遠慮から，H氏とのかかわりを避けている． ・「嫁がせた娘のことは関係ない」というが，兄嫁が不在の時にはH氏を家によぶこともある． ・H氏の嫁ぎ先とは仲が悪い． ＜社会資源＞ ・保育所での子どもたちの受け入れは可能． ・精神疾患を抱えた人を対象としたデイケアが行われている．

待に応えることは困難であると説明がされている．このことからH氏が子どものさまざまな要求に今後対応することは困難な状況にあるといえる．

(2) 患者の意向
＜Ｉちゃん＞
・Ｉちゃんの意向を確認することはできない．
・健やかに成長発達するという最善の利益を得る権利を有する．
・第三者からみると不適切な養育状態だが，Ｉちゃんは不適切な養育状態とは認識していない．
・養育者の変更が繰り返されることでストレスを感じ，情緒的に不安定になっている．
・現在の状況が長期化することで，祖父母を主の養育者として認識する可能性がある．
＜H氏＞
・現状をどのようにとらえているかはわからない．
・退院して子どもと一緒に暮らしたい．
・自分は家事・子育てができている．
・子どもの成長発達には問題がないととらえている．
・姑の助言を「私なりのやり方がある」と強く拒否する．

≪問題点の整理≫
　Ｉちゃんたちが自分たちの育てられ方や養育環境についてどのようにとらえているのかを表現することは困難である．児童虐待の特徴は，子ども自身が現状を問題として認識していないことと，望ましいと判断する養育環境を第三者が提供しても，環境の違いに戸惑いや抵抗を示すことである．もし，Ｉちゃんが自分の意向を表現できたとしても，生活の改善を求める可能性は低い．実際にH氏が入院した当初，情緒的に不安定になったことからも推測できる．
　しかし，Ｉちゃんたちは子どもとしての"生存・発達の権利"を享有しており，その権利は周囲の大人や社会によって保障されなければならない．祖父母の子育てにより，現在，子どもたちはこの権利が保障されたと解釈できる．
　子どもの意向を確認できない場合，保護者である親を子どもの理解者としてとらえると，親の意向が求められる．ここでH氏の親としての意向と能力を確認する必要がある．
　H氏の能力をどのようにとらえることができるだろうか．一日がかりで洗濯や掃除をし，何をするにも時間がかかる．第三者の基準で考えると，H氏は生活能力・養育能力が低いと判断される．しかし，H氏は「自分は（子育てや家事を十分に）している」と認識しており，子どもと一緒に暮らすことを望んでいる．
　これらのことからも，当事者である母親と子どもたちの意向を尊重した生活のためには，他者の力が不可欠であることが明らかである．

(3) QOL
＜Ｉちゃん＞
H氏の子育てでは下記の状況であるが，祖父母の子育てによってそれらは解消された．
・服も手足も汚れており，不潔である．
・発育に必要な食事が与えられていない．
・外出することはほとんどなく，行動の制限がある．
・大人とのかかわりが少なく，適切な養育環境ではない．
・子どもと遊ぶ経験がない．

・H氏の入院により情緒的に不安定になる．
＜H氏＞
・20歳代で統合失調症を発病し，意欲の低下がみられる．
・子どもと一緒に暮したいが，現在は入院している．
・ほとんど外出することなく，家にこもっている．
・舅・姑からは受け入れられていない．
・実家とも思うように行き来できない．

≪問題点の整理≫
　H氏による子育てがIちゃんたちのQOLにどのような影響を与えたかは，上記のとおりである．

　これらは，祖父母の子育てによって解消され，その結果，Iちゃんたちは多くの大人や子どもとかかわりをもつことができ，さまざまな体験をすることができた．

　乳幼児期の子どもは養育者とのかかわりの中で成長し，その関係が人間関係形成の基盤となる．したがって祖父母との関係は，将来Iちゃんたちが周囲の人たちとの関係を築く上で重要な意味をもつ．

　なぜ，今まで不適切な養育環境にあったのか．H氏の統合失調症による意欲の低下の影響も理由としてあげられるが，それよりもH氏が一人で子育てをしていたことを理由として取り上げなくてはいけないだろう．

　それでは，H氏が入院することや子育てをすることはH氏のQOLにどのように影響しているだろうか．入院中も子どもと一緒に暮したいと訴え続けていることからも，子どもと一緒にいることがH氏の希望である．また，「周囲からみればネグレクトといわざるを得ない状況に陥っていても，子どもと分離することが親の精神科的問題を決定的に悪化させる引き金になり得るという場合もある」と報告されている[5]．

　しかし，実際H氏は再入院をしている．これは，初めての入院は，Iちゃんが1歳6カ月，妹のJちゃんが4カ月の時だったことから，乳幼児2人の子育ては，H氏の養育能力の限界を超えていたと分析できる．子どもの成長発達により，子どもが親に求める内容は多様化するので，H氏一人で子どもに対応することは今後ますます困難になるだろう．また，長期入院によって子どもと離れて生活する時間が長くなるほど，子どもの成長発達にますます対応することが困難になる可能性が高い．

(4) 周囲の状況
＜父親＞
・仕事の関係で現場に泊り込むことが多く不在がち．週末に帰宅する程度である．
・結婚前から夫婦の会話はほとんどなく，お互いの理解はされていない．
・妻の病気や子どもの成長発達の遅れや，養育状況を的確には認識していない．
・自分が家族の方向性を決定するという家長的意識が高い．
・妻と自分の両親との関係が悪いことは認識している．
＜祖父母＞
・孫の主となる養育者である．
・高齢により，乳幼児の子育ては体力的に負担が大きいと感じている．
・同じ町に暮らしている娘の協力を得ている．
・初めての退院後，子育ての主導権をH氏に譲り，側面的な支援をしている．

・今回の退院後は，H氏には戻ってきてほしくないと思っている．
・息子家族のことについては，「息子と話をしてください」といい，保健師と話すことを拒否する．
・H氏とH氏の実家には不満を抱いている．
＜叔母＞
・同じ町内で結婚し，子ども3人を育てている．
・Iちゃんたちを乳幼児健康診査や予防接種に連れていく．
・Iちゃんたちを自分の子どもたちと遊ばせている．
・現在の養育者である祖父母の相談にのっている．
＜H氏の実家＞
・H氏の両親は健在である．
・同じ町で自営業を営み，現在は兄夫婦が後を継いでいる．
・H氏の兄嫁への遠慮から，H氏とのかかわりを避けている．
・「嫁がせた娘のことは関係ない」というが，兄嫁が不在の時にはH氏を家によぶこともある．
・H氏の嫁ぎ先との仲が悪い．
＜社会資源＞
・保育所での，子どもたちの受け入れは可能である．
・精神疾患を抱えた人を対象としたデイケアが行われている．

≪問題点の整理≫
＜父親＞
　家庭訪問や乳幼児健康診査では，主にH氏や祖母に対して支援を行ってきた．しかし，今後の支援についての話になると，祖母からは「息子家族のことだから，息子と話をしてください」といわれ，保健師の介入が思うように進まなかった．
　このように，子育て支援は母子を中心に展開されることが多く，父親とかかわることがないのが実態である．しかし，児童虐待は家族のあり方が問われる問題であるため，父親の価値観や実態のとらえ方，家族への影響を明らかにしながら，家族の実態を判断することが重要である．そのため，直接父親と話すことが求められる．
　父親のK氏はH氏と自分の父母との関係が悪いことは認識していたが，H氏が子育てや家事を十分に行うことができないことはとらえていなかった．このことからK氏が家族の実態を的確にとらえていないことが明らかになった．実態を把握できない理由として，仕事で家を留守にすることが多いこと，H氏とほとんど夫婦の会話がないことがあげられるが，父親としての実態をとらえる力の弱さと正確な判断をすることができないことも理由として考えられた．実際，K氏は現在の状況は嫁姑問題から発生したことだととらえており，H氏の退院後に両親と別居をすることでこの問題を解決できると考えていた．つまり家長的意識は強いが，現状を家族の危機状態としてとらえ，家族調整をすることができないK氏の姿がみえてきた．
＜祖父母＞
　高齢の祖父母にとって，幼児2人の子育ては身体的にも負担が大きい．初回の入院時は3カ月と期間が限定していたため娘の力を借りながら乗り切ることができたが，2回目の入院は退院の目途がついていないため，この状態がいつまで続くのかは不明である．
　実際に孫の養育をしているが，今後の話になると息子家族の問題であるとし，その判断を息子に求める．しかし，息子の嫁であるH氏には戻ってきてほしくないと話すことから，H氏を息子家族の一員として認めたくないようである．
　病名を隠してH氏を嫁がせ，入院後もかかわりを避けるH氏の実家に対しては，不信感や不

快感をもっている．また，医師から病名や病状の説明を受けたにもかかわらず「聞いていない」と話すことから，H氏の病名に対する偏見と戸惑いも大きかったことが予測できる．

＜叔母＞

　Iちゃんたちを健診や予防接種に連れていき，また自分の子どもたちとの遊ぶ場を提供してくれるなど，Iちゃんたちの健やかな発育発達のためには欠かせない存在である．叔母の協力により，祖父母の育児負担がいくらか軽減している．また，祖父母も非常に頼りにしている．

＜H氏の実家＞

　実家は同じ町であるが，H氏を快く思っていない兄嫁への遠慮もあり，H氏が実家に行くことはほとんどなかった．しかし，兄嫁が不在の時には，実母がH氏を実家によぶこともあったようである．H氏にとっては実家は安心感を得られる場所だったと考えられる．

　両親の「嫁がせた娘だから関係ない」という言葉は兄嫁への遠慮からでたものだと考えられる．

5.3 倫理的問題の検討

(1) 倫理原則からの分析

　本事例は，統合失調症による意欲の低下，不十分な生活・養育能力のため，ネグレクト状態をひきおこしている事例である．そしてその影響は実際に子どもの成長発達にあらわれている．祖父母や医師はH氏による子育ては不適切だと判断しているが，H氏はそのことを認識しておらず，子どもと一緒に暮らすことを希望している．また，子どもはこの環境に対し，不快感や危機感をもっておらず，むしろ入院による母親の不在で精神的に不安定になっている．つまり，児童虐待の当事者である母親と子どもたちは現状を問題としてはとらえていない．

　本事例を原理原則の観点から分析する際に焦点になるのは，自律尊重の原則と尊厳・弱さの原則である．自律尊重の原則にそって，H氏の「子どもと一緒に暮らし，自分の手で子育てをしたい」という希望を重視すると，子どもたちの成長発達に影響があらわれる．つまり子どもたちの無危害原則，恩恵原則，弱さ原則（尊厳原則）からとらえると，子どもの生存と発達の権利が奪われることになる．

　親や社会には子どもの権利を保護する義務が課せられている．そのため支援者は子どもを擁護する立場から，親を児童虐待の加害者として位置づけ，親を責める傾向がある．

　児童虐待の場合，多くの子どもは自分の養育環境に不満や不幸を感じていない．特にネグレクトの場合はその傾向が強いといわれる．そのため第三者が子どもの安全を確保することが必要と判断し，保護者と子どもを引き離した場合，子どもは捨てられたという感情をもち，親のもとへと帰りたいと願う傾向があるといわれる．このことから，母親が入院した当初，自分の意向を表現できないIちゃんが情緒的に不安定になった理由を解釈することができる．つまり，子どもの自律尊重の原則の視点からも関係者は対応を検討しなくてはいけない．

　一時保護はあくまでも児童虐待を起こしている親子関係を物理的に遮断するもので，それにより児童虐待が解決するものではない．一人ひとりの家族の自律・尊厳・恩恵・無危害・不可侵の原則をふまえて，この現象が起きている背景を含め，将来に向けて家族関係が修復し・再統合することが支援の最終目標である．

　第三者の判断による一時保護は，子どもの弱さの原則を第一に考えた対応である．本事例の場合は，H氏が子育てに介入しないこと，また入院が長引き長期間祖父母の手で子育てが行われることは，子どもを一時保護と同じ状況に置くことであると考えられる．H氏の自律尊厳の原則の視点から考えると，この状況はH氏の意向を無視したことになる．

　H氏のもつ生活能力から考えると，子育てにかかわらず，社会生活を営むにあたっても，周

囲の人たちや社会の支援が必要である．H氏を子育てをすることができない母親として非難することは，H氏の尊厳を害するような不当な扱いをすることだと解釈することができる．つまり弱さの原則という点から分析すると，H氏自身も支援を必要としている存在であることが理解できる．

　子どもの生存・発達の権利を守ることは，保護者の責任であることはいうまでもない．しかし，児童虐待の要因を分析すると，多くの場合，保護者も何らかの支援を必要としていることが明らかになってくる．つまり，児童虐待の虐待者である保護者も被虐待者である子どもも，ともに弱い存在であるととらえることができる．

　実際には子どもの保護・安全のための対策は進められるが，親への対策は進まず，社会的にも親を一方的に責める傾向はまだ強い．しかし，子どもの生存・発達の権利を擁護する視点から考えても，親への支援は欠かせないものである．

(2) 実態からとらえた家族の価値観
　"家族の役割""子育て"などに対する考え方から，H氏家族の現状を分析した．

a.「子育ては母親の役割」という価値観
　「子育ては母親の役割」「家事は妻の仕事」という価値観，つまり家族全員が，子育てや家事ができない者は母親失格・妻失格であるという価値観をもっている．H氏自身も子どもと一緒にいることが母親の役割であるととらえている．子育ては自分がすべきだと思い，自分なりにやっているのに認めてもらえず，さらに，舅姑から自分は家族としても認められていないと感じる中で，助けを求めることもできず，H氏は不安定な精神状態だったと推測できる．

　祖父母は，自分たちが考える母親の役割を担うことができないH氏に母親・妻失格というレッテルを貼っており，これが「退院しても帰ってきてほしくない」という発言に結びついている．

b.「役割」から人を判断すると実態がみえない
　周囲の人々は，母親役割を担っているか否かを判断するための基準をもっており，その基準をもとにH氏が母親の役割を担っていないと判断した．しかしH氏がもつ能力については注目していない．

　それではH氏の能力をどのようにとらえることができるのか．祖母の話からは，複数のことを平行して行うことは困難だが，時間をかければ行うことはできると解釈できる．また，子どもたちの食事を準備しなくてはいけないという意識はある．できる範囲での調理を行い，無理なときには食事を買いに出かけるという行動をとることはできる．そして何よりも，子育てをしたいという意識を強くもっている．このことから，H氏が「自分はしている」と主張する理由も理解することができる．

　父親のK氏を同様に分析してみる．祖母は「息子家族のことだから，息子に聞いてください」と保健師に話したが，K氏は家族の実態を最もとらえていなかった．

　K氏は長男として育てられ，家族に関する決定は家長としての父親がすべきであると教えられてきた．両親の生き方も，父親が働き家族を養い，母親は家事や子育てを担い夫の決定に従ってきたものであった．その結果，K氏が夫・父親として家族に関することは自分が決定すべきであると考えるのは当然である．しかし，実際には的確に実態をとらえ，判断することができていない状態であった．

　実際にはK氏もH氏も現状に対して適切な対応をとることができないにもかかわらず，H氏は周囲が求める母親の役割が果たせないことで家族から非難され，その一方でK氏は実の息子とい

う理由もあるが，仕事につき収入を得る役割を担っていることで家族からは認められている．しかし，H氏の家族がもつ固定した役割認識だけでは，家族が抱えている課題に十分に対処することは難しい．

各家族成員がどのような能力をもっているかを明らかにしたうえで，養育期にある家族にはどのような役割が必要なのか，そしてどの家族成員がその役割を担うのに適しているかを，家族の人間関係も含めて，柔軟に考えていくことが必要だと考える．

c．H氏の家族内での存在価値

H氏が祖母の手伝いや助言を拒否し，自分で子育てをすることにこだわる理由は，家族内における自分の存在価値の確認だと考えられる．家族関係図（図12-7）に示すとおり，舅や姑からは「できない人」というレッテルを貼られ，実家にも思うように頼ることができない．つまり家族から受容されている状況ではない．しかし子どもたちは無条件に母親を慕い頼ってくる．つまり，H氏にとって子どもと一緒にいる場が，唯一自分自身の存在価値を確認できる場であると判断できる．そのため，子どもと一緒に暮らすということがH氏の精神科的問題を安定させることにつながるのかもしれない．

そのように考えると，H氏が大量の睡眠薬を服薬したことには，子どもの成長に的確に対応することができないとみられ，そして周囲から自分の存在価値を認められないことも影響しているのではないだろうか．

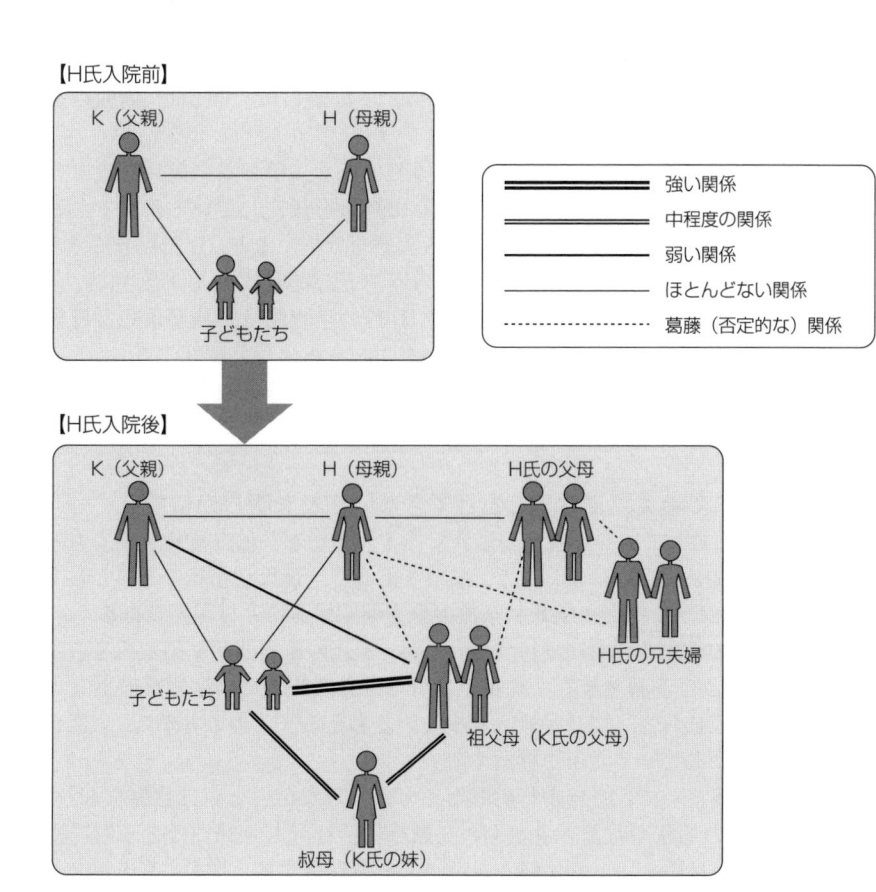

図12-7 家族の関係図

d. 統合失調症に対する偏見

特に祖父母は，統合失調症に敏感であった．医師からの説明は「聞いていません」と応え，病名を伏せていたH氏とH氏の実家を非難するなどの態度から，統合失調症への抵抗・排除の意向を示している．

5.4 具体的な対応

(1) 家族が現在の実態を客観的にとらえ，問題を認識することができる

祖父母に養育されてからIちゃんが著しい成長・発達をみせたこと，H氏の入院で子どもの情緒が不安定になったという2つの事実を家族内で確認し，子どもの成長発達には養育環境の影響が大きいことを理解する．そして子どもたちにとってどのような養育環境が適切なのかを考え，その環境をつくるのは自分たちであることを家族が意識する．つまり，子どもたちにとってはH氏を含めた家族が必要であることを，特に祖父母が理解することが重要である．

玉井[5]が「ネグレクトといわざるをえない状況に陥っていても，子どもを分離することが親の精神科的問題を決定的に悪化させる引き金になり得る」というように，子どもとの生活がH氏の病状の安定に大きく影響することもふまえて対応を考えなければいけない．

実態を客観的にとらえるためには，実態の意味づけを変換することも求められる．H氏家族は，「子育ては母親の責任」という価値観を強くもっており，「H氏は十分な子育てができない」と判断した時に，H氏を責める思考パターンが強い．

そのため，多くの母親が何らかの負担や悩みを抱え，母親一人での子育てに限界を感じていること，そしてどんな母親でも一人で子育てはできないこと，子育てには，周囲の人々の協力が不可欠であることを伝えることも必要である．

周囲の人々が子育てに協力することは，H氏だけではなく，子どもの成長発達にとっても意味があることを伝える．H氏家族は，子どもを中心に物事を決定している家族であるため，子どもにとっての望ましい環境づくりという視点から実態を分析すると，H氏親子には多くの人々のかかわりが必要であるという結論が出されるだろう．そして家族一人ひとりに存在の意味があることを認識することができると考える．また，H氏の子育ては家族が求める母親の役割遂行の域には達していないが，H氏なりに頑張っていたことを祖父母と確認する．

つまり，実態の確認とその実態がもつ意味を，家族とともに分析しながら支援することが必要と考える．

(2) 家族が役割について考え，できることとできないことを明らかにする

父親のK氏はH氏を拒否していない唯一の家族である．また家長的な意識を強くもち，祖父母も家長的役割をK氏に期待している．このことから考えると，H氏が家族の一員として戻る時にはK氏の存在が重要となるが，現在のK氏に家族調整を期待することは困難であろう．

しかし，支援者がその役割を他者に期待することは，K氏の家族関係や価値観を否定することにつながり混乱することも予測できる．家族がもつ認識や家族内での役割を変更せず，それを尊重した対応の方が，家族にとっては受け入れやすいと考える．このことから，K氏を中心に介入し，家族の課題を解決していくことを検討する．

まず，K氏に夫・父親として「自分が行動しなくてはいけない」という意識をもってもらう．そして，支援者がH氏の病状や行動，子どもの発達や生活行動の意味づけを丁寧に繰り返し伝えていくことで，K氏がH氏や子どもに関心をもつことを期待する．同時にK氏がどのような対処行動をとるべきかを，K氏の力量に合わせて伝えていく．このようにK氏がさらに妻や子ども

に関心をもち子育てに介入することで，K氏が家族の実態を理解することにつながると考える．同時に，祖父母の年齢を考えると今後も現在と同様の協力を祖父母に求めることは難しくなることを伝え，保育所などの社会資源を活用することも検討してもらう．

祖父母に対しては，祖父母の養育は子どもたちとっては適切な養育であることを伝える．そして，今後は息子の家族を一つの単位としての支援をしていくこと，それが孫の成長発達のためには大切であることを認識してもらう．また今後は積極的に社会資源や周囲のサポートを活用することを検討する．

(3) H氏の病状が安定し，能力が発揮できる

H氏が希望どおり子どもと一緒に生活するためには，まず病状を安定させ，入退院を繰り返さないことが必要である．そのためには，服薬・治療を中断せず，そしてH氏が生活能力や養育能力を少しでも向上させることが求められる．

そのためには，子どもの成長発達や行動の意味づけを丁寧に説明し対処方法を伝える．またH氏の自尊心を侵害しないように，家庭訪問などで一緒に洗濯や掃除，調理などを行い，またデイケアを活用しながら，時間をかけてそれらを体得できるように支援する．そして，H氏ができたことを周囲の人が認めていることをきちんと伝え，H氏が自信をもつことができるように支援することも必要である．

(4) 家族の中でH氏が自分の居場所を確保できる

H氏は祖父母が求める母親・妻の役割を担うことができないため，祖父母からは認められていない．しかし，H氏が子育てから離れることは，自分の存在価値を唯一意識できる"母親としての存在"を奪われることであり，H氏を家族から排除することを意味する．

今後も，祖父母が求める役割を担うことができなかったり，祖父母が想像していないことを行ったりすることがあるだろう．それを家族がH氏の特徴として受容することが，H氏の居場所を確保することである．つまりこれは祖父母の価値観が変わることを意味する．

本事例の祖父母は「孫のため」と考えると，H氏を受け入れようと努力すると考えられるが，H氏を拒否する気持ちとの間に非常に強い葛藤をもつことも予測される．支援者は祖父母に価値観の変化を促しながら，葛藤を受容する姿勢をもつことも必要となる．

H氏，そして家族一人ひとりが，何をどこまでできるのかを見極めた上で，できない部分は社会資源を含めて誰が補うのかを，家族が検討できるための支援も必要である．

(5) 適切な養育環境を確保するために，保育所などの社会資源を積極的に活用する

家庭訪問や健診などの母子保健・福祉サービスを活用しながら，家族支援をする．それがH氏や祖父母の負担の軽減，子どもの社会性の発達にもつながる．

子どもたちが保育所を，H氏がデイケアを利用することも検討する．デイケアを利用する目的は，H氏の人間関係や生活能力の維持・向上であるが，同時に家族以外の人たちと交流をすることで，社会の情報を家族内に取り入れることができる．その結果，開放システムをもつ家族として成長していくことができるだろう．

5.5 まとめ

児童虐待は子どもと母親の問題として注目されがちであるが，この二者間の関係のみで分析し解決しようとすることは困難であり，家族の関係も含めて実態を把握し，分析を進めること

が重要となる．信田[6]は「虐待は『関係』の中で起きる」とし，関係の一方しかみない支援の効果を否定し，本人より家族に焦点を当てる必要性を述べている．また，田辺[7]は「虐待という事態は，家族にあったさまざまな脆弱性を明らかにする」とした上で，親が変わりながら家族をつくり直していく過程が家族の再生であり，健康的な力をつけることだという．玉井[8]は「適切な介入がなければ，分離後に生じる家族システムの変化が分離された子どもの再統合と親子関係の改善には結びつかない」と述べている．

　本事例の場合も母親の問題として語られるものではなく，H氏を含めた家族がどうあるべきかを考えていかなければならない．そのためには関係者の価値観で判断するのではなく，その現象がなぜ起こったのか，そしてそのことが当事者や家族にとってどのような意味をもつのか，倫理的原則を基にして柔軟に当事者や家族とともに考えることが求められる．

引 用 文 献

1) 厚生統計協会（2009）国民の福祉の動向：厚生の指標 臨時増刊，56（12），p.63，厚生統計協会．
2) 吉田恒雄（1999）児童虐待への介入：その制度と法　増補版，p.5，尚学社．
3) 西澤哲（2004）子ども虐待がそだちにもたらすもの，そだちの科学2，p.11，日本評論社．
4) 同掲書3），p.13．
5) 玉井邦夫（2001）＜子どもの虐待＞を考える，p.112，講談社．
6) 信田さよ子（2002）DVと虐待：「家族の暴力」に援助者ができること，p.114，医学書院．
7) 田辺等（2004）虐待が起きている家族の再生　家族精神保健の対場から，生活教育，48（2），p.39，へるす出版．
8) 玉井邦夫（2002）家庭からの分離，生活教育，46（8），p.75，へるす出版．

参 考 文 献

1. 安部計彦編著（2001）ストップ・ザ・児童虐待：発見後の援助，ぎょうせい．
2. A.R.ジョンセン，M.シーグラー，W.J.ウィンスレイド著，赤林朗ほか監訳（2006）臨床倫理学：臨床医学における倫理的決定のための実践的なアプローチ　第5版，新興医学出版社．
3. 赤井朗，大林雅之編著（2002）ケースブック医療倫理，医学書院．
4. 春日武彦（2004）はじめての精神科：援助者必携，医学書院．
5. 木村利人監修（2004）看護に生かすバイオエシックス　よりよい倫理的判断のために，学習研究社．
6. 小木曽宏（2003）Q&A子ども虐待問題を知るための基礎知識，明石書店．
7. 高橋重宏，庄司順一編著（2002）子ども虐待，福祉キーワードシリーズ，中央法規出版．
8. 玉井邦夫（2001）＜子どもの虐待＞を考える，講談社．
9. 宮坂道夫（2005）医療倫理学の方法：原則・手順・ナラティヴ，医学書院．

6 終末期の意思決定に関する看護倫理

6.1 倫理と終末期の接点について

　医学における倫理を概観すると,「ヒポクラテスの誓い」の中に現在でも通用する倫理原則が含まれている[1]. この倫理原則は, 無危害原則 (患者に危害となることを行わない), 恩恵原則 (患者の利益になることを行う), 正義原則 (医療の実施にあたって公平・公正であること), 守秘義務 (患者の秘密を他に漏らさない) などである.

　看護倫理では, ナイチンゲール誓詞 (1893年) にあらわされた忠誠の倫理原則が, 今もなお受け継がれている. また, ロブ (Robb, Isabel Hampton) は,「看護の倫理」(1900年) と「看護師の教育基準」(1907年) を出版, アメリカの看護協会の初代会長をつとめ, 同時に国家レベルで組織化することに尽力した.

　医療従事者は, 臨床でケアを提供したり, 研究したり, また教育をしたりするが, 対象者が人間であるがゆえに, 対象者を守り, 自分をも守るための倫理的な配慮が不可欠となる. 特に終末期の看護に携わる看護師は, 患者の「生きる時間」が限られていることで, 患者や家族のみならず, 看護者も緊張している場面が多く, さまざまなリスクがある[2]ため, 多くの倫理的な問題に遭遇する.

　本項では, まず, 終末期を定義し, 終末期のケアで看護師が遭遇する倫理的問題を概観し, 終末期, 特に緩和治療中の事例を通して, どのような視点で倫理的な問題を分析するのかを解説したい.

6.2 終末期とは…

　終末期の「終末」とは,「終わり, 果て」という意味があり, 英語では,「terminal」,「end of life」と訳される. よって,「病気の終わり, 人生の終わりの時期」といえる.

　この終末期には, いくつかの段階があるとされている. 淀川キリスト教病院ホスピス[3]によると, 死亡数カ月前の「ターミナル前期」, 死亡数週間前の「ターミナル中期」, 死亡数日前の「ターミナル後期」, 死亡数時間前の「死亡直前期」である.

　以下に,「ターミナル前期」〜「ターミナル中期」の事例を分析する.

6.3 終末期にみられる倫理的問題

　終末期の患者や家族にかかわる看護師は, さまざまな問題を抱き, 日々ケアに携わっている. なぜなら, 終末期に携わる看護師たちは, 人生最期の時間を過ごす患者にとって, 重要な役割を果たしているからである. BlasszauerとPalfiは, 終末期のケアにおける看護師のジレンマについて以下のように分類している[4]. 1つは, 終末期ケアに関する客観的な根拠の不足 (制限された資源, 自律の不足, 封建的で階級的なシステム, 効果的な自己表現の不足, 倫理的知識の不足, 道徳的不正), 2つ目は, よりよい看護を妨げる主観的な因子 (看護師の失敗体験, ノンコンプライアンス, 看護師の中での葛藤, 医師と看護師の間の葛藤, 情報に関する問題, 信頼度の低下, 患者の権利の妨害, 人間的尊重の妨害, 秘密の侵害, プライバシーの侵害) である.

　具体的には, アメリカの救急医療では,「蘇生をしてもよいのか」という問題は, 非常に大き

な倫理的問題となり得る．救急医療で実践にあたる人たちは，地域の法律に関係なく，蘇生を試みることに関して法律的な束縛を感じているかもしれない．特に終末期において，在宅で緩和ケアを受けていた患者が一時的に入院する場合，その患者がどこで死にたいのかが明らかになっていないと，たとえ移動中の車の中で心臓が停止しても，蘇生をしてよいのかどうか迷ってしまうということが起こり得る[5]．このような場面に遭遇した時に，職業的なジレンマを感じるであろう．

そのほか，看護師は職場のヒエラルキーに関する倫理的な葛藤にさいなまれることが少なくない．前述したBlasszauerとPalfiが，「医師は，『船の船長』の役割を果たし，社会的に意思決定者であるが，看護師の言葉は無視される．さらに理想的な看護師は，医師に指示しない」[4]と述べているように，医療は医師が中心で，医師—看護師間での服従関係が現在もある．この服従関係は，人間発達に関する西洋の理論が平均的な男性の推移をモデルとしてきたという道徳性の視点[6]の問題と類似しているかもしれない．「おまかせ医療」が定着している日本でのこの服従関係の継承は，患者や家族が意思決定する機会を縮小し，患者や家族の自律性を損なう可能性があるため，倫理上の問題ともなる．

また，日本では，高齢化の傾向が強く，高齢者へのケアニーズが急速に高まっている．高齢者は，疾患から生じる症状だけではなく，加齢にともなう身体上の変化もあるため，身体をみる看護師は，多くのプレッシャーを感じることにもなる．内閣府によると，平成20（2008）年10月1日現在，65歳以上の高齢者人口は，過去最高の2,822万人（前年2,746万人）となり，総人口に占める割合は22.1％（前年21.5％）に上昇していると報告されている[7]．このように，高齢者が多い時代を迎えている状況では，看護師の担当する患者が高齢で，終末期であった場合，患者のキーパーソンも高齢であることが多い．病院などの施設や在宅などすべての療養の場において，高齢者が安心して過ごすことができ，また死にゆく人々のための環境を整えることが看護師の重要な役割となってくる．対象に合わせた環境をつねに考慮しケアにあたっている看護師は，職業上の責任をともなっている．

6.4 事例紹介

事例　セデーション導入を検討する終末期がん患者

S氏，48歳，女性，左乳がん，小脳転移，骨転移，左肺転移．長女（22歳），次女（16歳）と夫（50歳）の4人暮らし．

入院までのS氏と夫：子育てをはじめ，いろいろな共同作業を夫婦で決めて行ってきた．病気になってからも，病気や治療に関して夫婦で一緒に医師から話を聞き，ともに理解してきた．数回の入退院を繰り返していたが，2回目の入院の際，S氏からの「転移の話だけは聞きたくない」という希望で，夫のみが説明を受けていた．S氏ががんと診断されてからは，S氏と夫はともに，好きなことをしてもよいという約束をしていた．その約束は，お互いが好きなときに，夫は大好きなバイクに乗り，S氏はパチンコに行くということで果たされていた．

治療：緩和ケア病棟に入院中．がん性胸膜炎のための化学療法を受けていたが，効果がみられず，緩和ケア病棟に入退院を繰り返しながら，症状をマネジメントしていた．小脳の転移に関しては，γナイフの照射を行った．

現在の状況：肺転移の症状が進行し，ベッドから動くことがつらくなっていた．S氏は，夫に子どもの教育方針を記録して渡したり，家の中の衣料の配置を夫に教えたりするなど，自分なりに死の準備をしていたが，ときどき「死が怖い」と看護師に話していた．

医師・看護師のカンファレンス：患者が「死が怖い」といっていること，身体を動かすことが苦痛になってきていること，さらに看護師がS氏を見てつらく感じていることから，医師や看護師の今までの経験からそろそろセデーション*の時期に入っているのではないかと考え，キーパーソンである夫にセデーションのことを話す時期を検討していた．看護師たちはS氏に「穏やかな死を迎えてもらいたい」と考えていた．

6.5 事例分析

　S氏の事例を振り返り，トンプソンの10のステップを用いて，どのような倫理的な問題が含まれているのか，またどのように解決したらよいのかを検討していきたい．
　この意思決定モデルの目標は，その状況にいる人々の個人的な価値志向を確認し，明らかにすることである．なお本モデルは，ステップ1～7が分析過程，ステップ8は比較検討の正当化の過程，ステップ9は選択で，ステップ10は評価の位置づけである．

ステップ1：状況を再検討する
(1) その状況での健康問題は何か？
　S氏が入院している病棟は，緩和ケア病棟である．緩和ケアとは，治療に反応しなくなった疾患をもつ患者に対して行われる積極的で全人的なケアであり，最終目標は，患者とその家族にとってできる限り良好なQOLを実現することである[9]．
　S氏の状況は，確実に近い死に向かっている．S氏の死は，アクシデントではなく，転移が発見した時から予期された死であり，S氏の夫はそのことを理解していた．S氏は，自分の病状をどこかで感じていたが，現実（bad news）を聞かないことを選択した．自分の病状を正確に受け止め，「がん」に関する「転移以外」の情報を夫と共有し，自分の死後の準備を進めていた．

　この状況下での健康をどのように定義するかを考える．
　健康は，英語でhealth，疾患はdiseaseである．しかし，看護の対象は，疾患そのものではなく，疾患を有しているあるいはその可能性がある「人」であり，その「人」の反応を診断し，治療することを専門とするため，病気（illness）を包括的な概念として用いることが多い．最近では，慢性疾患をもちながらも，その疾患とうまく付き合い，健康に生きている人たちがたくさんいる．疾患をもっているかあるいはもっていないか，もっていてもうまく自己管理できている状態をwellnessというのであれば，S氏は終末期であることを自覚し，自分の死に向かって家族のために準備をしているため，健康的な終末期の患者といえる．しかし，S氏の場合，体動時の生活動作に支障をきたしており，自分でコントロールが難しいだけではなく，できることができなくなるという不安をともなう可能性がある．よって，身体的な症状が出現していること，その症状により不安が出現することが健康問題であるといえる．

(2) どのような意思決定が必要か？
　この事例での意思決定の内容は，スタッフのカンファレンスで示されているように，セデーションを開始するかどうか，すなわち，「セデーションという行為を，医師や看護師によって，

＊セデーションとは，「標準的治療に反応しない耐え難い苦痛を，患者の意識を低下させることによって緩和するために，鎮静作用のある薬物を投与すること」とされている．終末期がん患者に対する苦痛緩和のための中心的な役割を担っている．イギリスのセントクリストファーホスピスで死亡した患者の32％が死亡前の48時間に鎮静剤の増量の必要性があると報告され，オランダやアメリカにおいて医師による自殺幇助との関連において積極的に論じられるようになった[8]．

S氏というがんの終末期にある患者において実行すべきかどうか」である．そして，その相談は，最初にキーパーソンである夫にされようとしている．今回の場合，まず，「セデーションという治療を誰に提案し，誰が決定すべきなのか」また「その開始時期についてどのように決めるべきか」という内容が決定されるべきことであった．

(3) 意思決定において何が倫理的で科学的な構成要素なのか？

　最初に倫理的構成要素を考える．

　まず，S氏にセデーションという治療を選択することが許されるべきかを考える．S氏は，当初から「転移の話だけは聞きたくない」と言っていたことから，S氏自身が自分の身体の変化（転移）を自覚しながら，悪いニュースを聞きたくないという状況であったと推測できる．積極的な治療を試みたがその効果は得られず，緩和治療を選択しているが，「緩和治療をしていること」＝（イコール）「セデーションを選択すること」ではないことを，医師や看護師は周知しておく必要がある．よって，セデーションという治療を選択するかしないかを決定するのはS氏本人であり，S氏が望めば，セデーションの選択は許される状況であると考える．しかし，S氏自身がこのセデーションという方法を治療の中の選択肢としてあげているかどうかは確認できていない．

　次に，このような状況で，家族や医師やそのほかの人々は，どのような権利をもっているのかを考える．医師や看護師は，S氏と同じ状況の患者や家族をケアしてきたその豊富な経験から，今のS氏にはセデーションという治療がよいと判断しているが，果たして医師や看護師にセデーションを選択することを決定する権利があるのか？　セデーションは医師や看護師によって提案された治療方法ではあるが，前述したように，提案された治療の決定権はS氏自身にある．

　最後に，看護師は，S氏の決定を支持するためにどのような責任があるのかを考える．看護師のS氏に対する看護目標は「穏やかな死を迎えること」である．S氏が穏やかな死を迎えるために，看護師にはどのような責任があるのか．この目標の「穏やか」は，誰にとって「穏やか」なのかを考える必要がある．看護師個人の尺度で「穏やか」を決めるのであれば，既にこの目標はS氏の目標ではなくなっている可能性が高い．看護師のS氏に対する責任とは，S氏がどのような治療方法を選択したとしても，その選択した治療方法を支える責任であり，看護師が意思決定をする責任ではない．看護師は，患者の治療方法を「指示」ではなく，「支持」することに対して責任をもつといえる．よって，K氏がセデーションを選択した場合は，安全・安楽にその治療が遂行できるように，薬剤の作用について説明する責任があり，副作用を予防する責任もある．同時にセデーションを選択しない場合でも，看護師は，S氏の治療が安全・安楽に遂行できるようにケアする責任をもっている．

　以上，倫理的な構成要素について述べた．次に，意思決定における科学的な構成要素について述べる．

　本事例において，科学的な構成要素は，「死を免れない状況」そのものではないかと考える．現状で，S氏の治療に関してほかにどのような治療を提示できるのかを考える．がんの化学療法や放射線治療を行っても，その効果があらわれなかったため，徐々に動かなくなってきている自分の身体をS氏自身が自覚し，苦痛となり，死への恐怖が増している．死は，当然ながら，誰もが体験することであるが，誰一人としてその体験を話すことはできない．よって，死にゆく「現在」の不安を消失させることは不可能であり，不安は生きている限りもち続ける感情である．そのため，S氏は，つねに死によって自己の存在を脅かされているといえる．

　一方，看護師は，S氏に「穏やかな死を迎えてもらいたい」と希望している．穏やかな死を迎えることができるかどうかは，推測が不可能であり，誰もその死が穏やかであったかどうか

を話すことができない．誰にとって穏やかであるのか，また，S氏は穏やかな死を望んでいるのか，「確実に訪れる死」におびえる不安と「穏やかな死」は，もしかしたらかけ離れているのかもしれない．ここで看護師がS氏に行うべきケアは，S氏の不安をコントロールすることである．そのためには，傾聴を通して心理的な援助をすることが効果的であるとされる[10]が，傾聴の援助のほかに提示できる治療を考える必要がある．

(4) 意思決定にどのような人が関与し，影響を受けるのか？

S氏の意思決定に関与したり影響を受けたりする人は誰かを考える．

S氏が自らセデーションを選択した場合，治療によって話すことができなくなったり，今まで以上に動けなくなる可能性があることは否定できない．これらのリスクを含めて，S氏がセデーションを選択するかしないかの意思決定に関与する人は誰であろうか．S氏は，妻であり，母であり，一人の娘でもある．よって，S氏の意思決定に関与する人は，夫，子ども2人，S氏の両親であると思われる．

ステップ2：補足的情報を収集する

S氏の健康状態を知るために必要な情報がない場合は，そのアセスメントも不確実なものとなってしまう．この段階で，看護師がみているのがつらいからセデーションを提案するという感情レベルで行動したり，倫理的構成要素（S氏の選択権・決定権・看護師の責務）を無視したり，自分たちがS氏のことを一番知っていると思ってしまうことが起こる．つまり，「S氏は若いから，絶対にやり残したことがあるはず」，「親として子どもに言い残したいことがあるはず」と，看護師が自分の価値観の枠の中でS氏をアセスメントすると，S氏の考えが反映されないばかりではなく，看護師のための介入計画になってしまう可能性がある．よって，いろいろな角度からS氏をみて，S氏に必要な情報を収集することが必要となる．カンファレンスで，必要な情報は何かを話し合うことは，たびたび看護師が自分の価値観で発言したり行動していることを確認することができて，効果的である．

次にどのような情報が必要かを考える．具体的には，S氏へセデーションに関するインフォームドコンセントをはかるために必要な情報は何かということである．まず，S氏がセデーションのことを知っているのかどうかという知識に関する情報や，自分で決めることができる能力があるかどうか，家族の意向も必要になってくるであろう．具体的には，「S氏自身がセデーションという治療方法を知っているかどうか」，「知っているのであれば，どの程度の知識をもち合わせているのか」，「セデーションを選択するかどうかを自分で決めたいか，家族に決めてもらいたいか」，「もしS氏がセデーションを選択した場合，家族は，その危険性をどの程度理解できているのか」という内容が含まれてくる．

ステップ3：倫理的問題を識別する

ここでは，本事例の倫理上の問題を明確に識別する．

看護する上で倫理的問題をあげる時，その焦点はS氏自身と家族の関係となる．もし，S氏がセデーションの治療方法を選択した場合，その治療を行うことが，本人の考えを尊重したことになる．よって，S氏自身の意見が尊重されていないことが本事例において最大の倫理上の問題であると思われる．また，S氏がセデーションを希望したとしても，治療によって話せなくなったり，今よりも動けなくなっていく姿を見る家族の自律性も視野に入れて考える必要がある．医療者とS氏の関係，S氏と家族との関係を配慮すると，セデーションの作用と危険性に関するインフォームドコンセントは，S氏だけではなく，夫や子どもたち，S氏の両親にも

はかられるべきであると考える．
　次に，セデーションという治療が，その人にとってどのくらい重要なのかを考える．
　生命倫理的な問題は，前述した定義から，①Ｓ氏が耐え難い苦痛があると主観的に訴えているかどうか，つまり，客観的にみて苦痛があるから，医療者がみているのがつらいからセデーションを使用していないか，という問題と，②薬剤によって深い昏睡状態を招くセデーションは，死に結びつくリスクがあることをＳ氏と家族が知っているかどうか，である．特に②に関しては，厚生労働省の「苦痛緩和のための鎮静に関するガイドライン」の中でも，治療前の説明項目として「鎮静が与える影響」[11]があがっているように，Ｓ氏と家族に十分な情報提供を行い，決定できるようにすることが重要となる．
　以上の2点が，セデーションという治療を安全に進めるポイントとなる．

ステップ4：個人的価値観と専門的価値観を明確にする
(1) 問題に対するあなたの個人的価値観は何か？
　上記ステップ3で述べた①Ｓ氏が耐え難い苦痛であると評価できているのかと②セデーションのリスクに関して看護師自身の個人的価値観を明確にしておきたい．看護師は，人間としての価値観と職業上の価値観の葛藤を起こすことがあるため，その区別をしておくことは，自分を守る一つの手段となり得る．
　①のＳ氏が，耐え難い苦痛であると評価できるかどうかに関して，「死が怖い」という訴えが苦痛を訴えていると解釈できる．しかし，本当に苦痛なのかどうかは，じっくりＳ氏から聞かないとわからない情報である．また②の薬物療法のリスクに関しては，Ｓ氏は，今まで夫とともに治療を選択し，自身で決めて現在に至っている．そのため，セデーションという治療に関しても，自分に使用される薬物の作用や有害事象を理解した上で，自身の最期を決めることができれば，Ｓ氏の個人的な価値観を尊重することになると考える．

(2) 問題に対するあなたの専門的価値観は何か？
　看護師は，患者を全体的に把握するように教育を受ける．このような教育を受けると同時に，専門職としての価値観も学ぶ．国際看護師協会（ICN）の看護師の倫理綱領，日本看護協会（JNA）の看護者の倫理綱領を読み，専門職としての自身の価値観を明確にする必要がある．
　例えば，日本看護協会（JNA）の倫理綱領の第4項「看護者は，人々の知る権利および自己決定の権利を尊重し，その権利を擁護する」にそい，Ｓ氏のセデーションに関して提供する情報，Ｓ氏の選択権，Ｓ氏の支持の内容を考えることになる．

ステップ5：キーパーソンの価値観を識別する
　Ｓ氏のキーパーソンは，いうまでもなく，今まで苦労をともにし，終末期の時期をほとんど病院で一緒に過ごしている夫である．さらに，母を失うかもしれない子どもたちもＳ氏と夫を支えるキーパーソンであるといえる．
　医師と看護師は，セデーションを使用するかどうかを夫に相談しようとしていた．しかし，ステップ1～4までの段階でも明確であるように，意思決定権はＳ氏自身にある．医療者は，誰のための治療であるのかを確認し合う必要がある．そして，キーパーソンである夫と子どもたちに「Ｓ氏本人にセデーションをするかどうかの意思を確認する」提案を言葉で伝え，医療者がＳ氏をどのように支えるのか，家族はＳ氏をどのように支えるのかを具体化するようにする．

ステップ6：価値の対立があれば明確にする
　価値の対立を明確にすることは，解決する方法を決めるために必要である．

(1) 価値の対立とは何か？
　対立は，感情論でぶつかっても明確にならない．どこに対立があるのかを明確にするために，黒板やホワイトボードあるいは模造紙に書きだし，スタッフが共有できて納得できる方法で価値を分析することが望ましい．例えば，事例検討会では，進行役が一つひとつ問題をだし合い，その場の参加者が，自分の感じている問題がどのようなポジションにあるのかを明確にできるようにファシリテートしていく．つまり，カンファレンスなどの場所で正直に価値の対立を発言し，その問題を明確にしていくことは，効果的である．
　まず，「理想的な患者とはどのような特徴をもっているか」を考える．看護師は通常意識をしていない可能性があるが，たくさんの患者の中で，「苦手」な患者と「得意」な患者がいる．そのこと自体がよい，悪いのではなく，そのような分類を無意識にしていることを意識することが大切であると思う．それは，看護師自身が，患者の倫理的問題を取り扱う時には，自分が立っているポジションを明確にすることになるからである．具体的には，カンファレンスでスタッフ一人ひとりが無意識にS氏を自分の理想的な患者像に当てはめないように，S氏の対象理解を促すようにする．
　S氏の場合は，看護師のカンファレンスで，チームのリーダーからセデーションの時期についてテーマがあがり，冒頭にも述べたような「キーパーソンである夫に相談する」ことが提案された．そこで，誰にとってのセデーションなのか，なぜ自分たちは夫に相談しようとしているのか，自分たちは患者にどのようになってほしいのかを話し合った．その結果，スタッフの総意は「S氏に苦痛なく最期を迎えてほしい」というものだった．「S氏にとっての苦痛は何か」に関しては，誰もS氏自身に確認していなかった．一人の人間として，S氏に「穏やかな死を迎えてほしい」と思い，一人の看護師として「苦しむS氏を見ていられない自分」がいたことを自覚できた．ここには価値の対立はないが，カンファレンスで検討することによって，誰の価値観でセデーションを決めるのかを再度見直す必要性は明らかにできた．

(2) 価値ヒエラルキーは何か？
　前述したカンファレンスで最終的に確認されたことは，「私たちの考えだけで，セデーションをするかどうかを夫に相談すべきかどうか」ということであった．安全にセデーションという治療を進めるためには，予後を左右するようなリスクがあることについて，S氏自身の承諾が必要なのではないか，S氏の「穏やかな死」はどのようなことなのかを確認することも看護師の職業上の責任の範疇であると考えた．

ステップ7：誰が意思決定すべきかを決める
(1) 誰が問題を抱えているのか？
　前述したように，S氏のセデーションの提案には，S氏にとっての苦痛は何かを明らかにしないまま，看護師は一人の人間として，S氏に「穏やかな死を迎えてほしい」と思い，また一人の看護師として「苦しむS氏を見ていられない」という2つの意見が混在していた．後者は明らかに，問題を抱えているのは看護師であるといえる．一方，この問題は同時に「S氏は問題と思っているのか」という疑問を生じさせる．

(2) 誰が決定するかを誰が決めるのか？

「リスボン宣言」(1995年)(巻末付録6参照)の中にも記述されているが，患者は自己決定権をもっている．S氏自身で治療を決定することが可能であるため，S氏が自分のこととして決定することが優先されるべきである．そのためにS氏自身が問題を抱えているのか，それを解決したいと考えているかという意思の確認が必要となる．「リスボン宣言」の中には，同時に情報に関する権利として，知る権利と知らされない権利が保障されている．看護師はS氏が①セデーションの効果とリスクを知りたいか，知りたくないのか，②もし知りたいのであれば，どのような範囲で知りたいのか，③もし知りたくないのであれば，誰を代理人とするのかという情報を必要としていた．また医師を含めた医療チームは，どのような方法が一番安全にセデーションを実施できるのか，どのようにしたらわかりやすく情報を伝えることができるかを考える必要がある．

(3) 看護師の役割は何か？

医療チームの一員として看護師は何をすべきかを考える．前述したように看護師として，「苦しむS氏を見ていられない」のであれば，これは看護師の問題であることを認識し，看護師の役割として，S氏のセデーションが安全に行われるように方法を考える必要がある．S氏が看護師から得た情報から自分なりの意思決定を行い，S氏自身が満足していることがわかれば，看護師は，S氏の決定を支持し，擁護することが役割となる．いいかえれば，S氏自身がどのような判断をしようとも，S氏の不利益にならないように支持していくことが，看護師の役割となってくるのである．

ステップ8：行動範囲と予想される結果を関連づける

最初に述べたように，比較検討の正当化の過程である．介入計画の部分といえる．

S氏の状況における行動は，①S氏にどのように生きたいのか（どのような最期を迎えたいのか）を聞く，②S氏自身は今の状況を「苦しい」と感じているのかを聞く，③S氏が家族に決定を依頼した場合，その家族は「責任」を感じてしまう可能性があるため，家族へ介入する，④すべての行動において，家族の同席を依頼するという4項目が考えられた．

①・②の予想される結果は，S氏は今の状況が苦しいと感じ，最期は眠るように死を迎えたいという希望があれば，セデーションのリスクと効果を伝え，同意を得て開始することができるであろう．もし，その決定が自分でできないというのであれば，医療者が誰に相談してよいのかを聞いておき，S氏の代理人と治療に関する承諾を得ていくことになるであろう．また，③・④の家族への介入の予想される結果は，家族が重圧に耐えられなくなる可能性があるため，患者と家族の決定であること，その判断を医療者は支持することを保障する介入となるであろう．

ステップ9：行動方針を決定し実行する

この段階は，介入方針の選択といえる．

S氏に対して情報収集が必要である．夫の同席のもとに，今の状況を苦痛と感じているのかどうか，夫はどのように感じているのかを確認することは，S氏の意思決定において重要な役割を果たす．S氏は，今の状態は「ときどき自分でなくなるみたいで，それが苦しい」と自己概念が揺らいでいることの苦痛を表現していた．夫も「見ているのがつらい時がある」とS氏を見つめながら話していた．

情報収集の結果，セデーションについての話し合いの場をもち，S氏と夫が選択するかしないかは別として，セデーションという治療方法を紹介することになった．その理由は，セデーションを希望したときは，医療者には，いつでも開始する準備があることを理解してもらうためで

ある．今回の事例では，S氏自身がセデーションの時期を選択し，夫がその治療に同意して開始することが，S氏の意思決定を支援することになり，最も安全な方法であろう．S氏の意思決定の場に夫が同席したことによって，今までの結婚生活で何事も一緒に決めてきた夫婦の「やり方」を維持することにもなろう．その際，夫の重圧を避けるためにあくまでも「セデーションは，死を早めることではなく，苦痛の緩和治療の一つとして位置づけられる」ことを理解してもらうことも重要である．

ステップ10：結果を評価する

この段階は，介入の評価といえる．

(1) 選択した決定や行動は予想どおりの結果をもたらしたか？

ある日の緩和ケア病棟のデイルーム，午後の日差しが差し込む中，S氏は車いすに乗り，隣にはS氏の夫が微笑んで腰をかがめていた．夫を隣にして，看護師はS氏に「苦しい時は，眠るという治療方法があります．それは，少ない量から始めるので，ぼーっとした感じにすることが可能です．しかし，ほんのわずかな確率で，副作用によって意識が戻らないこともあります．この治療方法はSさんが希望すれば，いつでも可能です．また，ご希望があれば，治療に関してもっと詳しい説明をさせていただきます．ご自分では決められないという場合は，私たちがどなたと相談すればよいのかをお決めいただけますか」と静かに話した．夫は，S氏の手を握りしめながらうなずいていた．S氏は夫の目を見つめ，「家族で，お父さんと話して決めたい．だって，私たちのことだもの．そうそう，お父さん，子どもたちをよんでちょうだい」といい，家族で決めることを選択した．

看護師は，家族室を用意し，一晩「家族だけのお泊まり会」を実施し，家族の時間をゆっくりもてるようにした．その後，S氏自身から「そろそろ眠りたいのでお願いします」という希望があり，セデーションが開始された．日中は少ない量でセデーションを持続し，会話もできていた．また夜間は熟睡したいというS氏の希望で，呼吸状態をみながら，薬剤の量を調整していった．S氏の夫は病室に泊まり，病院から勤務先へ出勤した．S氏はセデーション開始後1週間で亡くなった．

(2) 他の行動は必要か？

今回は，S氏と夫に介入したが，母親を失うかもしれない決定に子どもたちをどのように巻き込んでいくかも課題である．特にS氏の子どもは思春期である．Kristjansonらの研究[12]で，がんに罹患した母親をもつ思春期の子どもたちは，多くの情報と変化に直面し，サポートを必要としていることが明らかになっている．その介入方法は，慎重に考える必要がある．

6.6 まとめ

終末期の倫理に関する今回の事例では，患者の意思決定を支えることが看護師の重要な役割であることがよく理解できる．終末期で療養中でも，患者の日常性を保ち，維持させることが，患者や家族の意思決定を助けることになる．このため看護師は，患者の意思を確認するコミュニケーション技術と「聴く」勇気を研鑽していくべきである．また，看護師としての職業的な意思と一人の人間としての意思の間に葛藤が生じた場合，一時考えを停止し，それは自分の問題なのか，目標はどのようなことなのかを改めて考え直してみる必要がある．

臨床において自分が担当した事例を振り返ってみる場合や，意思決定の場面に遭遇した場合には，「トンプソンの10のステップ」を応用し，分析してみていただきたい．

引 用 文 献

1) 宮坂道夫（2005）医療倫理学の方法　原則・手順・ナラティヴ，医学書院．
2) 内布敦子（2001）がん看護学研究において生ずる研究対象者へのリスクとその配慮，看護研究，34（2），p. 64.
3) 柏木哲夫，恒藤暁監修，淀川キリスト教病院ホスピス編（2007）緩和ケアマニュアル　第5版，p. 23，最新医学社．
4) Blasszauer, B., Palfi, I. (2005) Moral dilemmas of nursing in end-of-life care in Hungary : a personal perspective., Nurs Ethics, 12（1），pp. 92-105.
5) Reese, D. J. (2000) The role of primary caregiver denial in inpatient placement during home hospice care., Hosp J, 15（1），pp. 15-33.
6) Huggins, E. A., Scalzi, C. C. (1988) Limitations and alternatives: ethical practice theory in nursing., Advans Adv Nurs Sci, 10（4），pp. 43-67.
7) 内閣府ホームページ：高齢社会白書．http://www8. cao. go. jp/kourei/whitepaper/
8) 森田達也（2001）わかる　できる　がんの症状マネジメントⅡ　8鎮静（セデーション），pp. 315-316，三輪書店．
9) 世界保健機関編（1990），武田文和訳（1994）Cancer pain relief and palliative care　がんの痛みからの解放とパリアティブ・ケア，pp. 5-13，金原出版．
10) 氏家幸子監修，鈴木久美著（2006）がん患者の看護　Ⅲ　がん患者とQOL　4. QOLを高める援助　成人看護学 E, p. 29, 廣川書店．
11) 日本緩和医療学会ホームページ：苦痛緩和のための鎮静に関するガイドライン．http://www. jspm. ne. jp/guideline/sedation01.pdf
12) Kristjanson, L. J., Chalmers, K. I., Woodgate, R. (2004) Information and support needs of adolescent children of women with breast cancer., Oncol Nurs Forum, 31（1），pp. 111-119.

参 考 文 献

1. ジョイス・E. トンプソン，ヘンリー・O. トンプソン著，ケイコ・イマイ・キシ，竹内博明日本語版監修・監訳，山本千紗子監訳（2004）看護倫理のための意思決定10のステップ，pp. 99-209，日本看護協会出版会．
2. 森村修（2000）ケアの倫理，大修館書店．

用語解説

ICN看護師の倫理綱領	国際看護師協会（International Council of Nurses）が，1953年の会議で承認した看護師の倫理規定．加盟各国に配布した．その後，1965年，1973年，2000年，2005年に改正されている（内容は付録を参照）．世界各国の看護師の規定に大きな影響を与えた．
iPS細胞 （induced pluripotent stem cells）	induced pluripotent stem cellsは，京都大学山中伸弥教授らが世界で初めて作製した人工多能性幹細胞．人間の皮膚などの体細胞に，極少数の遺伝子を導入し，培養することによって，その細胞がさまざまな組織や臓器の細胞に分化し，ほぼ無限に増殖する能力をもつ多能性幹細胞に変化する． ヒト胚由来ではないため，倫理的問題が回避される．患者自身の細胞からiPS細胞を樹立する技術が確立されれば，拒否反応のない臓器移植が実現できる可能性がある．また，難病の解明，薬剤の評価への応用など，広い分野で大きな期待がよせられている．
アドボカシー （adovocacy）	adovocacyの意味は，支持，用語，支援で，代理人という意味で法律用語として使われる．看護倫理の分野では，看護師は患者に対しアドボカシーの役割を果たす．この考え方は，国際看護師協会の「ICN看護師の倫理綱領」や日本看護協会「看護者の倫理綱領」に示されている看護師の責務や道徳的使命と一致する．
意思決定モデル	看護師やヘルスケアの専門家たちが意思決定をするときによりよく判断ができるように作られた実践モデル．ジョイス・トンプソンらは，「生命倫理上の意思決定モデル」として10段階の実践モデルを考案した．サラ・フライらは，看護実践における倫理的分析と意思決定モデルとして，4つの課題（①価値の対立にある背景は何か，②価値の重要性は何か，③対立の意味するものは何か，④何をなすべきか）に応える形で分析するモデルを示した．

医療過誤	医療事故の一分類．医療従事者側の過失によって起こった医療事故のこと．医療法施行規則では，「誤った医療または管理を行ったことが明らかであり，その行った医療または管理に起因して，患者が死亡し，もしくは患者に心身の障害が残った事例または予期しなかった，もしくは予期していたものを上回る処置その他の治療を要した事案」（第9条の23）と定義されている．
医療事故	医療にかかわる事故の総称．医療従事者の過失・過誤の有無を問わない．医療法施行規則では，「誤った医療または管理を行ったことは明らかでないが，行った医療または管理に起因して，患者が死亡し，もしくは患者に心身の障害が残った事例または予期しなかった，もしくは予期していたものを上回る処置その他の治療を要した事案（行った医療または管理に起因すると疑われるものを含み，当該事案の発生を予期しなかったものに限る）」（第9条の23）と定義されている．
インフォームドコンセント	患者に対して，医療情報がわかりやすい言葉で適切に開示され，その開示されたことを患者が理解し，自発的決定（採用または拒否）をすること，あるいは同意すること．上下関係による承諾ではなく，対等関係を構築する自律の原理にその思想的基盤をおいている． 看護研究におけるインフォームドコンセントは，文部科学省と厚生労働省から出された疫学研究に関する倫理指針においては，「研究対象者となることを求められた者が，研究者等から事前に疫学研究に関する十分な説明を受け，その疫学研究の意義，目的，方法，予測される結果や不利益等を理解し，自由意思に基づいて与える，研究対象者となることおよび資料の取り扱いに関する同意」とされている．
疫学研究	明確に特定された人間集団の中で出現する，健康に関するさまざまな事象の頻度および分布，並びにそれらに影響を与える要因を明らかにする科学研究．
格率 （Maxime）	行為者（主体）が主観的根拠に基づいて自らの原理とする規則を行為者の格率という．それゆえ，実践的（道徳）法則が常に同一であるのに対して，行為者の格率は極めて多様であり得る．つまり，格率とは，主体がどのように行為しようと欲するかという，行為の主観的原則である．したがって，道徳法則が意思（Will）から生ずるといわれるのに対して，格率は選択意

思（Willkür）から生じるといわれる．（Kant, I.（1991）Die Metaphysik der Sitten, S. 331-332, Suhrkamp. 森口美都雄，佐藤全弘訳（1972）人倫の形而上学，世界の名著 32, pp. 348-349, 中央公論社）

『人倫の形而上学の基礎づけ』では，端的に，「格率とは意欲の主観的原理である．その客観的原則は実践的法則である」と規定されている．（Grundlegung, Fußnote, S. 19, 人倫の形而上学の基礎づけ，脚注，p. 243）

カレン裁判	1975年，カレン・アン・クインラン（21歳）は，飲酒のあとに精神安定剤を服用し，その後昏睡状態となり呼吸が停止したが，人工呼吸器と経管栄養で生き続けていた．両親は安楽死を望んだが，医師が拒否したため裁判になった．ニュージャージー州高等裁判所は，本人が自分の意思で人工呼吸器を外すかどうかを決められない場合は医師が判断すべきであると，両親の訴えを退けた．そのため両親は州最高裁判所に上告した．最高裁判所は両親の訴えを認め，人命尊重の大原則よりも，死を選ぶ個人の権利が優先されるべきとし，父親を後見人に任命し，人工呼吸器を外すことに同意できる主治医を選択する権利を与えた．この事件によって，死ぬ権利，尊厳死，延命措置の問題などが大きく取り上げられるようになった．
看護者の倫理綱領	日本看護協会の『看護者の倫理綱領』は，病院，地域，学校，教育・研究機関，行政機関など，あらゆる場で実践を行う看護者を対象とした行動指針であり，自己の実践を振り返る際の基盤を提供するものである．また，看護の実践について専門職として引き受ける責任の範囲を，社会に対して明示するものである．（日本看護協会ホームページより引用，倫理綱領の内容は付録を参照）
患者の権利章典	1960年代以降，米国において患者が医師の決定のままに治療を受けるのではなく，患者本人の意思を尊重することが望ましいという権利意識が高まり，1973年に，患者が思いやりのある尊重された診療を受ける権利やインフォームドコンセントのための情報を受け取る権利など，患者の権利を保障する「患者の権利章典」が採択された．その後，患者の権利に対する関心が国際的に普及していった．
クローン	「クローン」の語源は「小枝」を意味するが，現在では「遺伝的に同一である個体や細胞（の集合）」のことをさす．クロー

	ン技術とは，受精後の胚の細胞や成体の体細胞を使い，核移植を行い，クローン羊やクローン牛のように全く同じ遺伝子組成を持った複数の羊や牛を生み出す技術のことをいう．両性のかかわりなしに子を生み出すことが，理論上可能になった．羊や牛と同じく哺乳類である人にクローン技術を適用できる可能性が出てきているが，人への適用は，医学や生物学の側面からだけでなく，倫理・哲学・宗教・文化・法律等の人文社会的な側面からも十分に検討する必要があり，議論が行われている．
ケアリング	多くの研究者たちは，ケアリングやケアの倫理とは何かを明確に定義することなく，ケア／ケアリングは看護の本質であり，重要であるとされてきた． レイニンガーはケアリングを，「人間の状態を改善したり，生活様式を向上させる必要があると思われる，またはその必要性が予見される個人や集団，または死に直面している個人や集団に対して援助し，支持し，力を発揮させることを目的として行われる活動」としている．ベナーは，ケアリングを「人が何らかの出来事や他者，計画，物事を大事に思うということを意味する」用語として使っている．
個人情報の保護に関する法律	2003年成立，2005年施行．保護の対象は診療情報を含む個人の情報であり，情報を収集し，扱う側の義務を規定することで個人のプライバシーの保護と個人情報の利用についての法的枠組みを規定した．
サヴァイヴァル・ロッタリー（survival lottery）	すべての人にあらかじめ一種の抽選番号（ロッタリー・ナンバー）を与えておく．臓器移植をすれば助かる複数の患者がいる．そこで，コンピューターで適切な臓器提供者（ドナー）の抽選番号を不作為に発生させて，複数の人の生命を救うために，選ばれた者を殺す計画のことをいう．（H. T. エンゲルハートほか著，加藤尚武，飯田亘之編，J. ハリス著，新田章訳（1988）臓器移植の必要性，バイオエシックスの基礎，pp. 170-171，東海大学出版局）
自己決定	自己決定とは，自らのもつ価値観に基づいてくだした決断，判断であり，医療においてはインフォームドコンセントの基礎として，患者の自己決定は尊重されなければならない．
守秘義務	患者の健康状態，症状，診断，予後および治療について個人を特定し得るあらゆる情報，ならびにその他個人のすべての情

報は，患者の死後も秘密が守られなければならない．
　日本看護協会「看護者の倫理綱領」には，「5．看護者は，守秘義務を遵守し，個人情報の保護に努めるとともに，これを他者と共有する場合は適切な判断のもとに行う」とある．また，看護者の守秘義務は，「保健師助産師看護師法」第42条の2，第44章の3にも定められている．

症例検討シート	アルバート・ジョンセンらは，臨床における医師－患者関係に視点をおき，倫理的課題を検討するための「症例検討シート」を考案した．医師－患者関係の基本的要素である「医学的適応」，「患者の意向」，「QOL」，「周囲の状況」の4つの項目から構成されている．
すべり坂理論 （slippery slope argument）	ある種の行為を認めることに反対するために，その行為を認めれば，すべりやすい坂を転げ落ちる（歯止めが効かなくなる）か，あるいは，すべりやすい坂の上や頂上にいることになる，という理由を持ち出す論法．この論法には，坂道の下にあるものを反対する「恐るべき結果論」と坂道自体に反対する「恣意的結果論」の2つがある．楔（クサビ）理論も同じ論法．（マイケル・ロッグウッド編著，加茂直樹監訳，バーナード，柳澤有吾訳（1990）どの坂道が滑りやすいか，現代医療の道徳的ジレンマ，pp. 237-238，晃洋書房）
生命倫理学 （バイオエシックス：bioethics）	生命倫理学が学問的に成立したのは，W. T. ライクを編集主任として『バイオエシックス百科事典』が出版された時期（1978）とされている．ライクは，バイオエシックスを，「人間の行為の道徳的価値および原理を考慮し検討する視点からとらえた生命科学と医療の領域における人間の行為に関する体系的研究」と定義している．
臓器移植法	臓器移植法の臓器摘出の要件は平成22（2010）年に以下の通りに改正された．（平成22年7月17日施行） 　移植術に使用するために臓器を摘出することができる場合を次の（1）または（2）のいずれかの場合とする． （1）本人の書面による臓器提供の意思表示があった場合であって，遺族がこれを拒まないときまたは遺族がないとき（現行法での要件）． （2）本人の臓器提供の意思が不明の場合であって，遺族がこれを書面により承諾するとき． （厚生労働省ホームページより）

WMA 医の国際倫理綱領	1949年10月，英国，ロンドンにおける第3回世界医師会（WMA）総会で採択された．医師の一般的な義務，患者に対する医師の義務，同僚医師に対する義務からなる．（内容は付録を参照）
WMAジュネーブ宣言	1948年，第2回世界医師会総会で規定された医の倫理に関する規定．「ヒポクラテスの誓い」の倫理的精神を現代化・公式化した．（内容は付録を参照）
ナイチンゲール誓詞 （Nightingale Pledge）	医師にとっての「ヒポクラテスの誓い」にならって作られた看護職者にとって必要な考え方，心構えを示した誓詞．1893年アメリカ合衆国ミシガン州デトロイト市にあるハーパー病院（Harper Hospital）のファランド（farrand）看護学校，校長リストラ・グレッター（Lystra Gretter）夫人を委員長とする委員会によって作成された．ナイチンゲールに敬意を表して，"The Nightingale Pledge"とした．
ナラティヴ倫理学	ナラティヴ（narrative）は「物語」の意味．原則主義に対するもう1つの方法として1980年代末頃から提起されているものであり，人々の固有の物語＝ナラティヴを重視する道徳論．
ニュルンベルク綱領	第二次世界大戦後，ナチス・ドイツによるユダヤ人の虐殺，人体実験がニュルンベルク裁判で裁かれた．このニュルンベルク裁判の結果として，研究目的の医療行為，実験を行うときの基本原則として「ニュルンベルク綱領」が提示された．被験者の意思と自由を保障するガイドラインである．（内容は付録を参照）
脳死判定	臓器移植法の臓器摘出にかかわる脳死判定の要件は平成22（2010）年に以下の通りに改正された．（平成22年7月17日施行） 　臓器摘出にかかわる脳死判定を行うことができる場合を，次の（1）または（2）のいずれかの場合とする． (1) 本人がA　書面により臓器提供の意思表示をし，かつ， 　　　B　脳死判定の拒否の意思表示をしている場合以外の場合であって，家族が脳死判定を拒まないときまたは家族がないとき． (2) 本人についてA　臓器提供の意思が不明であり，かつ， 　　　B　脳死判定の拒否の意思表示をしている場合以外の場合であって，家族が脳死判定を行うことを書面により承諾するとき．

(厚生労働省ホームページより)

パターナリズム (paternalism)	父権主義のことであり，父親的管理の原則と実践をさす．父親が子どもにするようなやりかたでニーズを充足させたり，統御したりしようとする欲求または試み．また，仁恵的理由から，利益をもたらすために，あるいは危害を避けたり防止するために個人の願望や意図的行動を乗り越えることをいう．
判断能力	医療分野における「判断能力」とは，患者が自己決定をできるかどうかの能力．インフォームドコンセントの過程で，患者に判断能力があるかどうかが評価される．
ヒトES細胞 (Embryonic Stem Cell)	ヒトES細胞は，受精後5〜7日程度経過したヒト胚の一部から取り出された細胞を，特殊な条件下で培養して得られる．ES細胞は，さまざまな種類の細胞に分化し（多能性），ほとんど無限に増殖するという高い増殖能力をもつため，病気や事故などで失われた細胞，組織，器官を修復する再生医療への応用が期待されている．一方，ヒトの生命の萌芽である胚を滅失させるという倫理的問題がある．そのため，文部科学省は，ヒトES細胞の研究のために，「ヒトES細胞の樹立及び分配に関する指針」および「ヒトES細胞の使用に関する指針」を策定している．
ヒポクラテスの誓い	医師の倫理を神に誓う宣誓文．紀元前300年頃に作られたといわれている．以下は，小川鼎三訳． 　医神アポロン，アスクレピオス，ヒギエイア，パナケイアおよびすべての男神と女神に誓う．私の能力と判断にしたがってこの誓いと約束を守ることを．この術を私に教えた人をわが親のごとく敬い，わが財を分かって，その必要あるとき助ける．その子孫を私自身の兄弟のごとくみて，彼らが学ぶことを欲すれば報酬なしにこの術を教える．そして書きものや講義その他あらゆる方法で私の持つ医術の知識をわが息子，わが師の息子，また医の規則にもとづき約束と誓いで結ばれている弟子どもに分かち与え，それ以外の誰にも与えない． ○私は能力と判断の限り患者に利益すると思う養生法をとり，悪くて有害と知る方法を決してとらない． ○頼まれても死に導くような薬を与えない．それを覚らせることもしない．同様に婦人を流産に導く道具を与えない． ○純粋と神聖をもってわが生涯を貫き，わが術を行う． ○結石を切りだすことは神かけてしない．それを業とするものに委せる．

	○いかなる患家を訪れるときもそれはただ病者を利益するためであり，あらゆる勝手な戯れや堕落の行いを避ける．女と男，自由人と奴隷のちがいを考慮しない． ○医に関すると否とにかかわらず他人の生活について秘密を守る． ○この誓いを守りつづける限り，私は，いつも医術の実施を楽しみつつ生きてすべての人から尊敬されるであろう．もしこの誓いを破るならばその反対の運命をたまわりたい．
フェミニズム倫理学	フェミニズム理論を倫理学に取り入れたもの．ジェンダーがもつ意味とジェンダーによる視点の違いを強調し，個人的・社会的な力の差に注目する．
ベビーM事件	アメリカ合衆国で1985年に代理母契約の有効性が裁判で問われた事件．代理出産契約をした女性（代理母）が，出産後，子の引き渡しを拒否した．代理母契約をした夫妻は子の引き渡しを求めて裁判を起こし，親権，養育権が争われた．州上位裁判所では代理母契約が有効とされ，代理母には親権も養育権も認められなかったが，州最高裁では代理母契約を無効とし，父親を夫妻の夫，母親を代理母としたが，父親側に親としての適格性があるとし，代理母は訪問権が認められた．
もうひとつの声	女性心理学者キャロル・ギリガン（Gilligan, Carol）は，1982年に著書『もうひとつの声』(In a different voice: Psychological theory and women's development) を出版し，女性特有の責任，文脈的物語，人間関係，相互依存，非暴力といった女性の視点による道徳概念を示した．男性と女性の道徳観の違いについて，それまでの男性の視点による発達理論は実験・調査や理論が普遍性を欠いていて，女性と男性では道徳性発達の過程が異なると主張した．
倫理委員会	人を対象とする研究を行う場合や組織における問題の倫理的側面について検討する機関の総称．医療機関で機能する倫理委員会には以下の3種が考えられる． 　①研究倫理審査委員会 　②治験審査委員会 　③施設内臨床倫理委員会
倫理学	倫理学は，人間が「知ったこと」を現実に「行う」という行為を対象とし，行為の規範を論ずることを学問領域にしてきた．

	この伝統的な倫理学を規範倫理学といい，「徳倫理学」，「義務倫理学」，「功利主義倫理学」などに分かれて発展した．20世紀以降，その対象に応じてメタ倫理学（Meta-ethics）と規範倫理学（Normative ethics）とに大別できる． 20世紀以降，道徳用語や用法自体を問題とするメタ倫理学が流行した．
倫理原則	サラ・フライは倫理原則を「道徳的意思決定と道徳的行為のガイド」と定義し，看護実践にとっての重要な原則は善行と無害，正義，自律，誠実，忠誠であるとしている．
倫理的概念	サラ・フライは看護実践に関連する倫理的概念について，「倫理的責任についての情意的イメージや理想，抽象的思考」と定義し，アドボカシー，責務，協力，ケアリングなどをあげている．

付　録
看護倫理に関係のある倫理綱領

1. ニュルンベルク綱領 The Nuremberg Code 1947 年
2. WMA ジュネーブ宣言 World Medical Association Declaration of Geneva 1948 年，最終修正 2006 年
3. WMA 医の国際倫理綱領 World Medical Association International Code of Medical Ethics 1949 年，最終修正 2006 年
4. ICN 看護師の倫理綱領 The ICN Code of Ethics for Nurses 1953 年，最終修正 2005 年
5. WMA ヘルシンキ宣言―人間を対象とする医学研究の倫理的原則 World Medical Association Declaration of Helsinki―Ethical Principles for Medical Research Involving Human Subjects 1964 年，最終修正 2008 年
6. 患者の権利に関する WMA リスボン宣言 World Medical Association Declaration on the Rights of the Patient 1981 年，最終修正 2005 年
7. 日本看護協会 看護者の倫理綱領 1988 年，最終修正 2003 年
8. 日本看護学会検討委員会 看護研究における倫理的配慮に関する提言 1994 年
9. ICN 看護研究のための倫理指針 Ethical Guidelines for Nursing Research 2003 年（2．研究の健全性より「倫理原則」と「研究対象者の権利」を抜粋）

付表1

ニュルンベルク綱領
The Nuremberg Code

1947年

1. 被験者の自発的な同意が絶対に必要である．
   このことは，被験者が，同意を与える法的な能力をもつべきこと，圧力や詐欺，欺瞞，脅迫，陰謀，その他の隠された強制や威圧による干渉を少しも受けることなく，自由な選択権を行使することのできる状況に置かれるべきこと，よく理解し納得した上で意思決定を行えるように，関係する内容について十分な知識と理解力を有するべきことを意味している．後者の要件を満たすためには，実験対象者から肯定的な意思決定を受ける前に，実験の性質，期間，目的，実施の方法と手段，起こっても不思議ではないあらゆる不都合と危険性，実験に参加することによって生ずる可能性のある健康や人格への影響を，実験対象者に知らせる必要がある．
   同意の質を保証する義務と責任は，実験を発案したり，指揮したり，従事したりする各々の個人にある．それは，何事もなく他人任せにはできない個人的な義務であり責任である．

2. 実験は，社会の福利のために実り多い結果を生むとともに，他の方法や手段では行えないものであるべきであり，無計画に，あるいは無駄に行うべきではない．

3. 予想される結果によって実験の遂行が正当化されるように，実験は念入りに計画され，動物実験の結果および研究中の疾患やその他の問題に関する基本的な知識に基づいて行われるべきである．

4. 実験は，あらゆる不必要な身体的，精神的な苦痛や傷害を避けて行われるべきである．

5. 死亡や障害を引き起こすことがあらかじめ予想される場合，実験は行うべきではない．ただし，実験する医師自身も被験者となる実験の場合は，例外としてよいかも知れない．

6. 実験に含まれる危険性の度合いは，その実験により解決される問題の人道上の重大性を決して上回るべきではない．

7. 傷害や障害，あるいは死をもたらす僅かな可能性からも被験者を保護するため，周到な準備がなされ，適切な設備が整えられるべきである．

8. 実験は，科学的有資格者によってのみ行われるべきである．実験を行う者，あるいは実験に従事する者には，実験の全段階を通じて，最高度の技術と注意が求められるべきである．

9. 実験の進行中に，実験の続行が耐えられないと思われる程の身体的あるいは精神的な状態に至った場合，被験者は，実験を中止させる自由を有するべきである．

10. 実験の進行中に，責任ある立場の科学者は，彼に求められた誠実さ，優れた技能，注意深い判断力を行使する中で，実験の継続が，傷害や障害，あるいは死を被験者にもたらしそうだと考えるに足る理由が生じた場合，いつでも実験を中止する心構えでいなければならない．

（笹栗俊之訳，福岡臨床研究倫理審査委員会ネットワークホームページより転載）

付表2

WMA ジュネーブ宣言
World Medical Association Declaration of Geneva

  1948年 9月，スイス，ジュネーブにおける第2回WMA（世界医師会；World Medical Association）総会で採択
  1968年 8月，オーストラリア，シドニーにおける第22回WMA総会で修正
  1983年10月，イタリア，ベニスにおける第35回WMA総会で修正
  1994年 9月，スウェーデン，ストックホルムにおける第46回WMA総会で修正
  2005年 5月，フランス，ディボンヌ・レ・バンにおける第170回理事会および
  2006年 5月，フランス，ディボンヌ・レ・バンにおける第173回理事会で編集上修正

医師の一人として参加するに際し，

- 私は，人類への奉仕に自分の人生を捧げることを厳粛に誓う．
- 私は，私の教師に，当然受けるべきである尊敬と感謝の念を捧げる．
- 私は，良心と尊厳をもって私の専門職を実践する．
- 私の患者の健康を私の第一の関心事とする．
- 私は，私への信頼のゆえに知り得た患者の秘密を，たとえその死後においても尊重する．
- 私は，全力を尽くして医師専門職の名誉と高貴なる伝統を保持する．
- 私の同僚は，私の兄弟姉妹である．
- 私は，私の医師としての職責と患者との間に，年齢，疾病もしくは障害，信条，民族的起源，ジェンダー，国籍，所属政治団体，人種，性的志向，社会的地位あるいはその他どのような要因でも，そのようなことに対する配慮が介在することを容認しない．
- 私は，人命を最大限に尊重し続ける．
- 私は，たとえ脅迫の下であっても，人権や国民の自由を犯すために，自分の医学的知識を利用することはしない．
- 私は，自由に名誉にかけてこれらのことを厳粛に誓う．

（日本医師会ホームページより転載）

付表3

WMA 医の国際倫理綱領
World Medical Association International Code of Medical Ethics

  1949年10月，英国，ロンドンにおける第3回世界医師会（WMA）総会で採択
  1968年 8月，オーストラリア，シドニーにおける第22回WMA総会で修正
  1983年10月，イタリア，ベニスにおける第35回WMA総会で修正
  2006年10月，南アフリカ，WMAピラネスバーグ総会で修正

医師の一般的な義務
- 医師は，常に何ものにも左右されることなくその専門職としての判断を行い，専門職としての行為の最高の水準を維持しなければならない．
- 医師は，判断能力を有する患者の，治療を受けるか拒否するかを決める権利を尊重しなければならない．
- 医師は，その専門職としての判断を行うにあたり，その判断は個人的利益や，不当な差別によって左右されてはならない．
- 医師は，人間の尊厳に対する共感と尊敬の念をもって，十分な専門的・道徳的独立性により，適切な医療の提供に献身すべきである．
- 医師は，患者や同僚医師を誠実に扱い，倫理に反する医療を行ったり，能力に欠陥があったり，詐欺やごまかしを働いている医師を適切な機関に通報すべきである．
- 医師は，患者を紹介したり，特定の医薬製品を処方したりするだけのために金銭的利益やその他報奨金を受け取ってはならない．
- 医師は，患者，同僚医師，他の医療従事者の権利および意向を尊重すべきである．
- 医師は，公衆の教育という重要な役割を認識すべきだが，発見や新しい技術や，非専門的手段による治療の公表に関しては，十分慎重に行うべきである．
- 医師は，自らが検証したものについてのみ，保証すべきである．
- 医師は，患者や地域社会のために医療資源を最善の方法で活用しなければならない．
- 精神的または身体的な疾患を抱える医師は，適切な治療を求めるべきである．
- 医師は，地域および国の倫理綱領を尊重しなければならない．

患者に対する医師の義務
- 医師は，常に人命尊重の責務を心に銘記すべきである．
- 医師は，医療の提供に際して，患者の最善の利益のために行動すべきである．
- 医師は，患者に対して完全な忠誠を尽くし，患者に対してあらゆる科学的手段を用いる義務がある．診療や治療にあたり，自己の能力が及ばないと思うときは，必要な能力のある他の医師に相談または紹介すべきである．
- 医師は，守秘義務に関する患者の権利を尊重しなければならない．ただし，患者が同意した場合，または患者や他の者に対して現実に差し迫って危害が及ぶおそれがあり，守秘義務に違反しなければその危険を回避することができない場合は，機密情報を開示することは倫理にかなっている．
- 医師は，他の医師が進んで救急医療を行うことができないと確信する場合には，人道主義の立場から救急医療を行うべきである．
- 医師は，ある第三者の代理として行動する場合，患者が医師の立場を確実にまた十分に理解できるよう努めなければならない．
- 医師は，現在診療している患者と性的関係，または虐待的・搾取的な関係をもってはならない．

同僚医師に対する義務
- 医師は，自分が同僚医師にとってもらいたいのと同じような態度を，同僚医師に対してとるべきである．
- 医師は，患者を誘致する目的で，同僚医師が築いている患者と医師の関係を損なってはならない．
- 医師は，医療上必要な場合は，同じ患者の治療に関与している同僚医師と話し合わなければならない．この話し合いの際は，患者に対する守秘義務を尊重し，必要な情報に限定すべきである．

（日本医師会ホームページより転載）

付表4

ICN看護師の倫理綱領
The ICN Code of Ethics for Nurses

1953年，ICN（国際看護師協会；International Council of Nurses）により採択
2005年，見直し，改訂

前文

看護師には4つの基本的責任がある．すなわち，健康を増進し，疾病を予防し，健康を回復し，苦痛を緩和することである．看護のニーズはあらゆる人々に普遍的である．

看護には，文化的権利，自ら選択し生きる権利，尊厳を保つ権利，そして敬意のこもった対応を受ける権利などの人権を尊重することが，その本質として備わっている．看護ケアは，年齢，皮膚の色，信条，文化，障害や疾病，ジェンダー，性的指向，国籍，政治，人種，社会的地位を尊重するものであり，これらを理由に制約されるものではない．

看護師は，個人，家族，地域社会にヘルスサービスを提供し，自己が提供するサービスと関連グループが提供するサービスの調整をはかる．

倫理綱領

「ICN看護師の倫理綱領」には，4つの基本領域が設けられており，それぞれにおいて倫理的行為の基準が示されている．

倫理綱領の基本領域

1．看護師と人々
- 看護師の専門職としての第一義的な責任は，看護を必要とする人々に対して存在する．
- 看護師は，看護を提供するに際し，個人，家族および地域社会の人権，価値観，習慣および精神的信念が尊重されるような環境の実現を促す．
- 看護師は，個人がケアや治療に同意する上で，十分な情報を確実に得られるようにする．
- 看護師は，他人の個人情報を守秘し，これを共有する場合には適切な判断に基づいて行う．
- 看護師は，一般社会の人々（とくに弱い立場にある人々）の健康上のニーズおよび社会的ニーズを満たすための行動を起こし，支援する責任を社会と分かち合う．
- 看護師はさらに，自然環境を枯渇，汚染，劣化および破壊から保護し，維持する責任を社会と分かち合う．

2．看護師と実践
- 看護師は，看護業務および継続的学習による能力の維持に関して，個人として責任と責務を有する．
- 看護師は，自己の健康を維持し，ケアを提供する能力が損なわれないようにする．
- 看護師は，責任を引き受け，または他へ委譲する場合，自己および相手の能力を正しく判断する．
- 看護師はいかなるときも，看護職の信望を高めて社会の信頼を得るように，個人としての品行を常に高く維持する．
- 看護師は，ケアを提供する際に，テクノロジーと科学の進歩が人々の安全，尊厳および権利を脅かすことなく，これらと共存することを保証する．

3．看護師と看護専門職
- 看護師は，看護実践，看護管理，看護研究および看護教育の望ましい基準を設定し実施することに主要な役割を果たす．

＊ICN看護師の倫理綱領は2012年に見直し，改訂が行われている．
日本看護協会のホームページを参照．
https://www.nurse.or.jp/home/publication/pdf/rinri/icncodejapanese.pdf

・看護師は，研究に基づき，看護の中核となる専門的知識の開発に積極的に取り組む．
・看護師は，その専門職組織を通じて活動することにより，看護における安全で正当な社会的経済的労働条件の確立と維持に参画する．

4．看護師と協働者
・看護師は，看護および他分野の協働者と協力関係を維持する．
・看護師は，個人，家族および地域社会の健康が協働者あるいは他の者によって危険にさらされているときは，それらの人々や地域社会を安全に保護するために適切な措置をとる．

（日本看護協会訳，日本看護協会ホームページより転載）
© 2006 by ICN - International Council of Nurses, 3, place Jean-Marteau, 1201 Geneva（Switzerland）
訳注：この文書中の「看護師」とは，原文では nurses であり，訳文では表記の煩雑さを避けるために「看護師」という訳語を当てるが，免許を有する看護職すべてを指す．

付表5

WMA ヘルシンキ宣言―人間を対象とする医学研究の倫理的原則
World Medical Association Declaration of Helsinki – Ethical Principles for Medical Research Involving Human Subjects

```
1964 年  6 月  第 18 回 WMA 総会（ヘルシンキ，フィンランド）で採択
1975 年 10 月  第 29 回 WMA 総会（東京，日本）で修正
1983 年 10 月  第 35 回 WMA 総会（ベニス，イタリア）で修正
1989 年  9 月  第 41 回 WMA 総会（九龍，香港）で修正
1996 年 10 月  第 48 回 WMA 総会（サマーセットウェスト，南アフリカ）で修正
2000 年 10 月  第 52 回 WMA 総会（エジンバラ，スコットランド）で修正
2002 年 10 月  WMA ワシントン総会（アメリカ合衆国）で修正（第 29 項目明確化のため注釈追加）
2004 年 10 月  WMA 東京総会（日本）で修正（第 30 項目明確化のため注釈追加）
2008 年 10 月  WMA ソウル総会（韓国）で修正
```

A．序文

1. 世界医師会（WMA）は，個人を特定できるヒト由来の試料およびデータの研究を含む，人間を対象とする医学研究の倫理的原則として，ヘルシンキ宣言を発展させてきた．

   本宣言は，総合的に解釈されることを意図したものであり，各項目は他のすべての関連項目を考慮に入れず適応されるべきではない．

2. 本宣言は，主として医師に対して表明されたものであるが，WMAは人間を対象とする医学研究に関与する医師以外の人々に対しても，これらの原則の採用を推奨する．

3. 医学研究の対象となる人々を含め，患者の健康を向上させ，守ることは，医師の責務である．医師の知識と良心は，この責務達成のために捧げられる．

4. WMAジュネーブ宣言は，「私の患者の健康を私の第一の関心事とする」ことを医師に義務づけ，また医の国際倫理綱領は，「医師は医療の提供に際して，患者の最善の利益のために行動すべきである」と宣言している．

5. 医学の進歩は，最終的に人間を対象とする研究を要するものである．医学研究に十分参加できていない人々には，研究参加への適切なアクセスの機会が提供されるべきである．

6. 人間を対象とする医学研究においては，個々の研究被験者の福祉が他のすべての利益よりも優先されなければならない．

7. 人間を対象とする医学研究の第一の目的は，疾病の原因，発症，および影響を理解し，予防，診断ならびに治療行為（手法，手順，処置）を改善することである．現在最善の治療行為であっても，安全性，有効性，効率，利用しやすさ，および質に関する研究を通じて，継続的に評価されなければならない．

8. 医学の実践および医学研究においては，ほとんどの治療行為にリスクと負担が伴う．

9. 医学研究は，すべての人間に対する尊敬を深め，その健康と権利を擁護するための倫理基準に従わなければならない．研究対象の中には，特に脆弱で特別な保護を必要とする集団もある．これには，同意の諾否を自ら行うことができない人々や強制や不適切な影響にさらされやすい人々が含まれる．

10. 医師は，適用される国際的規範および基準はもとより，人間を対象とする研究に関する自国の倫理，法律および規制上の規範ならびに基準を考慮するべきである．いかなる自国あるいは国際的な倫理，法

律，または規制上の要請も，この宣言が示す研究被験者に対する保護を弱めたり，撤廃するべきではない．

B．すべての医学研究のための諸原則

11. 研究被験者の生命，健康，尊厳，完全無欠性，自己決定権，プライバシーおよび個人情報の秘密を守ることは，医学研究に参加する医師の責務である．

12. 人間を対象とする医学研究は，科学的文献の十分な知識，関連性のある他の情報源および十分な実験，ならびに適切な場合には動物実験に基づき，一般的に受け入れられた科学的原則に従わなければならない．研究に使用される動物の福祉は尊重されなければならない．

13. 環境に悪影響を及ぼすおそれのある医学研究を実施する際には，適切な注意が必要である．

14. 人間を対象とする各研究の計画と作業内容は，研究計画書の中に明示されていなければならない．研究計画書は，関連する倫理的配慮に関する言明を含み，また本宣言の原則にどのように対応しているかを示すべきである．計画書は，資金提供，スポンサー，研究組織との関わり，その他起こり得る利益相反，被験者に対する報奨ならびに研究に参加した結果として損害を受けた被験者の治療および／または補償の条項に関する情報を含むべきである．この計画書には，その研究の中で有益であると同定された治療行為に対する研究被験者の研究後のアクセス，または他の適切な治療あるいは利益に対するアクセスに関する取り決めが記載されるべきである．

15. 研究計画書は，検討，意見，指導および承認を得るため，研究開始前に研究倫理委員会に提出されなければならない．この委員会は，研究者，スポンサーおよびその他のあらゆる不適切な影響から独立したものでなければならない．当該委員会は，適用される国際的規範および基準はもとより，研究が実施される国々の法律と規制を考慮しなければならないが，それらによってこの宣言が示す研究被験者に対する保護を弱めたり，撤廃することは許されない．この委員会は，進行中の研究を監視する権利を有するべきである．研究者は委員会に対して，監視情報，とくに重篤な有害事象に関する情報を提供しなければならない．委員会の審議と承認を得ずに計画書を変更することはできない．

16. 人間を対象とする医学研究を行うのは，適正な科学的訓練と資格を有する個人でなければならない．患者あるいは健康なボランティアに関する研究は，能力があり適切な資格を有する医師もしくは他の医療専門職による監督を要する．被験者の保護責任は常に医師あるいは他の医療専門職にあり，被験者が同意を与えた場合でも，決してその被験者にはない．

17. 不利な立場または脆弱な人々あるいは地域社会を対象とする医学研究は，研究がその集団または地域の健康上の必要性と優先事項に応えるものであり，かつその集団または地域が研究結果から利益を得る可能性がある場合に限り正当化される．

18. 人間を対象とするすべての医学研究では，研究に関わる個人と地域に対する予想し得るリスクと負担を，彼らおよびその調査条件によって影響を受ける他の人々または地域に対する予見可能な利益と比較する慎重な評価が，事前に行われなければならない．

19. すべての臨床試験は，最初の被験者を募集する前に，一般的にアクセス可能なデータベースに登録されなければならない．

20. 医師は，内在するリスクが十分に評価され，かつそのリスクを適切に管理できることを確信できない限り，人間を対象とする研究に関与することはできない．医師は潜在的な利益よりもリスクが高いと判断される場合，または有効かつ利益のある結果の決定的証拠が得られた場合は，直ちに研究を中止しなければならない．

21. 人間を対象とする医学研究は，その目的の重要性が研究に内在する被験者のリスクと負担に勝る場合に

のみ行うことができる．

22. 判断能力のある個人による，医学研究への被験者としての参加は，自発的なものでなければならない．家族または地域社会のリーダーに打診することが適切な場合もあるが，判断能力のある個人を，本人の自由な承諾なしに，研究へ登録してはならない．

23. 研究被験者のプライバシーおよび個人情報の秘密を守るため，ならびに被験者の肉体的，精神的および社会的完全無欠性に対する研究の影響を最小限にとどめるために，あらゆる予防策を講じなければならない．

24. 判断能力のある人間を対象とする医学研究において，それぞれの被験者候補は，目的，方法，資金源，起こり得る利益相反，研究者の関連組織との関わり，研究によって期待される利益と起こり得るリスク，ならびに研究に伴い得る不快な状態，その他研究に関するすべての側面について，十分に説明されなければならない．被験者候補は，いつでも不利益を受けることなしに，研究参加を拒否するか，または参加の同意を撤回する権利のあることを知らされなければならない．被験者候補ごとにどのような情報を必要としているかとその情報の伝達方法についても特別な配慮が必要である．被験者候補がその情報を理解したことを確認した上で，医師または他の適切な有資格者は，被験者候補の自由意思によるインフォームドコンセントを，望ましくは文書で求めなければならない．同意が書面で表明されない場合，その文書によらない同意は，正式な文書に記録され，証人によって証明されるべきである．

25. 個人を特定し得るヒト由来の試料またはデータを使用する医学研究に関しては，医師は収集，分析，保存および／または再利用に対する同意を通常求めなければならない．このような研究には，同意を得ることが不可能であるか非現実的である場合，または研究の有効性に脅威を与える場合があり得る．このような状況下の研究は，研究倫理委員会の審議と承認を得た後にのみ行うことができる．

26. 研究参加へのインフォームドコンセントを求める場合，医師は，被験者候補が医師に依存した関係にあるか否か，または強制の下に同意するおそれがあるか否かについて，特別に注意すべきである．このような状況下では，インフォームドコンセントは，そのような関係とは完全に独立した，適切な有資格者によって求められるべきである．

27. 制限能力者が被験者候補となる場合，医師は，法律上の権限を有する代理人からのインフォームドコンセントを求めなければならない．これらの人々が研究に含まれるのは，その研究が被験者候補に代表される集団の健康増進を試みるためのものであり，判断能力のある人々では代替して行うことができず，かつ最小限のリスクと最小限の負担しか伴わない場合に限られ，被験者候補の利益になる可能性のない研究対象に含まれてはならない．

28. 制限能力者とみなされる被験者候補が，研究参加についての決定に賛意を表すことができる場合には，医師は，法律上の権限を有する代理人からの同意のほか，さらに本人の賛意を求めなければならない．被験者候補の不同意は尊重されるべきである．

29. 例えば，意識不明の患者のように，肉体的，精神的に同意を与えることができない被験者を対象とした研究は，インフォームドコンセントを与えることを妨げる肉体的・精神的状態が，その対象集団の必要な特徴である場合に限って行うことができる．このような状況では，医師は法律上の権限を有する代理人からのインフォームドコンセントを求めるべきである．そのような代理人が存在せず，かつ研究を延期することができない場合には，インフォームドコンセントを与えることができない状態にある被験者を対象とする特別な理由を研究計画書の中で述べ，かつ研究倫理委員会で承認されることを条件として，この研究はインフォームドコンセントなしに開始することができる．研究に引き続き参加することに対する同意を，できるだけ早く被験者または法律上の代理人から取得するべきである．

30. 著者，編集者および発行者はすべて，研究結果の公刊に倫理的責務を負っている．著者は人間を対象とする研究の結果を一般的に公表する義務を有し，報告書の完全性と正確性に説明責任を負う．彼らは，倫理的報告に関する容認されたガイドラインを遵守すべきである．消極的結果および結論に達しない結

果も積極的結果と同様に，公刊または他の方法で一般に公表されるべきである．刊行物の中には，資金源，組織との関わりおよび利益相反が明示される必要がある．この宣言の原則に反する研究報告は，公刊のために受理されるべきではない．

C. 治療と結びついた医学研究のための追加原則

31. 医師が医学研究を治療と結びつけることができるのは，その研究が予防，診断または治療上の価値があり得るとして正当化できる範囲内にあり，かつ被験者となる患者の健康に有害な影響が及ばないことを確信する十分な理由を医師がもつ場合に限られる．

32. 新しい治療行為の利益，リスク，負担および有効性は，現在最善と証明されている治療行為と比較考慮されなければならない．ただし，以下の場合にはプラセボの使用または無治療が認められる．
    ・現在証明された治療行為が存在しない研究の場合，または，
    ・やむを得ない，科学的に健全な方法論的理由により，プラセボ使用が，その治療行為の有効性あるいは安全性を決定するために必要であり，かつプラセボ治療または無治療となる患者に重篤または回復できない損害のリスクが生じないと考えられる場合．この手法の乱用を避けるために十分な配慮が必要である．

33. 研究終了後，その研究に参加した患者は，研究結果を知る権利と，例えば，研究の中で有益であると同定された治療行為へのアクセス，または他の適切な治療あるいは利益へのアクセスなどの，研究結果から得られる利益を共有する権利を有する．

34. 医師は，治療のどの部分が研究に関連しているかを患者に十分に説明しなければならない．患者の研究参加に対する拒否または研究からの撤退の決定は，決して患者・医師関係の妨げとなってはならない．

35. ある患者の治療において，証明された治療行為が存在しないか，またはそれらが有効でなかった場合，患者または法律上の資格を有する代理人からのインフォームドコンセントがあり，専門家の助言を求めた後であれば，医師は，まだ証明されていない治療行為を実施することができる．ただし，それは医師がその治療行為で生命を救う，健康を回復する，または苦痛を緩和する望みがあると判断した場合に限られる．可能であれば，その治療行為は，安全性と有効性を評価するために計画された研究の対象とされるべきである．すべての例において，新しい情報は記録され，適切な場合には，一般に公開されるべきである．

（日本医師会ホームページより転載）

付表6

患者の権利に関する WMA リスボン宣言
World Medical Association Declaration on the Rights of the Patient

1981年 9月／10月，ポルトガル，リスボンにおける第34回 WMA 総会で採択
1995年 9月，インドネシア，バリ島における第47回 WMA 総会で修正
2005年10月，チリ，サンティアゴにおける第171回 WMA 理事会で編集上修正

序文

医師，患者およびより広い意味での社会との関係は，近年著しく変化してきた．医師は，常に自らの良心に従い，また常に患者の最善の利益のために行動すべきであると同時に，それと同等の努力を患者の自律性と正義を保証するために払わねばならない．以下に掲げる宣言は，医師が是認し推進する患者の主要な権利のいくつかを述べたものである．医師および医療従事者，または医療組織は，この権利を認識し，擁護していくうえで共同の責任を担っている．法律，政府の措置，あるいは他のいかなる行政や慣例であろうとも，患者の権利を否定する場合には，医師はこの権利を保障ないし回復させる適切な手段を講じるべきである．

原則

1．良質の医療を受ける権利
　a．すべての人は，差別なしに適切な医療を受ける権利を有する．
　b．すべての患者は，いかなる外部干渉も受けずに自由に臨床上および倫理上の判断を行うことを認識している医師から治療を受ける権利を有する．
　c．患者は，常にその最善の利益に即して治療を受けるものとする．患者が受ける治療は，一般的に受け入れられた医学的原則に沿って行われるものとする．
　d．質の保証は，常に医療のひとつの要素でなければならない．特に医師は，医療の質の擁護者たる責任を担うべきである．
　e．供給を限られた特定の治療に関して，それを必要とする患者間で選定を行わなければならない場合は，そのような患者はすべて治療を受けるための公平な選択手続きを受ける権利がある．その選択は，医学的基準に基づき，かつ差別なく行われなければならない．
　f．患者は，医療を継続して受ける権利を有する．医師は，医学的に必要とされる治療を行うにあたり，同じ患者の治療にあたっている他の医療提供者と協力する責務を有する．医師は，現在と異なる治療を行うために患者に対して適切な援助と十分な機会を与えることができないならば，今までの治療が医学的に引き続き必要とされる限り，患者の治療を中断してはならない．

2．選択の自由の権利
　a．患者は，民間，公的部門を問わず，担当の医師，病院，あるいは保健サービス機関を自由に選択し，また変更する権利を有する．
　b．患者はいかなる治療段階においても，他の医師の意見を求める権利を有する．

3．自己決定の権利
　a．患者は，自分自身に関わる自由な決定を行うための自己決定の権利を有する．医師は，患者に対してその決定のもたらす結果を知らせるものとする．
　b．精神的に判断能力のある成人患者は，いかなる診断上の手続きないし治療に対しても，同意を与えるかまたは差し控える権利を有する．患者は自分自身の決定を行う上で必要とされる情報を得る権利を有する．患者は，検査ないし治療の目的，その結果が意味すること，そして同意を差し控えることの意味について明確に理解するべきである．
　c．患者は医学研究あるいは医学教育に参加することを拒絶する権利を有する．

4．意識のない患者
   a．患者が意識不明かその他の理由で意思を表明できない場合は，法律上の権限を有する代理人から，可能な限りインフォームドコンセントを得なければならない．
   b．法律上の権限を有する代理人がおらず，患者に対する医学的侵襲が緊急に必要とされる場合は，患者の同意があるものと推定する．ただし，その患者の事前の確固たる意思表示あるいは信念に基づいて，その状況における医学的侵襲に対し同意を拒絶することが明白かつ疑いのない場合を除く．
   c．しかしながら，医師は自殺企図により意識を失っている患者の生命を救うよう常に努力すべきである．

5．法的無能力の患者
   a．患者が未成年者あるいは法的無能力者の場合，法域によっては，法律上の権限を有する代理人の同意が必要とされる．それでもなお，患者の能力が許す限り，患者は意思決定に関与しなければならない．
   b．法的無能力の患者が合理的な判断をし得る場合，その意思決定は尊重されねばならず，かつ患者は法律上の権限を有する代理人に対する情報の開示を禁止する権利を有する．
   c．患者の代理人で法律上の権限を有する者，あるいは患者から権限を与えられた者が，医師の立場から見て，患者の最善の利益となる治療を禁止する場合，医師はその決定に対して，関係する法的あるいはその他慣例に基づき，異議を申し立てるべきである．救急を要する場合，医師は患者の最善の利益に即して行動することを要する．

6．患者の意思に反する処置
   患者の意思に反する診断上の処置あるいは治療は，特別に法律が認めるか医の倫理の諸原則に合致する場合には，例外的な事例としてのみ行うことができる．

7．情報に対する権利
   a．患者は，いかなる医療上の記録であろうと，そこに記載されている自己の情報を受ける権利を有し，また症状についての医学的事実を含む健康状態に関して十分な説明を受ける権利を有する．しかしながら，患者の記録に含まれる第三者についての機密情報は，その者の同意なくしては患者に与えてはならない．
   b．例外的に，情報が患者自身の生命あるいは健康に著しい危険をもたらす恐れがあると信ずるべき十分な理由がある場合は，その情報を患者に対して与えなくともよい．
   c．情報は，その患者の文化に適した方法で，かつ患者が理解できる方法で与えられなければならない．
   d．患者は，他人の生命の保護に必要とされていない場合に限り，その明確な要求に基づき情報を知らされない権利を有する．
   e．患者は，必要があれば自分に代わって情報を受ける人を選択する権利を有する．

8．守秘義務に対する権利
   a．患者の健康状態，症状，診断，予後および治療について個人を特定し得るあらゆる情報，ならびにその他個人のすべての情報は，患者の死後も秘密が守られなければならない．ただし，患者の子孫には，自らの健康上のリスクに関わる情報を得る権利もあり得る．
   b．秘密情報は，患者が明確な同意を与えるか，あるいは法律に明確に規定されている場合に限り開示することができる．情報は，患者が明らかに同意を与えていない場合は，厳密に「知る必要性」に基づいてのみ，他の医療提供者に開示することができる．
   c．個人を特定し得るあらゆる患者のデータは保護されねばならない．データの保護のために，その保管形態は適切になされなければならない．個人を特定し得るデータが導き出せるようなその人の人体を形成する物質も同様に保護されねばならない．

9．健康教育を受ける権利
   すべての人は，個人の健康と保健サービスの利用について，情報を与えられた上での選択が可能となるような健康教育を受ける権利がある．この教育には，健康的なライフスタイルや，疾病の予防および早期発見についての手法に関する情報が含まれていなければならない．健康に対するすべての人の自己責任が強調されるべきである．医師は教育的努力に積極的に関わっていく義務がある．

10. 尊厳に対する権利
 a．患者は，その文化および価値観を尊重されるように，その尊厳とプライバシーを守る権利は，医療と医学教育の場において常に尊重されるものとする．
 b．患者は，最新の医学知識に基づき苦痛を緩和される権利を有する．
 c．患者は，人間的な終末期ケアを受ける権利を有し，またできる限り尊厳を保ち，かつ安楽に死を迎えるためのあらゆる可能な助力を与えられる権利を有する．

11. 宗教的支援に対する権利
 　患者は，信仰する宗教の聖職者による支援を含む，精神的，道徳的慰問を受けるか受けないかを決める権利を有する．

（日本医師会ホームページより転載）

付表7

日本看護協会　看護者の倫理綱領

1988年「看護師の倫理規定」（当時は「看護婦の倫理規定」）
2003年「看護師の倫理規定」を見直し，改訂「看護者の倫理綱領」公表

前文

　人々は，人間としての尊厳を維持し，健康で幸福であることを願っている．看護は，このような人間の普遍的なニーズに応え，人々の健康な生活の実現に貢献することを使命としている．

　看護は，あらゆる年代の個人，家族，集団，地域社会を対象とし，健康の保持増進，疾病の予防，健康の回復，苦痛の緩和を行い，生涯を通してその最期まで，その人らしく生を全うできるように援助を行うことを目的としている．

　看護者は，看護職の免許によって看護を実践する権限を与えられた者であり，その社会的な責務を果たすため，看護の実践にあたっては，人々の生きる権利，尊厳を保つ権利，敬意のこもった看護を受ける権利，平等な看護を受ける権利などの人権を尊重することが求められる．

　日本看護協会の『看護者の倫理綱領』は，病院，地域，学校，教育・研究機関，行政機関など，あらゆる場で実践を行う看護者を対象とした行動指針であり，自己の実践を振り返る際の基盤を提供するものである．また，看護の実践について専門職として引き受ける責任の範囲を，社会に対して明示するものである．

条文

1. 看護者は，人間の生命，人間としての尊厳及び権利を尊重する．
2. 看護者は，国籍，人種・民族，宗教，信条，年齢，性別及び性的指向，社会的地位，経済的状態，ライフスタイル，健康問題の性質にかかわらず，対象となる人々に平等に看護を提供する．
3. 看護者は，対象となる人々との間に信頼関係を築き，その信頼関係に基づいて看護を提供する．
4. 看護者は，人々の知る権利及び自己決定の権利を尊重し，その権利を擁護する．
5. 看護者は，守秘義務を遵守し，個人情報の保護に努めるとともに，これを他者と共有する場合は適切な判断のもとに行う．
6. 看護者は，対象となる人々への看護が阻害されているときや危険にさらされているときは，人々を保護し安全を確保する．
7. 看護者は，自己の責任と能力を的確に認識し，実施した看護について個人としての責任をもつ．
8. 看護者は，常に，個人の責任として継続学習による能力の維持・開発に努める．
9. 看護者は，他の看護者及び保健医療福祉関係者とともに協働して看護を提供する．
10. 看護者は，より質の高い看護を行うために，看護実践，看護管理，看護教育，看護研究の望ましい基準を設定し，実施する．
11. 看護者は，研究や実践を通して，専門的知識・技術の創造と開発に努め，看護学の発展に寄与する．
12. 看護者は，より質の高い看護を行うために，看護者自身の心身の健康の保持増進に努める．
13. 看護者は，社会の人々の信頼を得るように，個人としての品行を常に高く維持する．
14. 看護者は，人々がよりよい健康を獲得していくために，環境の問題について社会と責任を共有する．
15. 看護者は，専門職組織を通じて，看護の質を高めるための制度の確立に参画し，よりよい社会づくりに貢献する．

（日本看護協会ホームページより転載）

付表8

日本看護学会検討委員会　看護研究における倫理的配慮に関する提言

　　　　1994年9月

Ⅰ．はじめに

　近年，看護協会会員の研究活動が活発に行われるようになったことは喜ばしいことである．しかし，一方でさまざまな倫理的問題が指摘されており，看護の研究者が研究を遂行する際にどのような倫理的配慮をなすべきか検討する必要に迫られている．
　看護の研究はその対象を直接，間接に人間に求める場合がほとんどであり，対象者の人権の尊重を踏まえ，自由意志の尊重，プライバシーの保護，こうむる危険の抑制などの倫理的配慮への検討が求められている．以下に学会検討委員会として2年間にわたり検討した結果，問題点をまとめ，看護研究に際しての研究倫理に関する提言を行う．本提言が会員の研究活動における倫理上の指針として役立てば幸いである．

Ⅱ．倫理的問題点

学会検討委員会はまず，最近日本看護学会に投稿された論文につき，査読段階で倫理的に問題を指摘されたものにつき検討を重ねた．その結果，看護の研究に関わる倫理的問題にはいくつかの類型が認められた．それらを整理すると以下のごとくである．
1．論文の作成・表現および応募方法等に関するもの
1）他の論文とほとんど同じ文章が当該論文のほとんど全般にわたり使用されており，データや分析の部分に多少の修正がなされているようなもの．
2）同一論文を同時にいくつもの学会（誌）に応募しているもの．
3）文献引用の仕方について，出典や引用の部分が明示されておらず，著者の文章か引用文か紛らわしいもの．
4）自分の研究に関係する既存の文献の検索が不十分であり，引用や文献検討なしに行われたほぼ同類の研究がある．
5）論文中に対象者が特定できるような情報，表現が用いられているもの．
6）対象者の顔や身体がそのまま写され，論文にそのまま使用されているもの．
2．データ収集の方法に関するもの
1）対象者の選定および対象者に与える影響に問題があるもの．
　(1) 対象者が乳幼児，若年者，虚弱者，重症の疾患を有する者，高齢者，精神的に不安定な状態にある者，施設入所者，入院患者，妊婦等研究実施上の対応について特別な配慮が必要である者．
　　　例1　心疾患をもつ小児を対象として，授乳方法に関する実験的研究で授乳方法に問題があった．
　(2) 対象者は成人であり，本人の承諾はあるものの研究の成果と本人の受ける影響・危険の度合いの検討・対応が不十分であるもの．
　　　例2　不安の強い心筋梗塞患者に頻回に不安測定を実施した．
2）インフォームドコンセントが得られていないもの．
　　　例1　ターミナルステージにある患者の心理や行動，ケアに関わる研究で，患者および家族の承諾が得られていない．
　　　例2　実習場における学生の経験を事例報告しているが，対象者および学生に発表の承諾を得ていない．
3）対象者，および家族の心情に配慮が欠けるもの．
　(1) 行動や心理等について調査・質問する場合，どこまで問えるのか．また，公表が許されるか等問題となった．
　　　例1　ターミナルステージの患者やがん告知を受けた患者に関する事例研究報告がかなり多数投稿されているが，研究者の研究能力，面接技術等に疑問があると指摘された．
4）データ収集後のアフター・ケアに関する配慮に欠けるもの．
　(1) 研究を目的として患者と関わった場合，研究終了後にケアの中断による影響が残ったもの．

例1　研究的に質の高いケアを実施した後，そのケアが継続されないため患者に不満感やうつ状態が起こった．

提言

　上記の問題点の検討を踏まえ，研究遂行にあたっての倫理的側面について以下のような点に留意することを提言する．
1．看護学として，研究の目的は適切，明確であり，研究の方法・デザインはその目的にかなったものである．
2．研究実施計画，データ収集法は，研究の目的に照らし，対象者に与える負荷が最小限となるように設定されている．
3．研究対象者の選択と対象者の研究参加の承諾を得るにあたり，対象者が心情的に拘束されることのないように，自由で平等な立場で諾否が決められるように配慮する．

＊データ収集の方法の対象者に対する特別の配慮に関して述べたように，この項目に関しても乳幼児，学童，高齢者，精神的に不安定な状態にある者，施設入所者，入院患者，妊婦等を対象とする場合には特別の配慮が必要である．また，教師と学生，担当医師，看護師と患者・家族・上司とスタッフ等直接的な利害関係がある場合には，自由と人権の確保のために特別の注意が必要である．

4．研究への参加決定が自由意志で行われるとともに，参加の中止も自由であり研究への不参加，あるいは中断によってなんら不利益をこうむらないことを保証する．
5．研究の目的および対象者に課せられる負担，影響についてはすべて，はっきり説明する．対象者に情報を伏せておくことが許されるのは，研究の目的上必要不可欠と認められる最小限に限る．
6．研究の発表にあたっては，対象者のプライバシー保護に配慮し，また，個人が特定できるようなケースでは，本人の承諾が不可欠である．
7．これらの倫理的検討は，研究者当人が行っただけでは不十分であり，研究指導者，あるいは数名の関係者，有識者で構成される委員会で検討することが望ましい．

　以上の点を遂行していくための対策として，
1．各研究，教育，医療機関が研究倫理に関するガイドラインをもつ
2．研究に関する教育，指導体制を充実する
3．研究計画を倫理的に審査する機構または委員会を設ける等を推進することが望まれる

○引用・参考文献・資料
1) 平成2年度〜平成5年度　日本看護学会9分科会応募論文
2) 小島操子：看護研究と倫理の接点はどこに　看護MOOK No.40 pp.27-35 1992
3) 日本看護協会：看護婦の倫理規定　日本看護協会ホームページ　1988
4) 国際看護婦協会：看護婦の規律―看護に適応される倫理的概念　1973
5) 国際医学雑誌編集者会議：患者のプライバシーの保護　1991
6) ニューヨーク大学の倫理委員規則：人間を対象とする研究に関する倫理審査の提出作成マニュアル

（日本看護協会　平成7年度通常総会要領，pp.140-141 より転載）

付表9

ICN　看護研究のための倫理指針
　　原題：Ethical Guidelines for Nursing Research
（2．研究の健全性より「倫理原則」と「研究対象者の権利」を抜粋）

　　　　1996年「看護研究のための倫理のガイドライン」
　　　　2003年「看護研究のための倫理のガイドライン」を改訂，「看護研究のための倫理指針」

倫理原則

　次にあげる6つの倫理原則は，研究実施における倫理綱領の開発指針となるものである．
「善行」──研究参加者および社会に対して「良いことを行う」という倫理原則．「善行」には，研究参加によって得られる利益も含まれる．例えば，試験中の医療を定期的に受けられる，実験的な治療を受けられる，などである（Spencer, 1997）．研究者は，「この研究に参加することで，参加者はどのような利益を得るか」と自問する必要がある．
「無害」──研究参加者に「害を与えない」という倫理原則．研究者は，「この研究に参加することで，参加者はどのような危害を被る恐れがあるか」と自問する必要がある．リスクが予想されるのであればそれを明確にし，書面にしたうえで，研究参加者候補と話し合わなくてはならない．
「忠誠」──研究参加者（つまり研究対象者）と研究者との間に「信頼」を育むという倫理原則．研究者は，研究者同士および研究対象者との間でいかにして信頼関係を築くかを考える必要がある．これまで何度か，患者に対する研究者の姿勢に「忠誠」がまったくみられない研究が行われたことがあった．最もよく知られているのは，アメリカのアラバマ州タスキギーで実施された梅毒の研究である．これは，アフリカ系アメリカ人の男性が，何の情報提供も受けず，同意もしていない状況で，梅毒の経過観察研究の研究対象者にされたというものである．しかも，これらの研究参加者は，梅毒の治療法が開発された際に，そのことを知らされなかった（Jones, 1993）．
「正義」──研究参加者を「公平に」扱い，集団間で対応に差をつけないという倫理原則．「忠誠」や「真実」とも密接に関連している．
「真実」──研究参加者に「本当のことを話す」という倫理原則．参加者に対して正直であり，予想し得るリスクや利益をすべて包み隠さず話すことは，研究者の倫理的義務である．ただし，診断や治療についてどの程度患者が情報を受け取るかは，文化によって異なる．したがって，診断を知らされていない患者向けに同意書を作成することが難しい問題となる場合もあるだろう．研究者は，診断を告げることが当該の研究にとってどれくらい重要かを判断しなければならない．同意書に記す内容が，「がんの患者さんに研究への参加を依頼しています」ではなく，「ご病気の方に研究への参加を依頼しています」だけですむ場合もあるかもしれない．各研究者は，「真実」の倫理原則を文化に照らして実践する責任を負っている．
「守秘」──研究中に収集される個人情報を「保護」し，個人レベルのデータをいっさい公表しないことによって，参加者の秘密を守るという倫理原則．「守秘」は，匿名性を保証することとは違う．研究者が参加者と面談したとすれば，研究者は本人と会っているのだから，そのデータ収集プロセスは匿名ではありえない．診療録や記録類も匿名にはできない．しかし，このプロセスで収集した全情報を守秘することは，きわめて重要である．

研究対象者の権利

　上述の6つの倫理原則を，研究参加を検討している研究対象者に与えられる4つの権利としてまとめたものを以下に示す．
1．危害を加えられない権利
　研究対象者候補には，研究参加による被害を受けない権利がある．生物医学的な介入研究，とくに薬物研究においては，有害な副作用が生じる場合がある．リスクが非常に高い場合は，そのような研究は許可されるべきではない．
2．全面的な情報開示を受ける権利
　研究対象者候補には，研究参加に伴って発生し得るリスクと利益をすべて知らされる権利がある．研究参

加の意思決定に何らかの影響を及ぼす情報を，研究対象者候補に知らせないことは，倫理に反する行為である．無作為化臨床試験の場合は，治療法Xまたは治療法Yのいずれかが割り当てられるが，その際に参加者の希望は勘案されないという事実を伝えなければならない．また，とくに研究者自身が潜在的なリスクや利益を認識していない場合は，全面的な情報開示が行われないこともある（Higgins & Daly, 2002）．

3．自己決定の権利

発生し得るリスクと利益に関する全面的な情報開示を受けたら，研究対象者候補には研究に参加するかどうかを自己決定する権利がある．自己決定の権利があるということは，研究への参加を強制されないということである．低所得者に高額な報奨金を提示することや，学童，囚人，入院患者などの弱い立場にある集団を対象とすることが，参加の強制につながる場合がある．研究者は，研究参加を自由意思で拒絶するという研究参加者の権利を尊重しなければならない．また，研究に不参加の決定をした場合も，彼らが受ける通常のケアに影響するようなことがあってはならない．

4．プライバシーおよび匿名性，秘密が保護される権利

研究への参加同意後も，研究者の質問に個人的な内容が含まれていることに気付いた場合，研究対象者はプライバシーを保護される権利を有しているので，そのような質問には一切答えなくてよい．研究対象者は，研究者に提供したすべての情報について完全な守秘を求める権利，および，個々のデータと個人名を切り離すことによる匿名性保護を求める権利を有する（Meier, 2002）．

（日本看護協会の翻訳を，許可を得て掲載）
©2003 by ICN - International Council of Nurses, 3, place Jean-Marteau, 1201 Geneva（Switzerland）

日本語索引

ア

ICN看護師の倫理綱領　20，75，85，122，124，277，291
ICN看護研究のための倫理指針
　→看護研究のための倫理指針
iPS細胞　51，277
アドボカシー　84，198，277
アメリカ看護師協会　91
アメリカ看護師協会のケア基準　92
アメリカ病院協会　39
アリストテレス　4
アリストテレスの幸福論　5
アリストテレスの正義論　6
アレテー　4
安全ベルト　244
安楽死　58

イ

ES細胞　50
医学的適応　105
医学的無益性　58
意思決定　104，151，201，205，221，267
意思決定葛藤　101
意思決定モデル　104，277
意思の対立　240
イデア　4
委任自律　214
医の国際倫理綱領　59，282，290
医療過誤　175，278
医療行為の正当性　173
医療事故　175，278
医療事故裁判例　176
医療提供の理念　171
医療法　171
医療保護入院　237
医療倫理　24，38，63
インフォームドコンセント　25，41，80，98，124，150，153，198，278

ウ

ウィーデンバック　90
ウォーカー　82
ウォーノック　32
梅原猛　71

エ

英国医療監察委員会　44
疫学研究　150，278
エンゲルハート　28

オ

オーランド　90
恩恵　25

カ

介入研究　152
看護診断　100，209
快楽　9
格率　7，278
価値の対立　105，112，228
価値判断　186
葛藤　96，198
カルテの改ざん　181
カレン裁判　59，279
看護過程　90，205
看護研究における倫理的配慮に関する提言　301
看護研究のための倫理指針　77，148，303
看護研究のための倫理のガイドライン　76，148，301
看護業務基準　75
看護実践の基準　93
看護師の規律　75
看護師のための看護規範国際委員会　132
看護師の倫理綱領
　→ICN看護師の倫理綱領
看護者−患者関係　97
看護者の法的責任　125
看護者の倫理綱領　77，113，122，170，193，279，300
看護倫理　72，
看護専門職に期待される像　78
看護独自の専門的機能　90
看護倫理委員会　191
患者の意向　105
患者の権利　38，96
患者の権利章典　39，279
カント　6，34
カントの義務論　7
カントの善意志　6

キ

規範　4
規範倫理学　4
義務倫理学　4，6
義務論　7，79
キュア　132
行政処分　178
共通道徳　187
共通道徳理論　188
協力　86
ギリガン　15，81，133
ギリガンのケアの倫理　16
キリスト教　70
ギルフォード　94

ク

クーゼ　82，135
苦痛緩和　14，125
クルーター　83
クローン　49，279

ケ

ケア　83, 130
ケア基準　91, 92
ケアの本質　15
ケアの倫理　15, 81, 133
ケアリング　83, 130, 280
ケア倫理の三段階　18
刑事責任　177
決定自律　212
研究計画書　156, 166
研究審査　61
研究対象者の権利　149, 301
原則主義　80
憲法　171

コ

コーコラン　94
ゴードン　95, 206
コールバーグ　17, 81, 134
孔子　71
肯定的自律　219
幸福　9
幸福追求権　171
功利主義　8, 33, 79
功利主義倫理学　4, 8
国際看護師協会　74, 122, 138, 148
国際看護倫理規定　132
個人情報　152
個人情報の保護に関する法律　207, 280
個人情報保護　43, 202, 205
国家　4
国家研究規制法　41, 61

サ

再生医療　49
サヴァイバル・ロッタリー　33, 280
サラ・フライ　73, 83, 104, 123, 138, 198, 239
サルトル　34
山上の垂訓　70

シ

自己決定　41, 204, 212, 280
自己決定の権利　149
自己決定の尊重　41
事前指示　58
自然主義的誤謬論　11
死体移植　52
実地看護法　73
質的功利主義　9
児童虐待　254
児童虐待防止法　254
児童の権利に関する条約　255
死の三徴候　52
社会的倫理　122
シュヴァイツァー　31, 32
終末期　56, 108, 267
終末期医療　56, 194
終末期がん患者　268
終末期の定義　57
儒教　71
手術患者取り違え　177
ジュネーブ宣言　282, 289
守秘　149
守秘義務　43, 170, 280
守秘義務の解除　44
ジョーロン　90
ジョイス・トンプソン　98, 104, 106
状況倫理学　24
常道的自律　216
情報公開の権利　149
静脈注射　126, 171
症例検討シート　104, 234, 245, 256, 281
ジョンセン　90, 104, 188, 239, 245
ジョンストン　82, 104
ジョンソン　90
自律　8, 25, 49, 61, 198, 212, 250
自律尊重の原則　193
自利利他　70
ジレンマ　16, 96, 198, 233
シンガー　30
人格　28

人格的生命論　28
人工授精　47
人工妊娠中絶　18, 45, 221
真実　149
身体拘束　244

ス

遂行自律　212
ストレス　108
スペイシズム　31
すべり坂理論　34, 53, 281

セ

生活原理　100
正義　10, 61, 132, 149, 198
正義論　6
誠実　198
聖書　31
生殖補助医療　47
精神疾患患者　233
精神保健福祉法　237
生体移植　52
生体間臓器移植　54
生命医学倫理　80, 133
生命の質　28, 186
　→外国語索引　quality of life
生命の尊厳　28
生命倫理学　24, 281
生命倫理上の意思決定モデル　106
生命論　28
世界医師会　39, 59, 61
責任　123
責務　85, 123
説明責任　123
セデーション　268
選好　13
善行　61, 148, 198
選好功利主義　12
善のイデア　4
専門看護師　191
専門職能看護職者　93

ソ

臓器移植　51

臓器移植法　53，281
臓器売買　52
ソクラテス　4，9
尊厳　251
尊厳死　58

タ

体外受精　31，33，49
胎児　45，46
代理出産　47
タスキギー事件　41
短期自律　217
WMA 医の国際倫理綱領
　→医の国際倫理綱領
WMA ジュネーブ宣言
　→ジュネーブ宣言
WMA ヘルシンキ宣言
　→ヘルシンキ宣言

チ

知的問題解決モデル　94
チャンブリス　119
忠誠　148，198
長期自律　217
治療義務　59
直接的自律　214
チルドレス　25，80，133，187

ト

トゥーリー　46
ドゥーリー　82
同意書　163
東海大学病院安楽死事件　56
道徳　8，34，70，187
道徳黄金律　70
道徳感情論的生命論　33
道徳的苦悩　100
道徳的存在　28
道徳の本質　34
道徳判断　17
道徳法則　8，34
投薬ミス　177
徳　79
徳倫理学　4

ドナー　49，53
トランスパーソナル・ケアリング・
　ヒーリングモデル　136
都立病院の患者権利章典　40
トンプソン　98，104
トンプソンの 10 のステップ　107，
　222，269

ナ

ナイチンゲール　73，131
ナイチンゲール誓詞　73，267，
　282
ナラティヴ倫理学　81，282

ニ

ニコマコス倫理学　5
日本看護協会　74，122，170，193
ニュルンベルク綱領　41，61，
　282，288

ネ

ネグレクト　254

ノ

脳死　28，51
脳死の定義　52
脳死判定　282
ノディングズ　134
ノンコンプライアンス　101

ハ

パーソン論　46
バイオエシックス
　→生命倫理学
配偶者間人工授精　47
ハイデガー　130
パターナリズム　27，83，97，
　196，200，283
発達段階　16，17
ハリス　33
パレイ　136
判断能力　42，283

ヒ

ビーチャム　25，80，133，187
被験者　152
非常道的自律　216
否定的自律　219
ヒト ES 細胞　50，283
ヒト胚　45
非配偶者間人工授精　47
批判的思考　93
ヒポクラテスの誓い　25，73，
　132，267，283
病院内倫理委員会　60
病気腎移植　55
PBE モデル　80

フ

フィジカルアセスメント　207
ファウラー　122
フェイドン　25
フェミニズム　46，82，135
フェミニズム倫理学　82，284
フォレスト　84
父権主義　27，97
仏教　71
フライ
　→サラ・フライ
プライバシー　44，97，146，149，
　205
プラトン　4
プラトンの四徳論　4
不利益を受けない権利　149
フレッチャー　24
ブローディ　81
ブロッコ　90

ヘ

ヘア　12
米国看護師協会　99
米国生命倫理人文学会　190
ベナー　83，137
ベビー M 事件　49，284
ヘルシンキ宣言　41，61，293
ベルモント報告　61，80

ベンサム　8

ホ

ホール　90
法的責任　125, 176
保健師助産師看護師法　70, 85, 125, 170
母体保護法　45
ポッター　24

マ・ミ

マンディンガー　90
ミスコンダクト　158
ミル　8, 196
民事責任　176

ム

ムーア　11
無害　148, 198
無危害原則　252
無効力自律　215

メ

命法　7
名誉毀損　180
メイヤロフ　15, 131
メイヤロフのケア論　15

メタ倫理学　4, 11
免許制度　170
面接　147
面接調査　162

モ

モース　136
もうひとつの声　15, 134, 284
模範　4
モラル・スペース　189

ユ

有効自律　215
ユラ　90

リ・ル

リスボン宣言　39, 297
リビング・ウィル　58, 194
リプロダクティブ・ヘルス／ライツ　225
良心　10
量的功利主義　9
臨床研究　152
臨床判断　93
臨床倫理相談員　191
倫理　70
倫理委員会　59, 189, 284
倫理学　284

倫理学原理　11
倫理原則　61, 198, 261, 285, 301
倫理コンサルテーション　59, 190
倫理上の意志決定　208
倫理審査　62
倫理審査委員会　153, 154
倫理的意思決定モデル　104
倫理的概念　285
倫理的原則　72
倫理的ジレンマ　199
倫理的責任　124
倫理的配慮　146, 156
ルーベル　137
ルイーズ・ブラウン　33, 47

レ・ロ

レイシズム　31
レイチェルズ　32
霊的苦悩　101
レイニンガー　83, 130
レシピエント　51, 54
ロイ　90

ワ

ワトソン　137

外国語索引

A

accountability　85, 123
advocacy　84
American Hospital Association（AHA）　39
American Nurses Association（ANA）　91, 99
American Society for Bioethics and Humanities（ASBH）　190
Aristoteles　4
Artificial Insemination（AI）　47
Assisted Reproductive Technology（ART）　47
autonomie　8
autonomy　25, 187, 212

B

Beauchamp, T. L.　25, 80, 133, 187
beneficence　25
Benner, P.　83, 137
Bentham, J.　8
bioethics　24
Brody, H.　81

C・D

caring　83
certified nurse specialist　191
Childress, J. F.　25, 80, 133, 187
clinical judgment　93
Code for Nurses　75
common morality theory　188
conscience　10
cooperation　86
Corcoran　94
critical thinking　93
cura　130
curate　132

dead donor rule　51

E

end of life　267
end-stage　57
Engelhardt, H. T.　28

F

fabrication　158
falsification　158
Fletcher, J.　24
Forrest, D.　84
Fromm, E　32
Fry, S. T.　73, 83, 104, 123, 138, 198, 239
Füsorge　130

G

General Medical Council（GMC）　44
Gilligan, C.　15, 81, 133
Gordon, M.　95, 206
Guilford, J. P.　94

H

Hall, L. E.　90
Harris, J.　33
Heidegger, M.　130
Hospital Ethics Committee（HEC）　60
host mother　47
human being　33

I

informed consent　25, 81
Institutional Review Board（IRB）　154

International Code of Nursing Ethics　132
International Council of Nurses' Code for Nurses　132
International Council of Nurses（ICN）　74, 122, 138, 148

J

Japanese Nursing Association（JNA）　74
Johnstone, M.-J.　82, 104
Jonsen, A.　90, 104, 188, 239, 245

K

Kant, I.　6, 34
Kohlberg, L.　17, 81, 134
Kreuter, E. R.　83
Kuhse, H.　82, 135

L

Leininger, M. M.　83, 130

M

Mayeroff, M.　15, 131
metaethics　4
Mill, J. S.　8, 196
misconduct　158
Moore, G. E.　11
moral agent　28
moral distress　100
Morse, J.　136

N

NANDA-International（NANDA-I）　100, 206
narrative ethics　81

National Research Act 41, 61
Nightingale, F. 73, 131
Noddings, N. 133
norm 4
nursing process 90

P

Paley, J. 136
paternalism 83, 97
a Patient's Bill of Rights 39
plagiarism 158
Platon 4
Potter, V. R. 24

Q

quality of life (QOL) 28, 98, 105, 186

R

Research Ethics Committee (REC) 154
responsibility 85

S

sanctity of life (SOL) 28, 98
Schweitzer, A. 31
Singer, P. 30

Sorge 130
surrogate mother 47

T

terminal 57, 267
Thompson, H. O. 98, 104
Thompson, J. E. 98, 104
Tooley, M. 46

W

Warnok, M. 32
Watson, J. 137
World Medical Association (WMA) 39, 61
Wrubel, J. 137

看護倫理学
―看護実践における倫理的基盤―

編　集	松木　光子	平成 22 年 11 月 15 日　初版発行©
発行者	廣川　恒男	令和　2 年　3 月　1 日　3 刷発行
組　版	株式会社広英社	
印刷・製本	図書印刷株式会社	

発行所　ヌーヴェルヒロカワ

〒102-0083 東京都千代田区麹町 3-6-5
電話 03(3237)0221　FAX 03(3237)0223
ホームページ http://www.nouvelle-h.co.jp
NOUVELLE HIROKAWA／3-6-5, Kojimachi, Chiyoda-ku, Tokyo

ISBN978-4-86174-037-4